医务社会工作

实务与管理

主编 ◎ 肖燕

华中科技大学出版社
http://press.hust.edu.cn
中国·武汉

图书在版编目(CIP)数据

医务社会工作实务与管理/肖燕主编. —武汉:华中科技大学出版社,2023.3(2024.1重印)
ISBN 978-7-5680-9202-9

Ⅰ.①医… Ⅱ.①肖… Ⅲ.①医疗卫生服务-社会工作-中国 Ⅳ.①R199.2

中国国家版本馆 CIP 数据核字(2023)第 039421 号

医务社会工作实务与管理

Yiwu Shehui Gongzuo Shiwu yu Guanli

肖　燕　主编

策划编辑:曾　光
责任编辑:李曜男
封面设计:孢　子
责任监印:朱　玢
出版发行:华中科技大学出版社(中国·武汉)　　　电话:(027)81321913
　　　　　武汉市东湖新技术开发区华工科技园　　　邮编:430223
录　　排:武汉创易图文工作室
印　　刷:武汉邮科印务有限公司
开　　本:710 mm×1000 mm　1/16
印　　张:22.25
字　　数:399 千字
版　　次:2024 年 1 月第 1 版第 3 次印刷
定　　价:86.00 元

编 委 会

序 一

　　人民健康是民族昌盛和国家富强的重要标志。党的二十大强调要完善国民健康政策,为人民群众提供全方位全周期的健康服务。医务社会工作与志愿服务是建立健全医疗服务领域的制度。在政策推动下,医务社会工作作为健康服务供给体系和医院管理制度的重要组成部分,获得较快发展并取得初步成就。截至2015年底,全国已有13 632家医疗机构开展医务社会工作服务,更多医院成立医务社会工作服务部门,近一半省市成立区域性医务社会工作行业协会,医务社会工作成为全人健康照顾服务体系的重要补充与组成部分,逐步形成上海的"建制模式"、广东的"社会参与模式",以及北京的"混合模式"等多种社会工作模式共同推进社会工作发展。

　　随着我国政治体制等体制改革的深入,我国医务社会工作专业的发展面临新的机遇与挑战:一方面,存在广泛的现实社会需要,全人健康理念要求医务社会工作服务的参与;另一方面,医务社会工作服务能力与人才队伍尚不能满足日益增加的现实需求。医务社会工作亟须培养兼备社会工作专业理论与临床知识,具有岗位胜任力的专业人才。当前,医务社会工作教育必须为即将到来的医务社会工作的迅速发展准备合格的服务与管理人才。科学准确地认识和把握我国医务社会工作发展现状,建构本土化医务社会工作理论基础与实务方法体系,是中国医务社会工作研究与教育亟待解决的重要问题和迫切任务。由湖北省医院协会医院社会工作和志愿服务管理专业委员会牵头编写医务社会工作实务与管理教材已成为必然。编写出更好的医务社会工作专业教材,不断提高医务社会工作教育水平也成为必然。

　　《医务社会工作实务与管理》是由中国医院协会医院社会工作暨志愿服务工作委员会副主委、湖北省医院协会医院社会工作和志愿服务管理专业委员会主委、湖北省肿瘤医院纪委书记肖燕主持并参与编写的医务社会工作实务与管理教材。肖燕书记吸收资深社会工作教育专家和一线医务社会工作者成立教材编写指导委员会,编写医务社会工作实务与管理系列教材。本人与肖燕书记、王彦蓉教授等共同讨论《医务社会工作实务与管理》的思路与大纲,确定各章节内容。

按照集体讨论的意见编写的《医务社会工作实务与管理》至少应满足下述三点要求:第一,积极回应医务社会工作发展的现实需要问题;第二,充分反映我国医务社会工作发展的本土实务经验;第三,重点面向医务社会工作者及管理者的专业服务、管理能力和水平的培养与提升。因此,我们对本书提出了较高要求。两年以来,编委会成员阅读了大量医务社会工作专业文献,对中国医务社会工作的经验进行了梳理,结合近年医务社会工作研究与实务经验撰写了本书。在此,我谨代表中国社会工作教育协会对本书作者的工作表示感谢。在《医务社会工作实务与管理》出版之际,我表示热烈祝贺,并期待作者有更多更好的医务社会工作教材和著作问世。

——中国社会工作教育协会副会长 向德平

序　二

科学技术的突飞猛进和新冠疫情席卷全球，带来了百年未有之大变局，这对医务社会工作发展而言既是挑战，又是机遇。医务社会工作的诞生与发展，一直回应社会经济发展和人类健康的需求。1921年，北京协和医院社会服务部的建立标志着我国医务社会工作的诞生。历经百年的发展，我国医务社会工作在医疗机构一步一个脚印地发展和壮大。2009年"新医改"要求发展医务社会工作以来，我国医务社会工作者为回应广大人民不断增长的健康照顾需求、实施"健康中国"的国家战略、实现健康领域的社会治理创新而不懈努力和奋斗。目前，我国医务社会工作逐步融入医疗卫生服务体系，成为医疗卫生服务的重要组成部分。医务社会工作者与医疗团队合作，共同为患者及其家庭提供了更全面的健康服务，为促进健康平等和社会福祉、实施"健康中国"国家战略贡献了专业力量。但是，我国医务社会工作仍然处于初级阶段，存在地区发展不平衡、服务体系不完善、专业人才缺口大等问题。医务社会工作者要汇聚多方智慧与力量，共同推动我国医务社会工作的新一轮发展，使我国医务社会工作适应中国式现代化建设的新要求。

我国已经进入全面建设社会主义现代化国家的新阶段，我国医务社会工作亦面临着发展的新契机。党的二十大报告提出了"中国式现代化"的命题并阐述了基本特征。医务社会工作的发展需要在把握中国式现代化的基本特征的基础上，充分发挥"实践性"的专业优势，在实践中体现专业价值，践行专业使命。同时，高质量发展是中国式现代化进程对社会发展的基本要求。在医疗卫生领域，医务社会工作要对实现高质量、高品质的健康照顾发挥更重要的作用，方能真正地体现专业优势和价值。在中国式现代化进程中，医务社会工作既要借鉴西方经验，又要立足本土国情，构建适应本土医务社会工作实践场域的知识、理论和方法，回应和满足人民日益增长的健康需求。

　　本书的编写汇聚了各地的探索经验与方法,值得我们学习与借鉴。期待医务社会工作以需求为导向,发挥专业作用,促进社会认同,为实施健康中国战略、全面建设社会主义现代化国家做出应有的贡献!

中国医院协会医院社会工作暨志愿服务工作委员会主任委员　季庆英

目　　录

第一章　医务社会工作的起源与发展 …………………………………… (1)

　第一节　中西方医务社会工作的起源及发展 ……………………… (2)

　第二节　中国医务社会工作的起源和发展历程 ………………… (7)

　第三节　湖北省医务社会工作本土模式的探索与思考 ………… (21)

　参考文献 ………………………………………………………… (32)

第二章　医务社会工作的范畴与伦理 ………………………………… (37)

　第一节　医务社会工作的工作范畴 ……………………………… (38)

　第二节　医务社会工作的伦理 …………………………………… (45)

　参考文献 ………………………………………………………… (55)

第三章　社会工作的服务方法 ………………………………………… (57)

　第一节　社会个案工作方法 ……………………………………… (59)

　第二节　社会小组工作方法 ……………………………………… (82)

　第三节　社区工作的方法 ………………………………………… (94)

　附件 A　心理痛苦温度计 ………………………………………… (100)

　附件 B　医院焦虑抑郁量表(HADS) …………………………… (101)

　附件 C　个案工作记录表 ………………………………………… (103)

　附件 D　小组工作记录表 ………………………………………… (110)

第四章　医务社会工作实务 …………………………………………… (117)

　第一节　医务社会工作介入心理疏导 …………………………… (118)

　第二节　医务社会工作介入医患沟通 …………………………… (137)

　第三节　医务社会工作介入医疗救助 …………………………… (152)

　第四节　医务社会工作介入安宁疗护 …………………………… (165)

　第五节　医务社会工作介入卫生应急 …………………………… (183)

　参考文献 ………………………………………………………… (195)

第五章　医务社会工作者的岗位胜任力 ……………………………… (200)

　第一节　医务社会工作者的岗位胜任力要素 …………………… (201)

　　第二节　医务社会工作者的岗位职责 ……………………………（212）

　　第三节　医务社会工作者的从业资格认证 ………………………（221）

　　第四节　医务社会工作者的继续教育与培训 ……………………（230）

　　参考文献 ……………………………………………………………（239）

第六章　医务社会工作者的管理与评估 ……………………………（241）

　　第一节　医务社会工作的质量管理与评估 ………………………（242）

　　第二节　医务社会工作的行业标准和服务规范 …………………（250）

　　第三节　医务社会工作项目策划与评估 …………………………（261）

　　参考文献 ……………………………………………………………（269）

第七章　医务社会工作的资源链接 …………………………………（271）

　　第一节　医疗机构公益慈善资源的链接与管理 …………………（272）

　　第二节　志愿者团队的资源链接与管理模式 ……………………（292）

　　第三节　"五社联动"模式在医院场域的探索与实践 …………（302）

　　参考文献 ……………………………………………………………（311）

第八章　医务社会工作的展望 ………………………………………（314）

　　第一节　循证医务社会工作 ………………………………………（315）

　　第二节　健康社会工作 ……………………………………………（323）

　　参考文献 ……………………………………………………………（339）

跋 ………………………………………………………………………（344）

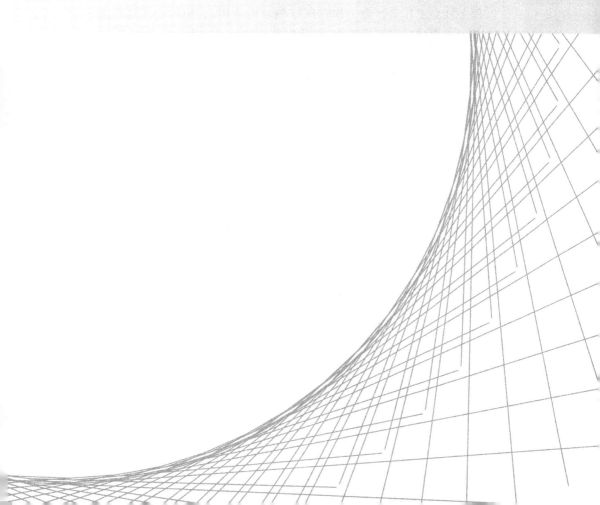

第一章　医务社会工作的起源与发展

中国医务社会工作的起源与发展与西方有着不同的历程。综合考量，中国大陆医务社会工作发展可以划分为七个阶段：①起步萌芽时期（1920—1949年）；②销声匿迹时期（1950—1978年）；③重建发展时期（1979—1986年）；④再度沉寂时期（1987—1999年）；⑤再度复兴时期（2000—2006年）；⑥快速发展时期（2007—2019年）；⑦全面发展时期（2020年至今）。随着中国医务社会工作进入快速、全面发展时期，本土化进程也不断深入，以上海市、北京市、广东省、山东省、湖北省为代表的地区形成各具特色的服务模式，这为医务社会工作在中国的全面推广提供了多维度的积极经验。

第一节　中西方医务社会工作的起源及发展

医务社会工作是社会工作在医疗领域的应用，它把社会工作的专业知识和技术运用到医疗卫生机构，协助病人及其家属解决与疾病相关的生理、心理、社会、灵性等问题，对加强人文关怀、改善医患关系、提升医疗服务质量等方面有至关重要的作用，是医疗机构高质量发展的关键环节。

医务社会工作最早起源于英国。早在文艺复兴后期，英国便有"施赈者"在医院做救济贫困工作，这是医务社会工作的雏形。[1] 18世纪，英国迎来了工业化、城市化、市场化的发展，在社会发展与转型的同时，也给社会结构带来了巨大的冲击，尤为突出的是环境污染、贫困、健康、医疗卫生改革等问题。

1880年前后，为确保所有患者尽其所能支付住院医疗费用，英国慈善医院、济贫院、地方医院和诊疗所开始聘请社会工作者，社会工作开始进入医学领域。[2] 1894年，纽约医学研究医院率先开始雇佣社会工作者，并在儿科提供服务。1895年，英国皇家医学院聘请玛丽·斯图尔特为"施赈者"，她的职责是对病人进行经济状况调查，以确保资源不被滥用，为患者链接慈善援

---

[1]　HOUSTON R A. What did the Royal Almoner do in Britain and Ireland，c. 1450-1700? [J]. The English Historical Review，2010，125(513).

[2]　吴宗友. 医务社会工作实务教程[M]. 合肥：安徽大学出版社，2017：5.

助,也为其他医院培训救济人员等,这是现代医务社会工作的开端。①

20世纪50年代,疾病谱和死因谱发生了重大变化,与此同时,医疗科学技术不断进步,人们对健康愈加重视,医疗卫生的重点逐渐由治疗转向预防,从个体转向社会,心理健康问题也逐渐被重视。② 20世纪70年代以后,随着生物—心理—社会医学模式的提出,医务社会工作的实践领域也在不断拓展。

一、我国医务社会工作的发展历程

在我国,医务社会工作起步较晚,且与西方医务社会工作的发展历程存在差异。但是在现当代,中西方的医务社会工作均开始扩展其服务领域和服务范围。随着医学与现代社会福利思想相融合,健康被看作整个社会的财富,医务社会工作者开始参与制定医疗卫生政策、卫生管理等多项活动,医务社会工作承担起恢复和维护整个社会健康的重任。③

二、西方医务社会工作的发展历程

西方医务社会工作起源于英国,发展于美国,并影响了很多像澳大利亚的西方国家和地区。本节内容将分述这三个主要国家医务社会工作的发展历程。

(一)英国医务社会工作的发展④⑤

社会工作起源于英国,早在16世纪,为了缓解贫困问题,就有施赈者在医院工作。1945年,英国施赈者学会成立,后更名为医务社会工作者学会并

---

① CULLEN L T. The first lady almoner: the appointment, position, and findings of Miss Mary Stewart at the Royal Free Hospital, 1895—99[J]. Journal of the History of Medicine and Allied Sciences, 2014, 69(1).

② JUDD R G, SHEFFIELD S. Hospital social work: contemporary roles and professional activities[J]. Social Work in Health Care, 2010, 49(9): 856-871.

③ 王波,孙艳.论医学模式的演变与医务社会工作概念的发展[J].华东理工大学学报(社会科学版),2006(04):16-19.

④ 王一帆,孟楠.国外医务社会工作者的发展、现状及启迪[J].卫生软科学,2010,24(06):566-568.

⑤ 程瑜,胡新宇,方婵.医务社会工作的研究及启示——从美、日、英及中国香港的经验谈起[J].医学与哲学,2019,40(14):46-48+54.

发展成英国社会工作协会的其中一个机构。在 20 世纪 30 年代中期,英国社会工作联盟成立。该组织是英国第一个社会工作专业组织,医院社会服务员与精神卫生社会工作者是该组织的主要成员。在二战之前,英国的医务和精神医疗社会工作在世界上处于领先的发展地位。①

英国医务社会工作与国民健康服务体系配套,国民健康服务体系实行从国家到地方再到社区的分级管理。在此管理结构中,医务社会工作承担着相应的责任。英国医务社会工作者由国家统一管理和安排,许多医院都配备专业的医务社工。从业人员必须具备基础的医学知识、国家的社会政策和法律教育。

英国的医务社会工作者由健康与照料委员会进行登记注册,医务社会工作者需要与医院及公共卫生服务机构进行配合,在综合考虑社会、心理和环境等因素的基础上,共同为患者制订治疗和康复计划。医务社会工作者的具体工作包括为患者提供所需的资源,开展疾病预防,进行社区照顾,协助医院开展日常工作,培训志愿者等。医务社会工作者具有较强的职业能力,在英国社会中发挥着重要的作用。②③④⑤

(二)美国医务社会工作的发展⑥⑦

医务社会工作始于 20 世纪初的美国马萨诸塞州总医院。当时,肺结核、梅毒等疾病在许多城市都很流行,这两种疾病都需要长期住院和术后护理,患者与家属也会长期分离。1905 年,美国麻省综合医院的查德·卡伯特医

① TIMMS N. Psychiatric social work in Great Britain:1939—1962[M]. Taylor and Francis:2018-10-30.

② 程瑜,胡新宇,方婵.医务社会工作的研究及启示——从美、日、英及中国香港的经验谈起[J].医学与哲学,2019,40(14):46-48+54.

③ 李迎生,张朝雄,孙平,等.英国社会工作教育发展概况及其启示[J].华东理工大学学报(社会科学版),2007(03):11-17.

④ SMITH M J. Professional education for social work in Britain:an historical account[M]. Taylor and Francis:2021-10-05.

⑤ HIGGINS M. The struggle for the soul of social work in England[J]. Social Work Education,2015,34(1).

⑥ 刘继同.美国医院社会工作的历史发展过程与历史经验[J].中国医院管理,2007(11):36-38.

⑦ BEDER J. Hospital social work:the interface of medicine and caring[M]. Taylor and Francis:2013-01-11.

生任命护士加内特·佩尔顿填补美国第一个医院社会工作岗位,这也意味着美国医务社会工作的起步。佩尔顿不仅要向医生报告患者的社会情况,帮助患者履行医生的医嘱,而且要在医院、社区机构和组织之间提供联系。1906年,艾达·坎农接替了佩尔顿的工作。1914年,医院正式承认病房里的社会工作活动,艾达·坎农被授予"社会服务主任"的头衔。1919年,马萨诸塞州总医院决定使社会服务部成为医院服务的一个组成部分。

为了满足社会发展的需要,美国医务社会工作的专业教育、专业组织以及出版物都得到了发展。在专业教育方面,1912年西蒙斯学院为医务社会工作者开设了第一门专业课程,1919年,史密斯学院、西蒙斯学院、纽约社会工作学院、国家天主教服务学校、西储大学和密苏里大学社会经济学院都开设了关于医疗社会工作的课程。在专业组织方面,1918年5月,美国医院社会工作者协会成立。随着美国医院社会工作的发展,《美国医院社会工作者和医院社会服务协会公报》和《医院社会服务》等出版物相继面世。

20世纪50年代,疾病谱发生变化,美国医院社会工作开始尝试走出医院,并注重患者的社区康复和心理、社会适应,医务社会工作的概念和内容也得到了扩充。60年代的反贫困、民权、妇女与社区发展等活动,对美国社会工作专业化、职业化的发展有很大的促进作用。70年代,美国出现首批注册"临床社会工作者",他们在公共健康的多个领域形成专业化的服务。80年代,随着环境污染的加剧,艾滋病、禽流感等疾病的流行,医务社会工作的服务领域也随之扩大,专业的发展更加突出自我批判、理论视角等特征。90年代以来,医务社会工作本着以病人为中心的理念,为患者制订出院安置计划显得尤为重要。进入21世纪,美国医务社会工作的服务涵盖了医疗、卫生、疾病防治、社区支援、政策支持、理论研究等各个方面,其服务范围涉及影响健康的所有社会领域,医务社会工作在整个国民健康体系中发挥着重要的作用。

(三)澳大利亚医务社会工作的发展

澳大利亚医务社会工作的起源深受英国的影响,在发展的过程中主要向美国看齐。[①] 自1891年政府首次举办慈善大会以来,以医院社工为代表

---

① MENDES P. The history of social work in Australia: a critical literature review[J]. Australian Social Work, 2010, 58(2).

的各种志愿服务组织相继成立。然而,医院社会工作者当时没有接受专业训练,与志愿者的差别不大。19 世纪末 20 世纪初,正值各种社会思潮汹涌澎湃之际,澳洲的社会福利处于极不稳定的状态,社会工作的发展一直处于摇摆之中,专业化的发展极其缓慢。

1929 年,新南威尔士州社会研究和培训委员会成立并提供专业的社会工作培训,这标志着专业社会工作在澳洲起步。澳洲的第一批专业社会工作者大多数是医务社会工作者,在二战期间,他们在缓解战争带来的创伤和家庭治疗方面发挥了重要的作用,并在战后参与社会重建。50 年代起,随着澳洲社会工作进入快速发展时期,医务社会工作也快速发展起来。

在专业组织建设发展方面,1934 年,澳洲建立了第一家全国性的社会工作机构——澳洲医院社会工作协会。① 1946 年,澳洲社会工作协会成立。1959 年,澳洲社会工作协会合并了澳洲医院社工协会。1975 年,澳洲社会工作协会经过全体投票分成两个独立的组织——澳洲社工协会和澳洲社会福利联会。1982 年,澳洲社工协会转为企业运营,由董事会取代以前的联邦执行委员会管理。②③

澳大利亚的医务社会工作沿袭了英国和美国的传统,在医院里雇佣"施赈者",阻止有能力负担的人滥用医疗救助,同时处理拖延患者医疗康复等社会问题。④ 发展至今,医务社会工作承担着越来越多的社会责任,服务范围从患者的直接医疗关切发展为更广阔的生态环境及其对健康的影响结果,以人和环境为重心,对病人的社会状况进行评估,帮助其处理与残疾、毒品、酒精、疾病和心理健康等相关的问题。⑤⑥

① MILLER J. Skills, bravery, courage, and foolhardiness: seventy-five years of social work in health care in Melbourne, Australia[J]. Social Work in Health Care, 2006,43(2-3).

② 赵玉峰.澳洲社会工作(上)[J].中国社会工作,2017(07):55-56.

③ 赵玉峰.澳洲社会工作(下)[J].中国社会工作,2017(10):55-56。

④ DAVIS C. Defining the role of the hospital social worker in Australia[J]. International Social Work, 2004,47(3).

⑤ POCKETT R, LORD B, DENNIS J. The development of an Australian national classification system for social work practice in health care[J]. Social Work in Health Care, 2001,34(1-2).

⑥ NILSSON D, JOUBERT L, HOLLAND L, et al. The why of practice: utilizing PIE to analyze social work practice in Australian hospitals[J]. Social Work in Health Care, 2013,52(2-3).

第二节　中国医务社会工作的起源和发展历程

中国医务社会工作的起源可追溯到 20 世纪 20 年代,已有百年的发展历史。在 1921 年至 1949 年,北平协和医院的医务社会工作不断地发展,并将此模式推广到济南市、上海市、重庆市等的大医院,这是中国和亚太地区医务社会工作的开端。[①] 1949 年中国成立之后,中国社会的发展主要借鉴"苏联模式",在该模式下,专业社会工作存在的必要性受到质疑,医务社会工作随之销声匿迹。随着 1978 年改革开放,国家决定恢复社会学学科建设,医务社会工作逐渐得到重视。2000 年以来,医疗领域问题突出,这为医务社会工作的发展提供了一个新的契机。现如今,疾病种类繁多,埃博拉、新冠肺炎等都给人类带来了巨大的冲击,医务社会工作的发展不断完善。

一、中国医务社会工作发展阶段划分

关于医务社会工作在中国大陆的发展历程,学术界有不同的划分标准。比如,2007 年,原卫生部人事司在全国卫生系统开展了"社会工作和社会工作人才队伍建设现状调查和岗位设置政策研究"专题调研,最终形成了"医务社会工作者调查与政策研究"报告。在报告中,课题组将我国医务社会工作的发展历程分为 5 个阶段:①1949 年以前,初步发展期;②1950—1978 年,销声匿迹期;③1979—1986 年,昙花一现期;④1987—1999 年,再度沉寂期;⑤2000 年至今,快速发展期。[②][③]

结合医药卫生体制改革、社会结构转型以及社会工作学科的发展等要素,刘继同(2012)将中国医务社会工作的发展历程划分为六个阶段:①1921—1949 年,医务社会工作制度建设的萌芽、起步阶段;②1950—1978 年,专业医务社会工作被取消,主要由政府主导;③1979—1991 年,医务社会工作的孕育、萌芽阶段;④1992—1999,医务社会工作的发展准备

---

① 赖志杰.浦爱德与北平协和医院社会服务部的医务社会工作——兼谈中国医务社会工作的发端与早期发展[J].华东理工大学学报(社会科学版),2013,28(06):18-28＋50.

② 中华人民共和国卫生部人事司.中国医院社会工作制度建设现状与政策开发研究报告(摘要)[J].中国医院管理,2007(11):1-3.

③ 赵怀娟,宋宇宏,杨正霞.医务社会工作[M].北京:北京大学医学出版社,2015:14-16.

期;⑤2000—2006 年,医务社会工作的初步发展期;⑥2007 年至今,医务社会工作的稳步发展期。[①②]

根据我国医务社会工作本土化的历程,吴宗友(2017)将中国医务社会工作的发展划分为六个阶段:①1921—1949 年,医务社会工作制度的建设起步、奠基和初步发展阶段;②1950—1978 年,社会工作教育和医务社会工作实践的消失时期;③1979—1986 年,社会工作教育恢复重建和医务社会工作理论研究重现时期;④1987—1999 年,医学社会学和医务社会工作研究的再度沉寂阶段;⑤2000—2006 年,医务社会工作本土化研究和全国医务社会工作实践再度复兴和发展阶段;⑥2007 年至今,医务社会工作本土化快速发展阶段。[③]

季庆英和曹庆(2019)将我国医务社会工作的发展历程划分为四个阶段:①1921—1949 年,医务社会工作的起源期;②1950—1978 年,医务社会工作的中断期;③1979—2008,医务社会工作的重建期;④2009 年至今,医务社会工作的发展完善期。[④]

从上述学者们对我国医务社会工作发展历程的划分中可以看出,中国医务社会工作的发展与社会制度的改革、社会福利的变迁、社会工作学科的发展以及医药卫生体制的改革创新密不可分。

具体来讲,学者们均把 1921—1949 年,1950—1978 年这两个阶段划分为中国医务社会工作的起源萌芽阶段和中断阶段。然而,对于 1978—2000 年间医务社会工作发展阶段的划分,学者们的意见不尽相同。例如,原卫生部人事司和吴宗友均以 1986 年为时间节点划分了重现期和再度沉寂期,刘继同则结合我国宏观社会结构的变迁以 1991 年作为时间节点。对于 2000 至今,刘继同和吴宗友均以 2006 年为时间节点,划分了初步发展和快速/稳定发展时期,季庆英和曹庆则以 2009 年作为时间节点,区分了重建期和发展完善期。

---

① 刘继同.医务社会工作导论[M].北京:高等教育出版社,2008:66-69.
② 刘继同.改革开放 30 年以来中国医务社会工作的历史回顾、现状与前瞻[J].社会工作,2012(01):4-10.
③ 吴宗友.医务社会工作实务教程[M].合肥:安徽大学出版社,2017:38-43.
④ 季庆英,曹庆.我国医务社会工作的探索与发展[J].社会建设,2019,6(05):13-21.

表 1-1 所示为中国医务社会工作发展阶段的不同划分。

表 1-1　中国医务社会工作发展阶段的不同划分

时间	学者			
	刘继同	原卫生部人事司	吴宗友	季庆英,曹庆
1921—1949	萌芽、起步阶段	初步发展期	建设起步、奠基和初步发展阶段	起源期
1950—1978	取消阶段	销声匿迹期	消失时期	中断期
1979—1986	孕育、萌芽阶段	昙花一现期	教育与理论研究的重现期	重建期
1987—1991		再度沉寂期	再度沉寂阶段	重建期
1992—1999	发展准备期	再度沉寂期	再度沉寂阶段	重建期
2000—2006	初步发展期	快速发展期	再度复兴和发展阶段	重建期
2007—2008	稳步发展期	快速发展期	本土化快速发展阶段	重建期
2009—至今	稳步发展期	快速发展期	本土化快速发展阶段	发展完善期

综合国内诸多划分方法以及医务社会工作最新的发展进程,本文将中国大陆医务社会工作发展分为如下七个阶段。

(一)1921—1949 年,起步萌芽时期

1921 北平协和医院成立,同年 5 月,浦爱德①在北平协和医院创立"社会

---

① 浦爱德(Ida Pruitt,1888—1985),出生于中国山东,是美国传教士的女儿,毕业于哥伦比亚大学,曾在麻省综合医院的社会服务部学习。1921—1938 年,浦爱德在北京协和医院工作,为中国医务社会工作的发展做出了重要贡献。在这期间,她还在燕京大学任教,为中国培养了第一代社会工作者。

服务部",这是中国医务社会工作的开端。[①] 北平协和医学院及其附属医院社会服务的开展深受美国麻省综合医院医务社会工作的发展的影响,从业者需要具备社会学、医学、心理学等方面的知识,其升迁机制和福利待遇也相对完备。[②] 在社会服务鼎盛时期,各科的门诊、病房均有社工,他们的主要工作包括进行个案调查、为出院患者制定康复计划、进行随访以及开展医疗救助等。

1925年,燕京大学社会学与社会服务系成立,并开设社会工作课程,这为我国医务社会工作的发展培养了多层次的社会工作专业人才。[③] 与此同时,诸如《医院社会工作》《精神病之社会的因素与防治》等相关的一些医务社会工作研究成果相继问世,这对我国医院社会工作和精神病社会工作体系的建构具有重要意义。[④]

整个20世纪上半叶,在西方文化的影响下,中国社会福利制度与现代卫生保健制度共同发展,社会工作与社会服务协同并进。这个时期不仅是中国现代专业社会工作制度奠基和发展的首个黄金时代,也是我国医务社会工作的第一个黄金期。[③]

(二)1950—1978年,销声匿迹时期

1949年中华人民共和国成立之后,中国社会的发展借鉴"苏联模式"。为了加速工业化进程,加强组织动员的能力,国家采取了计划经济体制,几乎一切社会职能和社会问题都由政府来承担解决。[⑤] 一方面,人们对疾病的认识还停留在生理方面,医务社会工作服务未受到足够的重视;另一方面,国家对高等学校院系进行调整,社会学和社会工作专业被撤销,专业医务社会工作的发展也随之销声匿迹。

值得注意的是,在这个时期,在党和政府的领导下,我国医疗卫生事业取得了很大成就。[⑥] 随着群众性爱国卫生运动、消除传染性疾病以及宣传疾

---

① Ida Pruitt,谷晓阳,甄橙,等.北平协和医院社会服务部1927—1929年度报告[J].社会福利(理论版),2014(05):2-16.

② 赖志杰.浦爱德与北平协和医院社会服务部的医务社会工作——兼谈中国医务社会工作的发端与早期发展[J].华东理工大学学报(社会科学版),2013,28(06):18-28+50.

③ 王思斌.社会工作概论[M].3版.北京:高等教育出版社,2014:7.

④ 张一奇,马凤芝,范斌.建立我国医务社会工作行业标准的现实基础和行业需求[J].中国社会工作,2019(36):9-13.

⑤ 季庆英,曹庆.我国医务社会工作的探索与发展[J].社会建设,2019,6(05):13-21.

⑥ 刘继同.医务社会工作导论[M].北京:高等教育出版社,2008:67.

病预防等活动的开展,我国基本的医疗服务制度及其总体发展的框架在全国范围内确立,并不断推动医疗卫生下沉到农村地区,这极大地促进了我国全民健康状况的改善,进一步保障了人民群众的基本卫生需求。[①] 许多工作虽然是由行政干部来承担的,与专业的医务社会工作存在较大的差异,但从实质意义上讲,也属于医务社会工作的范畴。

(三)1979—1986 年,重建发展时期

改革开放以来,随着社会学学科恢复建设,社会工作课程作为应用社会学在一些大学逐渐恢复。1984 年,刘宗秀在《中国医院管理》杂志上发表的文章《医学社会学概论 第十四讲 医疗保健中的社会工作》,成为"医学社会学"的一项重要研究成果。[②] 1986 年,国家教育委员会决定在高等学校设立社会工作与管理专业,社会工作教育在我国得以重建。

在这个阶段,中国的医疗卫生、教育、福利等政策法规发生了重大变化,但有关社会工作与医务社会工作的政策法规尚未出现,医务社会工作相关的组织、实务、价值观与伦理等基本问题都处于空白状态。总体来说,改革开放初期,在民政部门和社会工作教育的大力支持与积极推动下,我国医务社会工作取得了一定的成就。

(四)1987—1999 年,再度沉寂时期

20 世纪 90 年代以来,随着社会的急剧变迁以及医疗卫生体制的改革,医疗纠纷等问题也大量涌现,但医务社会工作组织和医务社会工作者未被重视,医务社会工作相比于其他分支发展得比较缓慢,这种发展与当时社会的需要极不相称。在全国,只有上海地区的医务社会工作发展处于较为领先的地位。[③]

在这个时期,社会工作专业教育得到发展,并形成我国社会工作"教育先行"的发展模式。在民政部门的大力推动下,中国社会工作者协会成立并加入国际社会工作者协会,中国社会工作教育协会也相继成立。[④] 医务

---

① 张自宽.中国农村卫生发展道路的回顾与展望——为纪念建国 50 周年而作[J].中国农村卫生事业管理,1999(09):3-5.

② 刘宗秀.医学社会学概论 第十四讲 医疗保健中的社会工作[J].中国医院管理,1984(09):56-58.

③ 徐麟.上海探索发展社会工作的主要做法[J].中国社会导刊,2007(06x):3.

④ 王思斌.教育先行及其对发展我国社会工作的意义[J].中国社会工作,2011(32):4.

社会工作在这个阶段的缓慢前进,为之后我国医务社会工作的发展夯实了基础。

(五)2000—2006年,再度复兴时期

2000年以来,许多大医院,如上海东方医院和北京朝阳医院都纷纷设立了医疗社会工作服务,并应用社会工作专业优势进行临床社会工作的实践探索。以以病人为中心,提高医疗服务质量,构建和谐的医患关系为宗旨的中医药卫生体制改革为我国医务社会工作营造了良好的发展环境。[①]

在探索医药卫生体制改革过程中遇到的问题以及医患关系日趋紧张的现状,促使人们将目光重新聚焦在社会工作教育的发展上。[②] 在这个时期,社会工作教育呈现"井喷式发展"态势,每年新开设社会工作专业的院校超过二十多所,社工教育迎来了第二波高峰。我国医务社会工作队伍不断发展壮大,吸纳了各式各样的医务人员、志愿者、专业社会工作学生以及高校教师等,越来越多的社会工作专业毕业生从事与医务相关的工作,在医疗卫生机构中,也有大量的"医护人员"转岗为医务社工。[③]

2006年7月,人事部和民政部联合发布《社会工作者职业水平评价暂行规定》和《助理社会工作师、社会工作师职业水平考试实施办法》,这表明社会工作者已跻身全国专业技术人员之列,正式确立了社会工作者的职业能力评估体系,为促进社会工作的发展提供了制度化的保证。[④]同年10月,中共中央十六届六中全会通过的《中共中央关于构建社会主义和谐社会若干重大问题的决定》明确提出要"建立宏大的社会工作人才队伍",社会工作学科发展与社会工作人才培养首次成为国家发展议程的优先领域。[④][⑤]总之,在这个时期,我国医务社会工作取得了多方面的成就。

---

① 袁敏,朱惠蓉,李赣,等.医务社会工作本土化现状与推进策略研究[J].中医药管理杂志,2015,23(08):1-3,DOI:10.16690/j.cnki.1007-9203.2015.08.001.

② 李玉荣.我国医疗卫生体制改革的主要问题及其对策[J].理论前沿,2008(23):20-21.

③ 张一奇,黄庆恒,王志文,等.在现代化医院中开展医务社会工作的探讨[J].中华医院管理杂志,2003(02):24-26.

④ 刘继同.改革开放30年以来中国医务社会工作的历史回顾、现状与前瞻[J].社会工作,2012(01):4-10.

⑤ 中共中央政治局召开会议 决定召开十六届六中全会研究构建社会主义和谐社会问题[N].人民日报,2006-07-25(001).

(六)2007—2019 年,快速发展时期

2007 年以来,我国医务社会工作进入了快速发展时期。中国国家社会工作师资格考试正式在全国开展,全国社会工作硕士专业学位教育指导委员会成立,中组部组织中国社会工作制度建设现状与面临问题的调查,医务社会工作相关的政策法规、实务以及学术研究不断丰富。

在政策法规方面,随着医疗卫生事业的改革发展,医务社会工作愈加被重视。2009 年中共中央、国务院发布《关于深化医药卫生体制改革的意见》(下称《意见》),新一轮的医疗改革就此拉开帷幕。为促进医患关系的和谐发展,《意见》明确提出要开展医务社会工作,加快医疗纠纷处理机制的建设,从而增进医患之间的沟通。[①] 2012 年,原卫生部发布的《全国医疗卫生系统"三好一满意"活动督导检查工作方案》,将医务社会工作列入检查范围,并要求逐步健全我国的志愿服务管理体系、运行机制,探索构建符合中国实际的医院社会工作者制度。为进一步优化医疗卫生服务,改善患者的就医体验,2018 年,卫生健康委、国家中医药管理局下发的《关于坚持以人民健康为中心推动医疗服务高质量发展的意见》明确指出要大力推行医务社工和志愿者服务,增强患者的满意度。[②] 经过十余年的发展,有关医务社会工作的政策法规愈加完善,医务社会工作人才队伍建设达到相当规模。[③]

在实务以及组织建设方面,自 2007 年以来,为促进医疗卫生事业的发展,全国多家医院成立社会工作部或者志愿服务部,开展专业的医务社会工作服务,并总结相关经验进行推广。2008 年,深圳市民政局运用政府购买服务方式,为 6 所医疗机构配备专业医务社工;[④]2010 年 10 月,中国医院协会医院社会工作暨志愿服务工作委员会成立,并不断地研究、总结、推广和创新医务社会工作和志愿服务管理的先进经验和模式;2011 年 3 月,上海医学

---

　　① 中共中央 国务院关于深化医药卫生体制改革的意见[N].人民日报,2009-04-07(001).

　　② 卫生健康委 中医药局.关于坚持以人民健康为中心推动医疗服务高质量发展的意见[J].中华人民共和国国务院公报,2019(03):59-63.

　　③ 王思斌.健全社会工作人才队伍体系 提高社会工作服务水平[J].中国社会工作,2018(13):1.

　　④ 万道林.深圳社会工作机构的成长与发展——访深圳慈善公益网总干事颜政[J].社会工作上半月(实务),2008(07):21-24.

会医务社会工作专科分会成立,医务社会工作组织建设迈出历史性的步伐。①

随着实务的开展,相关的研究也变得丰富起来,医务社会工作的理论、伦理以及价值观也逐渐发展完备,我国专业社会工作与医务社会工作发展进入一个崭新时期。

(七)2020年至今,全面发展时期

2020年初,新冠肺炎疫情暴发,社会工作者在疫情防控中扮演着资源链接者、服务提供者、教育者、心理疏导者以及政策倡导者等角色。② 2020年3月,国家卫生健康委办公厅印发《关于加强应对新冠肺炎疫情工作中心理援助与社会工作服务的通知》,明确指出要加强对新冠感染者、一线工作人员以及隔离人员的心理援助与疏导,并出台了明确的相关技术方案,体现出国家高度重视社会工作在疫情防控中的作用。③

突发公共事件的频发,具有现代性、复杂性、不确定性、衍生性、影响广泛性和信息不充分性等特征。④ 医务社会工作作为一个具有独特专业情怀和专业理性,善于应对各种复杂社会性问题的助人专业和职业,不管是在宏观的社会救助上还是在微观具体服务上,医务社会工作利用其在价值理念、理论以及方法上的优势,有着不可忽视的专业力量。⑤⑥

2020年以来,有关医务社会工作的政策法规、学术研究、实务模式及技术和服务领域等均有所发展与完善,我国医务社会工作职业化、制度化、组织化、本土化的发展也愈加完备。我国医务社会工作迎来了一个新的发展契机,这也是中国社会工作的一次本土自觉实践。⑦

---

① 郭永松.我国医院试行医务社会工作的初步研究[J].中国医院,2009,13(07):58-61.

② 向德平,张坤.社会工作参与疫情防控的角色定位与实践方式[J].社会工作与管理,2021,21(01):5-11.

③ 国家卫生健康委办公厅 民政部办公厅关于加强应对新冠肺炎疫情工作中心理援助与社会工作服务的通知[J].财会学习,2020(10).

④ 李迎生.将社会工作纳入国家重大突发公共事件治理体系[J].社会建设,2020,7(04):10-13.

⑤ 王思斌.社会工作参与公共危机事件治理中专业功能的嵌合性实现——以新冠肺炎疫情防控治理为基础[J].社会工作与管理,2020,20(06):5-11+21.

⑥ 文军.疫情防控中的社会工作:可为与不可为[J].社会工作,2020(01):12-15.

⑦ 徐选国.专业自觉与体系之外:社会工作介入新冠肺炎疫情初期防控的双重逻辑及其反思[J].华东理工大学学报(社会科学版),2020,35(02):10-20.

通过百年的历史经验积累以及对其他国家经验的借鉴,中国医务社会工作的服务内涵不断丰富,服务领域不断拓展。

二、中国医务社会工作发展的本土模式

随着我国医务社会工作的快速发展,本土化进程不断深入,以上海市、北京市、广东省、山东省、湖北省为代表的地区形成各具特色的服务模式。以上海市、北京市和广东省为例,三者具有类似的经济条件和政策环境:三个地区均属于经济发达地区,为医务社会工作的发展提供了坚实的物质基础;中央政府关于发展医务社会工作的政策文件对于三个地区的效力相同。值得关注的是,三个地区在公民社会发育程度、政治文化、市场化程度上存在较大差异,[①]对医务社会工作的发展产生了不同影响。

上海市地理位置得天独厚,其国际化水准为社会工作在医院内部自发产生提供了条件,与此同时,地方政府高度重视医务社会工作的发展,在医务社会工作发展之初就陆续制定了一系列相关政策,指明发展方向,因此,上海市医务社会工作模式带有明显的政策引领的特征。北京医务社会工作的发展状况紧跟政策倾向,当缺乏政府的政策鼓励和资源支持时,社会力量自行探索发展的动力不足,医务社会工作发展速度较慢。不同于北京,广东是我国最早开始进行改革开放的省份,市场经济发展最早,市场化程度高,社会组织活跃,医务社会工作的发展借鉴了香港的发展经验,在地方政府的支持下,购买医务社会工作服务成为广东医务社会工作的一大特色。

(一)上海模式

上海市遵循“政策推动,医院运作”的发展路径,形成独具特色的上海模式。医疗卫生机构直接在内部设立社工部,聘用专业医务社工或由医护人员转岗成为医务社工,自行负责提供社会工作服务的运作。[②] 在此模式中,医务社工类似于医护人员,以独立科室的形式被纳入正式体系,有利于增加专业医务社工的身份认同感和归属感,为其提供薪资待遇和职业晋升发展方面的保障。

在相关政策的指引下,上海市各级医疗卫生机构结合自身实际情况不

---

① 李娟.我国医务社会工作发展模式比较研究[J].中国卫生事业管理,2016,33(05):391-393.

② 孙茜茜,马翠翠,韩晓凤,等.我国医务社工服务现状与主要模式探析[J].就业与保障,2020(04):118-120.

断探索医务社会工作服务的提供方式。医院在政策框架下直接设立社工岗位或部门,直接聘用医务社会工作者或者培训一批医护人员转岗成为医务社工。因此,上海市医务社会工作人才队伍主要由专业医务社工和医务人员转岗两部分构成。两类人员各有所长,转岗的医务社工具备专业医学知识基础,专业医务社工掌握社会工作的专业方法和实务开展技巧,二者互补能提供更完备、专业、高效的服务。

上海市探索建立医务社会工作之初就获得了政府的大力支持。1997年,浦东新区开始在医疗行业引入社会工作。1999年,上海市成立了医务社会工作专业委员会。2010年到2011年,上海市鼓励全市进一步推广医务社会工作。2012年,上海市多个部门联合下发《关于推进医务社会工作人才队伍建设的实施意见(试行)》,明确要求建设一支专业化、职业化的医务社会工作人才队伍。意见出台后,上海市医务社会工作蓬勃发展。[1]2013年,上海市明确要求各医疗机构加强医院实施医务社会工作的考核力度。[2]

季庆英(2015)将上海市医务社会工作的发展分为三个阶段:第一阶段(1993—2000年)是上海市医务社会工作的发展准备阶段,此阶段主要进行前期准备工作,如医院开始建立志愿者队伍并链接资源;第二阶段(2001—2009年)是实践探索阶段,上海市较早设立医务社工部的医院开展个案工作、小组活动、临终关怀等专业社会工作服务;第三阶段(2010年至今)是全面推进阶段,服务范围扩展到基层卫生服务中心等,获得长足发展。[3]上海市医务社会工作的发展走在全国前列,上海模式为其他地区医务社工发展提供经验借鉴。

总结起来,上海市医务社会工作的特点可以概括为以下三点。

第一,发挥政府主导作用。上海市医务社会工作发展的过程中,从前期探索性的发展到规模性推广,再到后来出台医务社会工作政策文件,政府都扮演了举足轻重的角色。上海市政府用政策文件的形式为医务社会工作的实务发展指明方向,凸显了政府的主导地位。在政府的大力推动下,各医疗

---

① 张一奇,马凤芝,范斌.上海医务社会工作发展的政策动力[J].中国社会工作,2020(18):4-6.

②③ 季庆英.上海医务社会工作的发展回顾[J].中国卫生资源,2015,18(06):434-437. DOI:10.13688/j.cnki.chr.2015.1571.

机构积极响应,上海市医务社会工作发展态势良好。①

第二,紧密结合本土实际。上海市医务社会工作在建设的过程中,逐步探索、形成符合自身实际情况和特色的实务模式。例如,考虑到我国医疗改革背景下社会需求量大但医护人员紧缺的情况,上海市医务社会工作者与志愿者进行合作开展各类社会工作专业服务。又如,上海市是"医联体模式"建设的先行者,目前已基本实现医联体网格化全覆盖,上海市医务社会工作精准嵌入医联体模式,在院内、院社衔接、基层社区等场域发挥重要作用。②

第三,加强专业队伍建设。上海市医务社会工作注重专业性,注重医务社会工作人才队伍建设,人才培养力度比较大。在顶层设计方面,上海市医务社会工作按照国家的战略布局,在政府支持、高校协同和社工人才的共同配合下,全面推进医务社会工作专业化。在人才培养方面,上海市医学会医务社会工作专科分会主动承担起人才培养的具体工作。③上海市明确医疗机构可设定"医务社工"岗位,并纳入医疗系统编制。近年来,优秀人才纷纷应聘上海市各大医院,尤其是三级医院。

(二)北京模式

北京地区医疗资源丰富,医务社会工作起步早,凭借多年实践经验,走出"需求导向,多元整合"的特色医务社会工作发展之路,将患者需求、医院发展需求和社会需求有机结合,逐渐形成北京模式。北京市医务社会工作除了有医疗机构内设社工部、政府购买社工机构服务和项目两种发展方式外,还引入社会资源,通过基金会扶持在医院开展服务项目。北京市医务社会工作虽然起步最早,但是近几年发展速度较为缓慢,重要原因之一是政府政策支持不充分。但是,这也为社会力量提供了发展空间,社会工作服务机构逐渐成为当地医务社会工作的发展主体,④如北京暖杉社工事务所、通州德仁社区心理服务中心、北京昌雨春童康复中心等。随着北京地区医疗卫

① 张一奇,马凤芝,范斌.上海医务社会工作发展的政策动力[J].中国社会工作,2020(18):4-6.

② 井世洁,沈昶邑.医联体模式下医务社会工作服务路径探析——以上海市为例[J].社会建设,2020,7(01):16-24.

③ 季庆英.上海医务社会工作的发展回顾[J].中国卫生资源,2015,18(06):434-437.DOI:10.13688/j.cnki.chr.2015.15171.

④ 张一奇,陈朵多,赵桂绒.我国本土医务社会工作实务模式比较分析[J].中国社会工作,2018(34):13-19.

生体制改革的推进,医务社会工作在服务领域出现了不断拓展的趋势。

关婷(2017)把北京地区医务社会工作的发展分为三个阶段。[①] 第一阶段是历史传统期:早在1921年,蒲爱德女士在北平协和医院开创了亚太地区医务社会工作的先河,总结了医院社会工作的服务模式。第二阶段是教育恢复和实践探索期:改革开放后,北京大学于1988年在国内率先设立社会工作与管理专业(后改为社会工作专业);1988年10月,中国康复研究中心设立社会康复研究室;1989年,北京安定医院率先引进了北京大学社会学系的毕业生;2000年10月,北京朝阳医院成立了社会工作部。第三个阶段是快速发展期:2006年以后,在中央文件精神的指导下,北京市先后出台一系列政策推动医务社会工作的发展,在服务领域和模式方面都有突破。

总结起来,北京市医务社会工作的特点主要是以下三点。

第一,多领域社会工作协同发展。目前,北京地区的医务社会工作包括医院社会工作、公共卫生社会工作和精神卫生社会工作三大领域,呈现出协同发展的局面。以医院为主要场域的医院社会工作主要承担基础性的医务社会工作任务。在公共卫生社会工作领域,北京地坛医院提供的艾滋病社会工作服务是典型案例,通过跨专业的综合服务团队,从微观、中观和宏观层面开展了艾滋病预防、治疗等服务,为患者建立资料库、提供心理咨询、提供临终关怀服务等。北京地区的精神卫生社会工作服务开展最具特色的是北京大学第六医院,内容包括针对重症精神疾病患者的个案管理、同伴支持、情绪管理等。

第二,社会力量积极参与。在北京地区政策支持较为薄弱的情况下,医务社会工作机构主动和相关部门对接,促进医务社会工作项目落地,并获得承接资格,以社区为主要工作场域提供服务。这些服务大部分以疾病救助为主,近年来也尝试开展社区居民的健康干预。北京地区医务社会工作还注意运用社会资源,其中基金会就多次与医院合作,支持和开展医务社会工作服务项目。例如,首都师范大学在中国人民解放军总医院开展了太阳花医疗社工神华爱心行动项目。[①]医院通过开展公益项目募集特殊疾病的服务项目资金,如开展腾讯"99公益日"活动募集白血病患儿关爱项目资金。社会资源的引入,为医务社会工作的发展注入新的活力,促进医务社会工作多元发展和创新。

---

① 关婷.北京地区医务社会工作发展:特点、挑战与对策[J].中国社会工作,2017(09):33-37.

第三,医校深度互助合作。北京地区拥有丰富的教育资源和医疗资源,院校提供专业支持,医院方提供实践场域,高校和医疗机构紧密合作推进医务社会工作,如北京大学社会学系社会工作专业与北京大学人民医院开展的合作。① 对于医疗机构来说,一方面,高校的参与有助于建立专业服务标准并提升服务质量;另一方面,来自高校的专业方法受到专业医护人员和服务对象的欢迎,增强了医院和患者对医务社会工作服务的认可和信心。高校可以通过医疗机构了解患者及家庭的实际服务需求,促进教学和科研工作更契合社会发展需要。

(三)广东模式—以深圳为例

广东省医务社会工作虽起步晚于上海市和北京市,但近年来发展速度快。目前,广东省内十几个城市开展了医务社会工作服务,多家医疗卫生机构均设有医务社会工作,如综合医院、专科医院、社区康复机构等,服务范围广泛,包括患者医疗适应、家属心理疏导、经济援助、愈后康复、哀伤辅导及社会关系重建等,服务内容基本满足患者及其家庭问题和需求。②

广东省医务社会工作在实务探索过程中,在服务提供方式和内容、服务方法等方面积累经验,逐步形成了适合本土情况的"政府购买,社会运作"的发展路径。

通过政府倡导和鼓励,社会工作服务机构作为第三方,提供人力派驻到医院开展服务。③ 政府购买服务主要包括两种方式:一是卫生、民政等有关部门直接购买社工岗位,由社会组织派出社会工作者上岗提供服务;二是相关部门向符合条件的社会组织直接购买社会工作服务项目,由社会组织完成项目的策划、落地和运营。② 政府购买社会工作服务一方面能够充分激发社会组织的活力,促进民办社会工作机构不断提高专业服务品质,另一方面也有利于探索不同的医务社会工作方法,促进医务社会工作本土实践的发展。

在广东省医务社会工作发展的过程中,深圳市最具代表性。深圳市是我国率先开始市场经济改革的试点地区,经济发达,市场化程度高,为各类

---

① 马凤芝.社会治理创新与中国医务社会工作的发展(下)[J].中国社会工作,2017(18):8-13＋19.

② 季庆英,曹庆.我国医务社会工作的探索与发展[J].社会建设,2019,6(05):13-21.

③ 张一奇,陈朵多,赵桂绒.我国本土医务社会工作实务模式比较分析[J].中国社会工作,2018(34):13-19.

社会组织的发展提供了广阔空间。因此相比于其他城市,深圳市开展医务社会工作服务的社工机构数量最多,进驻医疗机构开展医务社会工作服务的社工也最多。深圳市医务社会工作服务是在顺应深圳市社会发展的背景下铺开的,并在专业化、职业化、标准化的道路上逐步迈进。

深圳市医务社会工作发展初期是以派驻社会工作者内嵌于医疗机构提供服务为主,经过一段时间的发展,政府逐步鼓励社会工作服务更加自主化和社会化,采用"公益创投"和"企业社会工作"的模式支持并推动社会工作服务发展项目化和实体化,以提升社会工作专业水平和服务质量。[①]

总结起来,深圳市医务社会工作的特点主要为以下三点。

第一,"政医社"三方合作。在工作组织场域中,政府、医院和社会工作机构这三方是独立的行动主体,每个组织都希望尽可能获得利益最大化。[②]对于政府和社会工作机构,政府发展医务社会工作需要社会工作机构的支持,社会工作机构是开展工作的主要组织载体和服务力量;对于社会工作机构,政府购买服务能够拓展其业务范围,缓解资金压力;对于政府和医院,政府需要医院提供实践场地,才能让医务社会工作有"落脚之地",医院需要政府提供政策和资源支持;对于社会工作机构和医院,机构依赖于医院提供实践场地和组织支持,医院依靠社会工作服务提高患者治疗效果、解决非医学问题、调节医患关系等[③]。

第二,服务提供方式多元化。目前,深圳市医务社会工作多元服务方式并行,包括岗位驻派、项目开发、体制内岗位设置等。岗位驻派的方式不仅能够提高社会工作的社会知名度和认可度,而且能够让社会工作者直接接触患者、家属等服务对象,提供更高效的服务。深圳市医务社会工作针对不同服务对象群体的多样化需求,开发并运营了多个医务相关的社会工作服务项目,极大地回应和满足了服务对象的需求,如"晴娃娃"白血病患儿援助计划、"安全家庭"社区儿童意外伤害预防计划、"临终关怀·器官捐献与社工服务项目"等项目。2011年起,深圳市陆续有医疗单位自行设置社会工作服务部,将医务社会工作纳入医院体制,岗位稳定性更强。

---

① 张卓华,林莲英,陈晓微.专业引领,协同发展——深圳医务社会工作10年本土实践[J].中国社会工作,2017(18):20-23.

② 王杰,童敏.从嵌入到共生:社会工作的组织场域探析——基于深圳医务社会工作的考察[J].福建论坛(人文社会科学版),2021(03):164-175.

③ 王杰,谢佳洁,张梅.内部嵌入抑或外部合作:医务社会工作发展模式比较与前瞻[J].中国卫生事业管理,2019,36(10):726-729.

　　第三,社工机构拥有独立性。专业社会工作机构独立于医院体制之外,接受政府购买后,派驻医务社会工作者到医院开展社会工作服务,由社会工作机构支付工作者薪水及补贴。因此,社会工作机构和社会工作者与医院没有利益关系,立场保持中立,相比于医院体制内部的社工,在考虑和解决问题时,不只是站在医院的立场上,也同样注重患者和机构的立场和需要,考虑更加全面,提供服务更加专业化。[①]

　　事实上,除上海市、北京市和广东省外,近年来,湖北省医务社会工作发展异军突起,积极探索和建设具有本地特色的医务社会工作模式。目前,湖北省医务社会工作以内部嵌入为主、外部合作为辅,推出"医务人员＋医务社工＋志愿者"多维联动服务模式,并且积极构建制度体系框架,建立技能培训体系,组织医务社会工作科研和实务项目,助力医务社会工作职业化发展,促进了社会工作服务提质增效和创新发展。

第三节　湖北省医务社会工作本土模式的探索与思考

　　开展医务社会工作是"生理—心理—社会"现代医学模式的必然要求,在加强人文关怀、改善医患关系、提高医疗服务质量等方面发挥着至关重要的作用。[②] 近年来,医务社会工作发展愈发得到重视。2017 年,原国家卫计委印发《进一步改善医疗服务行动计划(2018—2020 年)》(国卫医发〔2017〕73 号),明确要求医疗机构开展医务社会工作,并将开展情况作为医疗机构一级考核指标。2021 年,国家卫生健康委印发《公立医院高质量发展促进行动(2021—2025 年)》(国卫医发〔2021〕27 号),要求建立健全医疗服务领域的十项制度,包括医务社工和志愿者服务制度。在政策推动下,全国许多地区开始将医务社工纳入顶层设计,出台政策推动医务社会工作发展。2018 年 5 月,湖北省肿瘤医院正式成立医务社会工作部,成为湖北省首家创建医务社会工作部门的公立医院。

　　① 王笑寒.对我国医务社会工作实务模式的比较分析[J].黑龙江科学,2017,8(08):134-135.

　　② 文颖慧,费汝倩,孙宇宁,等.医务社会工作与慈善医疗救助协同发展路径研究[J].卫生经济研究,2018(09):35-38.DOI:10.10455/j.cnki.33-1056/f.2018.09.012.

一、湖北省医务社会工作的起步

(一)湖北省医务社会工作专委会的成立

2018 年 9 月 28 日,湖北省医院协会医院社会工作和志愿服务管理专业委员会成立大会在湖北省肿瘤医院顺利召开。湖北省医院协会秘书长胡仁崇,中国医院协会医院社会工作暨志愿服务专业委员会主任委员、中国医院协会副会长王杉,湖北省社会工作联合会副会长万仁德,湖北省卫计委(现卫生健康委员会)医政医管处处长朱洪波等相关专家和领导参加了专委会成立大会。大会选举湖北省肿瘤医院纪委书记肖燕任首届专委会主任委员,华中科技大学同济医学院附属同济医院闫明、华中科技大学同济医学院附属协和医院高峰、武汉大学人民医院雷宏博、武汉大学中南医院徐红云、十堰太和医院李龙偶等 5 人任副主任委员。大会还选举产生了 48 名委员,他们分别来自湖北省二级以上医疗机构和民营医疗机构。来自湖北省各医疗机构的 200 余名代表参加了会议。专委会作为全省医院社会工作和志愿服务的枢纽型机构,在引领和带动全省医务社会工作机构、医院社会工作者和志愿者更好地开展医院社会工作和志愿服务方面发挥出了积极的作用。

(二)湖北省医务社会工作试点的开展

2019 年 1 月,在湖北省医院协会医院社会工作和志愿服务专委会的推动下,湖北省卫生健康委员会发布了《关于加强医疗机构社会工作和志愿服务管理工作的通知》(鄂卫办通〔2019〕4 号)和《关于确定湖北省第一批医务社工试点医院(科室)名单的通知》(鄂卫办通〔2019〕51 号),将湖北省肿瘤医院等 36 家医院作为湖北省第一批医务社会工作试点医院,华中科技大学同济医学院附属同济医院骨科等 16 个科室作为试点科室,充分发挥试点医院(科室)模范带头作用,加大医务社工的影响力和推动力。

试点文件下发后,为了指导各试点医院顺利地开展社工服务,湖北省医院协会医院社会工作专委会出台了《湖北省医务社会工作试点医院(科室)建设标准》。该标准包含了组织建设、服务管理、服务产出等多个指标。该标准作为湖北省首个医务社会工作试点医院创建标准,不仅对于改善医患关系、对医护人员的关怀和整合社会资源具有重要意义,而且为湖北省医务社会工作规范发展提供依据,为监察与评估医务社会工作服务提供参考标准,积极推动了湖北省医务社工的规范化、标准化和系统化建设和发展。

二、湖北省医务社会工作服务模式的探索

(一)积极探索立足湖北省省情的医务社会工作发展模式

我国医务社会工作主要有内部嵌入与外部合作两种不同的发展模式。前者医院自行招聘,社工人事关系隶属医院,后者则是社会工作机构派驻社会工作者到医院中提供服务,由政府或医院出资购买服务。[①] 在内部嵌入制下,院内社工对医院归属感强,队伍稳定,同时熟悉医院环境与行政流程;在外部合作制下,派驻社工实务经验更丰富,专业能力更强。湖北基于本省省情,秉承政府主导、多方联动、因地制宜、规范发展的原则采取了内部嵌入为主,外部合作为辅的发展模式。目前,湖北省70.9%的医务社工岗位为医院自设部门岗位,26.5%为院外机构合作派驻和医院购买的服务岗位。院内招聘和转岗社工与院外机构派驻社工共同组成专职社工队伍,推动了医院与社会工作机构跨越组织边界的合作,[②]同时探索出"医务人员+医务社工+志愿者"多维联动服务模式。三方合力共同为患者提供医学专业程度高、资源整合范围广、多元学科交融的专业服务。3年来,多维联动服务模式已经得到了全省试点医院和其他省份的认可和推广。

(二)构建医务社会工作发展的制度体系框架

2020年,为稳步推进试点工作,湖北省医务社工专委会组织相关专家团队对试点医院社工部门的组织架构、人员配置、服务供给、制度流程等提出明确规定,形成了符合湖北本土特色的医务社会工作的制度体系框架。为确保制度体系框架的落实落地,专委会在试点医院中开展了湖北省医务社会工作示范医院(科室)创建活动,实现"以规范促示范、以示范带规范"。经过湖北省医院协会组织的专家评审,目前已有13家公立医疗机构顺利通过了医务社会工作示范医院的评审。此外,专委会还与湖北省社工联、武汉市民政局等多家单位合作共同申报了湖北省医务社工行业标准研发项目,以

---

① 王杰,谢佳洁,张梅.内部嵌入抑或外部合作:医务社会工作发展模式比较与前瞻[J].中国卫生事业管理,2019,36(10):726-729.

② 王杰,缪冬敏,张梅,等.重塑组织边界:深圳医务社会工作的经验与反思[J].中国医院管理,2018,38(02):72-74.

23

期促进湖北医务社会工作的有序开展。

（三）建立多层次的医务社会工作服务技能培训体系

为尽快提升湖北省本土医务社工的专业技能水平和社工服务质量，湖北省组织了多层次、多类别的培训活动，培训内容如下：组织医院社工参与国家级继续教育项目——医务社工培训班；与北京韩红基金会合作开办湖北地区医务社工能力建设培训班；选派专职医务社工到医务社工强省进修与培训；链接北京新阳光基金会、湖北省妇女儿童发展基金会、湖北省慈善总会等社会资源开展心理学知识与服务技能培训等。培训内容涵盖理论与实务，包括政策解读、医学知识、社会工作专业理论与实践技能、心理学知识与技能等。培训形式囊括理论授课、个案分析等。

（四）积极组织医务社会工作科研与实务项目

本着"以项目促发展"理念，湖北省医务社工专委会组织了全省医务社工项目的申报、遴选、管理、评价工作。项目分为科研类和实务类，并实行动态管理。科研项目注重医务社工理论创新和管理方法研究，实务项目则秉持"有创新、可复制、能推广"的原则，鼓励将医务社工服务嵌入院内临床工作中，同时倡导医务社工与社区联动、建立社区与医院的互转机制，最终达到通过项目的研发促成医务社会工作高质量发展的目的，同时培育一批特色鲜明的医务社工品牌项目。

（五）稳步推进医务社工职业化发展

在推进医务社工职业化发展方面，湖北省医务社工专委会采取了多种措施：一是激励全省医务社工参加社工职业水平考试、获取职业资格证，提供考试教学、培训资源，对获取职业资格证者给予现金补贴；二是链接心理咨询师资源，派驻专业的心理咨询师到试点医院，开展心理咨询服务以及心理学知识技能的培训；三是依托北京韩红基金会、轻松公益、水滴公益等平台，从专业社工机构挑选具有丰富工作经验和良好工作能力的专职社工进驻试点医院，由专职社工对院内社工进行传帮带，提升社会工作专业能力；四是搭建医院社工部与高校的实习平台，通过高校社工专业大学生的实习与实践来弥补医院转岗社工职业理论素养的不足。

三、湖北省医务社会工作三年试点的成效

（一）湖北省医务社会工作发展进度较快

2019 年 2 月,专委会对全省医务社会工作开展情况进行了基线调查,调查结果显示,湖北省 48 家试点医院中开展医务社会工作服务的医院有 25 家,其中单独设置医务社工部门的仅有 5 家。2022 年 4 月,专委会针对试点工作再次开展了成效调研。调查结果显示:经过 3 年的试点推广,目前设置医务社工部门的医院数量已经从 5 家增加到 44 家,其中 20 家医院单独设立了医务社工部门,24 家医务社工部门和其他部门合署办公。开展社工服务的 44 家医院中,34 家为三级综合医院,2 家为二级综合医院,7 家为专科医院,1 家医院暂未定级,三级综合医院占比最高,达到 77%。武汉市开展医务社会工作的医院数量最多,达到 18 家,其次是十堰市(5 家),黄冈市、孝感市、荆门市、潜江市、荆州市、宜昌市、恩施州 7 地分别有 2～3 家医院开展医务社会工作,襄阳市、随州市、天门市、鄂州市 4 地各有 1 家医院开展医务社会工作,如图 1-1 所示。2022 年,宜昌市、恩施市、襄阳市、荆州市等地已经在本地区成立了地市级医务社会工作专业委员会,将医务社会工作辐射到各地市州,促进了医务社会工作在基层医疗机构的推广和发展。

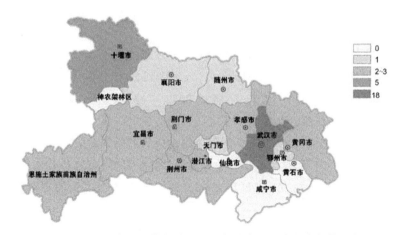

图 1-1　2022 年湖北省各地开展医务社会工作的医院数量分布

（二）医务社工从业人员素质和专业结构基础较好

湖北省共有专职医务社工 117 名,其中内部转岗人员占比 69.1%,人事招聘占比 28.6%,外部购买占比 26.2%;医务社工整体持证率为 34.2%;从业人员中女性占比 78.6%,远高于男性;从业者年龄 45 岁以下的占比 83.8%,其中 30 岁以下的占比 35.9%,31～45 岁年龄段占比 47.9%。本科以上学历占比 83.7%,其中本科生占比 67.5%,硕博士占比 16.2%。专业背景方面,有社会心理学专业背景的占比 33.3%,公共卫生与预防、临床医学、护理学等医学相关专业的占比 48.7%。

（三）医务社会工作全流程服务体系已初步建立

当前湖北省医务社会工作服务内容涵盖生理、心理、社会层面。医患关系协调、患者心理情绪辅导、患者家属关系协调、紧急经济救助服务的提供比例较高,分别为 84.1%、81.8%、75.0%、72.7%,突发事件处理和病友互助组织培养的服务提供比例为 56.8%、54.6%,协调社区转介服务和离院患者照顾服务的提供比例分别为 43.2%、25.0%。可见,目前湖北省医务社会工作全流程服务体系已经初步建立。相比而言,医务社会工作服务重点主要集中在院内,社区转介和离院照顾服务尚显不足。

（四）医务社会工作试点工作成效"三方"评价

（1）患者对医务社会工作认知和满意度评价。完全不了解医务社会工作的患者比例从 2019 年试点前的 24.9% 下降到 2022 年的 6.8%,不太了解的患者比例从 2019 年的 47.7% 下降到 2022 年的 38.0%,非常了解和比较了解医务社工的患者比例从 27.5% 上升到 55.3%。

患者对医务社会工作的重要性和迫切性进行打分,满分为 10 分,0 分为完全不重要/完全不需要,10 分为非常重要/非常需要,重要性得分为 8.28分,迫切性得分为 7.73 分,可见患者较为认可医务社会工作的重要性和迫切性。

对利用过医务社会工作服务的患者进行调查发现,96.4% 患者评价服务效果较好,仅 3.6% 患者认为无效果或效果一般,可见整体上患者认可了医务社工服务的有效性。

（2）医务社工对本职工作的成效评价。基于医务社工视角的医务社会工作成效评价,90.9％的负责人认为医务社会工作在促进医患沟通、改善患者就医体验方面发挥了作用,84.1％的负责人认为医务社工有利于解决患者的实际困难、给予患者情绪支持,分别有 77.3％、63.6％、59.1％的负责人认为医务社工在提升科室美誉度、丰富患者病房生活、进行多学科合作、减轻患者痛苦上具有成效。

（3）医疗机构对试点工作的成效评价。我们根据试点医院管理人员的访谈内容总结出五点成效。

一是改善了患者的就医体验。医务社工为患者及家属提供了心理、社会、经济、法律等多层面的服务,包括心理疏导、经济救助及医保政策辅导和法律咨询等,这些服务得到了患者好评。

二是缓解了医护职业压力。社工们为医务人员提供的心理支持、医患沟通、团队建设等服务,在缓解医务人员工作压力、减轻职业倦怠、营造和谐医患关系方面发挥了重要作用。

三是促进了医院的部门协作。在与医疗业务工作协作层面,医务社工介入临床科室,作为多学科团队的重要一员开展医疗健康服务,实现了不同部门间的协同联动,促进了医院生态系统的和谐高效运转。

四是有效应对了突发事件。新冠肺炎疫情暴发期间,医务社工介入武汉方舱医院管理[①],缓解了一线医护人员人手不足的压力,促进了医患双方的和谐,稳定了疫情初期患者的情绪,整体提高了防疫工作效率。

五是助力了医院品牌建设。在医院健康发展层面,医务社工服务是医院品牌建设、人文建设的重要组成,有效提升了医疗服务的满意度、医院的形象和口碑。

（五）医务社工自身对职业满意度的评价

我们对医务社工薪资待遇、人际关系、工作环境等10个方面的职业满意度进行了调查,结果显示,人际关系、工作环境、工作乐趣、专业成长、自我实现方面的满意率均超过了90％,可见湖北的医务社工在"助人"的过程中也实现了"自助",拥有良好的自我价值感,如表1-2所示。

---

① 肖燕,武筱旋,曹李耘,等.医务社工介入公共卫生应急服务的管理实践[J].中华医院管理杂志,2021,37(5):4.

表1-2　医务社工职业满意度

选项	非常满意		比较满意		一般		不太满意		非常不满意	
	人数	占比/(%)	人数	占比/(%)	人数	占比/(%)	人数	占比/(%)	人数	占比/(%)
薪资待遇	17	14.5	28	23.9	54	46.2	14	12.0	4	3.4
人际关系	26	22.2	53	45.3	37	31.6	1	0.9	0	0
工作环境	26	22.2	51	43.6	37	31.6	3	2.6	0	0
工作压力	9	7.7	42	35.9	51	43.6	13	11.1	2	1.7
工作乐趣	18	15.4	53	45.3	39	33.3	7	6.0	0	0
晋升空间	8	6.8	35	29.9	57	48.7	17	14.5	0	0
专业成长	14	12.0	51	43.6	41	35.0	11	9.4	0	0
自我实现	17	14.5	50	42.7	42	35.9	8	6.8	0	0
社会认同	11	9.4	49	41.9	41	35.0	14	12.0	2	1.7
社会地位	7	6.0	50	42.7	43	36.8	15	12.8	2	1.7

四、湖北省医务社会工作发展中面临的问题

经过3年试点,湖北省医务社会工作在部门建设、实务工作、人才队伍等方面获得了一定的发展,但是整体发展还处于起步阶段。跟国内医务社会工作发展强省相比,湖北仍然面临诸多政策性、体制性问题[①]。

一是湖北省医务社会工作整体人员数量配备不足。调查显示,湖北地区试点医院医务社工配备比例平均每家医院为2.7人,而广东省的比例为3.2人。

二是医务社工队伍持证上岗率偏低。湖北地区试点医院持证上岗率为34.2%,而广东省为75.0%。

三是医务社工全流程服务体系建设尚不健全。为了保障服务连续性,医务社工需要建立全病程服务体系,不仅在患者就医过程中提供服务,院前、院后也应提供院前帮扶、康复随访、社区转介等服务。从调查数据可以发现,目前湖北省医务社工的服务主要集中在院中,社区转介服务和离院患

① 郭小发,童秋婷,孙刚,等.广东省医务社会工作发展现状、问题及建议[J].中国社会工作,2021(36):4-8.

者照顾服务的提供比例偏低,影响了院前、院中、院后服务闭环的形成。

四是社工岗位职能定位不清晰。大部分试点医院没有将社工岗位纳入专业技术系列,而是直接挂靠党办、团委、随访等行政科室管理,医务社工职称晋升通道也尚未打通,而上海市已经出台并实施了医务社工职称晋升的相关政策。

五是医务社会工作领域整体经费投入不足。目前湖北省 70.94％ 的医务社会工作部门经费投入以医院自筹为主,而广东省 63.9％ 的社工是由社会工作机构的派驻或合作,政府在医务社会工作服务或岗位购买上给予了较大的政策和资金支持。

六是医务社工薪资待遇偏低。调查显示,40.2％ 医务社工的每月税前薪资不足 4500 元,根据湖北省统计局最新数据,2020 年全省在岗职工平均工资为每月 5926 元,[①] 由此可知医务社工平均税前工资低于全省职工水平。从与社工的访谈中也可以发现,薪资待遇问题是造成医务社工队伍不稳定的主要因素。

医务社工队伍离职倾向调查如图 1-2 所示。

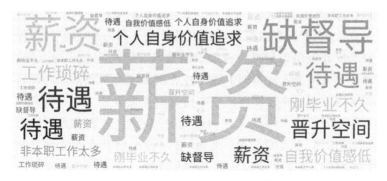

图 1-2　医务社工队伍离职倾向调查

五、思考与建议

(一)加大医务社会工作职业化建设力度

综合湖北地区试点成效分析结果,建议国家卫生健康管理部门尽快出

①　湖北省统计局,国家统计局湖北调查总队.湖北统计年鉴—2021[M].北京:中国统计出版社,2021.

台相关政策加大医务社会工作职业化建设力度。首先要明确医务社工配备原则。参考上海[①]、香港[②]等地医务社工配置的原则,三级医疗机构床位与医务社工的配置比例建议综合医院不得低于500:1,专科医院不得低于300:1。其次是设置医务社会工作专技岗位。落实人社部门关于事业单位社会工作专业岗位设置管理工作的相关要求,出台更具针对性和操作性的相关配套文件,推动我国公立医疗机构医务社会工作岗位的设置工作。将医务社会工作纳入专业技术岗位管理范围,同时写进医院的职业目录,对医务社工的职业准入、工作职责、设置岗位的医院类别和数量、职称体系等做出明确规定。最后要强化保障激励机制。在薪酬待遇上,应结合医疗机构卫生专业技术人员薪酬规定,综合职业水平等级、学历、业绩等因素并参考同类人员合理确定薪酬标准。

(二)完善医务社会工作人才队伍培养体系

为尽快培养一批专业强、技术优的复合型医务社会工作人才队伍,建议加强医务社会工作专业的高校教育。对于已经开设社会工作专业的非医科院校,可以考虑与医学院校合作办学,学生在系统学习了医学和社会学的一般理论与方法后,根据自身兴趣选修医务社会工作方向的各门课程或者报考医务社会工作方向的研究生。鼓励高校与医疗机构合作建立实训基地,让实习生能够在沉浸式的实训中提升专业服务能力。对医院内部转岗的专职社工人员可以通过推进继续教育来提升专业服务能力。在医务社工的绩效考核指标中要有投入继续教育的最低时间限制,培训形式可以为专业课程自学、内部培训、专业督导等。此外,要培养一批具有专业水平的督导队伍,通过定期的督导来提升医务社工的专业性。也可以尝试建立医务社工规范化培训基地,通过基地对医务社工开展岗前培训来推进医务社工行业的规范化管理。

(三)推进全病程患者服务支持系统

全病程、多维度患者服务的提供需要医务社工协调、调动各方资源,借

---

① 井世洁.医务社会工作服务输送内卷化及应对策略——以慢性病自我管理小组服务为例[J].社会建设,2021,8(04):63-74.

② 程瑜,胡新宇,方婵.医务社会工作的研究及启示——从美、日、英及中国香港的经验谈起[J].医学与哲学,2019,40(14):46-48+54.

鉴美国和港台地区的实务经验,应当引入社会力量、社会福利、专业组织等,共同建立医务社会工作的支持网络①。一方面,应当倡导建立政府部门、社工机构、社会组织、慈善组织联动的社会工作正式资源系统,建立资源提供、资源申请、资源使用全过程规范化的制度体系,保障医务社工有资源可用、资源质量可靠,从而更好地满足患者在经济援助、社会支持乃至法律援助等方面的各项需求。另一方面,应当建立医院—社区转介机制,医务社工将有需要的患者经过综合评估后转介到其居住地相关社会工作机构或街道、社区的社工站点,保障患者的后续治疗、愈后康复与社会功能恢复,避免患者因服务中断而经受二次伤害。

(四)健全医务社会工作投入保障机制

充足的经费投入是医务社会工作可持续发展的基石。建议地方政府财政部门将医疗机构开展的医务社会工作相关经费纳入政府财政预算,降低公立医院在医务社会工作部门建设费用的自筹比例。各级医疗机构也要将开展医务社会工作的相关经费纳入本单位年度财务预算,确保医务社会工作有序开展。除了政府财政投入及院方补助以外,各级医疗机构可以依法依规积极对接各类慈善组织,链接各种公益慈善项目,畅通社会支持渠道,弥补医务社会工作服务需求。此外,物价部门也可以针对部分医务社会工作专业服务项目,如安宁疗护、心理筛查与辅导等项目设置收费标准②,凸显医务社会工作的专业价值。在合适的时机,将医务社会工作项目纳入基本医疗保险支付范围,减轻患者和医院的负担。

(五)加强医务社会工作宣传力度

各级医疗机构要加强对医务社会工作服务信息的宣传,报道医务社会工作服务的典型案例,让更多的医护人员和患者了解社工的专业价值,通过多种形式的宣传报道塑造医务社工良好的职业形象。医院管理部门应当协助医务社工融入医院的医疗服务环节,倡导医护人员以兼职社工的身份共同参与医务社会工作实务,增进医务人员对社工的认同。要充分利用微信、

---

① 徐文瀚,张一奇.医务社工实习生的角色冲突与应对策略——基于上海医务社会工作的实践反思[J].中国社会工作,2021(36):24-28+31.
② 秦佳琦,张蕾,路桂军,等.基于服务场景我国安宁疗护医务社工角色探讨[J].现代医院,2022,22(03):440-443.

微博、抖音等新媒体,讲好社工故事,不断扩大医务社会工作服务的社会影响力,在全面推广医务社会工作服务的同时助力公立医院高质量发展。

参 考 文 献

[1] 刘继同.医务社会工作导论[M].北京:高等教育出版社,2008:66-69.

[2] 刘继同.医务社会工作导论[M].北京:高等教育出版社,2008:67.

[3] 赵怀娟,宋宇宏,杨正霞.医务社会工作[M].北京:北京大学医学出版社,2015:14-16.

[4] 王思斌.社会工作概论[M].3版.北京:高等教育出版社,2014:7.

[5] 吴宗友.医务社会工作实务教程[M].合肥:安徽大学出版社,2017:5.

[6] 吴宗友.医务社会工作实务教程[M].合肥:安徽大学出版社,2017:38-43.

[7] 王波,孙艳.论医学模式的演变与医务社会工作概念的发展[J].华东理工大学学报(社会科学版),2006(04):16-19.

[8] 王一帆,孟楠.国外医务社会工作者的发展、现状及启迪[J].卫生软科学,2010,24(06):566-568.

[9] 程瑜,胡新宇,方婵.医务社会工作的研究及启示——从美、日、英及中国香港的经验谈起[J].医学与哲学,2019,40(14):46-48+54.

[10] 李迎生,张朝雄,孙平,等.英国社会工作教育发展概况及其启示[J].华东理工大学学报(社会科学版),2007(03):11-17.

[11] 刘继同.美国医院社会工作的历史发展过程与历史经验[J].中国医院管理,2007(11):36-38.

[12] 赵玉峰.澳洲社会工作(上)[J].中国社会工作,2017(07):55-56.

[13] 赵玉峰.澳洲社会工作(下)[J].中国社会工作,2017(10):55-56.

[14] 赖志杰.浦爱德与北平协和医院社会服务部的医务社会工作——兼谈中国医务社会工作的发端与早期发展[J].华东理工大学学报(社会科学版),2013,28(06):18-28+50.

[15] 刘继同.改革开放30年以来中国医务社会工作的历史回顾、现状与前瞻[J].社会工作,2012(01):4-10.

[16] 季庆英,曹庆.我国医务社会工作的探索与发展[J].社会建设,2019,6

(05):13-21.

[17] Ida Pruitt,谷晓阳,甄橙,等.北平协和医院社会服务部 1927—1929 年度报告[J].社会福利(理论版),2014(05):2-16.

[18] 张一奇,马凤芝,范斌.建立我国医务社会工作行业标准的现实基础和行业需求[J].中国社会工作,2019(36):9-13.

[19] 张自宽.中国农村卫生发展道路的回顾与展望——为纪念建国 50 周年而作[J].中国农村卫生事业管理,1999(09):3-5.

[20] 刘宗秀.医学社会学概论 第十四讲 医疗保健中的社会工作[J].中国医院管理,1984(09):56-58.

[21] 徐麟.上海探索发展社会工作的主要做法[J].中国社会导刊,2007(06x):3.

[22] 王思斌.教育先行及其对发展我国社会工作的意义[J].中国社会工作,2011(32):4.

[23] 袁敏,朱惠蓉,李赣,等.医务社会工作本土化现状与推进策略研究[J].中医药管理杂志,2015,23(08):1-3.DOI:10.16690/j.cnki.1007-9203.2015.08.001.

[24] 李玉荣.我国医疗卫生体制改革的主要问题及其对策[J].理论前沿,2008(23):20-21.

[25] 张一奇,黄庆恒,王志文,等.在现代化医院中开展医务社会工作的探讨[J].中华医院管理杂志,2003(02):24-26.

[26] 王思斌.健全社会工作人才队伍体系 提高社会工作服务水平[J].中国社会工作,2018(13):1.

[27] 万道林.深圳社会工作机构的成长与发展——访深圳慈善公益网总干事颜政[J].社会工作上半月(实务),2008(07):21-24.

[28] 郭永松.我国医院试行医务社会工作的初步研究[J].中国医院,2009,13(07):58-61.

[29] 向德平,张坤.社会工作参与疫情防控的角色定位与实践方式[J].社会工作与管理,2021,21(01):5-11.

[30] 李迎生.将社会工作纳入国家重大突发公共事件治理体系[J].社会建设,2020,7(04):10-13.

[31] 王思斌.社会工作参与公共危机事件治理中专业功能的嵌合性实现——以新冠肺炎疫情防控治理为基础[J].社会工作与管理,2020,20(06):5-11+21.

[32] 文军.疫情防控中的社会工作:可为与不可为[J].社会工作,2020(01): 12-15.

[33] 徐选国.专业自觉与体系之外:社会工作介入新冠肺炎疫情初期防控的 双重逻辑及其反思[J].华东理工大学学报(社会科学版),2020,35 (02):10-20.

[34] 李娟.我国医务社会工作发展模式比较研究[J].中国卫生事业管理, 2016,33(05):391-393.

[35] 孙茜茜,马翠翠,韩晓凤,等.我国医务社工服务现状与主要模式探析 [J].就业与保障,2020(04):118-120.

[36] 张一奇,马凤芝,范斌.上海医务社会工作发展的政策动力[J].中国社 会工作,2020(18):4-6.

[37] 季庆英.上海医务社会工作的发展回顾[J].中国卫生资源,2015,18 (06):434-437.DOI:10.13688/j.cnki.chr.2015.15171.

[38] 井世洁,沈昶邑.医联体模式下医务社会工作服务路径探析——以上海 市为例[J].社会建设,2020,7(01):16-24.

[39] 张一奇,陈朵多,赵桂绒.我国本土医务社会工作实务模式比较分析 [J].中国社会工作,2018(34):13-19.

[40] 关婷.北京地区医务社会工作发展:特点、挑战与对策[J].中国社会工 作,2017(09):33-37.

[41] 马凤芝.社会治理创新与中国医务社会工作的发展(下)[J].中国社会 工作,2017(18):8-13+19.

[42] 张卓华,林莲英,陈晓微.专业引领,协同发展——深圳医务社会工作 10年本土实践[J].中国社会工作,2017(18):20-23.

[43] 王杰,童敏.从嵌入到共生:社会工作的组织场域探析——基于深圳医 务社会工作的考察[J].福建论坛(人文社会科学版),2021(03): 164-175.

[44] 王杰,谢佳洁,张梅.内部嵌入抑或外部合作:医务社会工作发展模式比 较与前瞻[J].中国卫生事业管理,2019,36(10):726-729.

[45] 王笑寒.对我国医务社会工作实务模式的比较分析[J].黑龙江科学, 2017,8(08):134-135.

[46] 文颖慧,费汝倩,孙宇宁,等.医务社会工作与慈善医疗救助协同发展路 径研究[J].卫生经济研究,2018(09):35-38.DOI:10.10455/j.cnki. 33-1056/f.2018.09.012.

34

[47] 王杰,缪冬敏,张梅,等.重塑组织边界:深圳医务社会工作的经验与反思[J].中国医院管理,2018,38(02):72-74.

[48] 肖燕,武筱旋,曹李耘,等.医务社工介入公共卫生应急服务的管理实践[J].中华医院管理杂志,2021,37(5):4.

[49] 郭小发,童秋婷,孙刚,等.广东省医务社会工作发展现状、问题及建议[J].中国社会工作,2021(36):4-8.

[50] 湖北省统计局,国家统计局湖北调查总队.湖北统计年鉴—2021[M].北京:中国统计出版社,2021.

[51] 井世洁.医务社会工作服务输送内卷化及应对策略——以慢性病自我管理小组服务为例[J].社会建设,2021,8(04):63 74.

[52] 徐文瀚,张一奇.医务社工实习生的角色冲突与应对策略——基于上海医务社会工作的实践反思[J].中国社会工作,2021(36):24-28＋31.

[53] 秦佳琦,张蕾,路桂军,等.基于服务场景我国安宁疗护医务社工角色探讨[J].现代医院,2022,22(03):440-443.

[54] 中华人民共和国卫生部人事司.中国医院社会工作制度建设现状与政策开发研究报告(摘要)[J].中国医院管理,2007(11):1-3.

[55] 国家卫生健康委办公厅 民政部办公厅关于加强应对新冠肺炎疫情工作中心理援助与社会工作服务的通知[J].财会学习,2020(10).

[56] 卫生健康委 中医药局关于坚持以人民健康为中心推动医疗服务高质量发展的意见[N].中华人民共和国国务院公报,2019(03):59-63.

[57] 中共中央政治局召开会议 决定召开十六届六中全会研究构建社会主义和谐社会问题[N].人民日报,2006-07-25(001).

[58] 中共中央 国务院关于深化医药卫生体制改革的意见[N].人民日报,2009-04-07(001).

[59] BEDER J. Hospital social work:the interface of medicine and caring [M]. Taylor and Francis:2013-01-11.

[60] CULLEN L T. The first lady almoner:the appointment, position, and findings of Miss Mary Stewart at the Royal Free Hospital, 1895—99. Journal of the History of Medicine and Allied Sciences, 2014,69(1).

[61] DAVIS C. Defining the role of the hospital social worker in Australia [J]. International Social Work,2004,47(3).

[62] HIGGINS M. The struggle for the soul of social work in England

[J]. Social Work Education，2015，34(1).

[63] HOUSTON R A. What did the Royal Almoner do in Britain and Ireland，c. 1450-1700? [J]. The English Historical Review，2010，125(513).

[64] JUDD R G，SHEFFIELD S. Hospital social work：contemporary roles and professional activities[J]. Social Work in Health Care，2010，49(9)：856-871.

[65] MENDES P. The history of social work in australia：a critical literature review[J]. Australian Social Work，2010,58(2).

[66] MILLER J. Skills，bravery，courage，and foolhardiness：seventy-five years of social work in health care in Melbourne，Australia[J]. Social Work in Health Care，2006,43(2-3).

[67] NILSSON D，JOUBERT L，HOLLAND L，et al. The why of practice：utilizing PIE to analyze social work practice in Australian hospitals[J]. Social Work in Health Care,2013,52(2-3).

[68] POCKETT R，LORD B，DENNIS J. The development of an Australian national classification system for social work practice in health care[J]. Social Work in Health Care，2001,34(1-2).

[69] SMITH M J. Professional education for social work in Britain：an historical account[M]. Taylor and Francis：2021-10-05.

[70] TIMMS N. Psychiatric social work in Great Britain：1939-1962[M]. Taylor and Francis：2018-10-30.

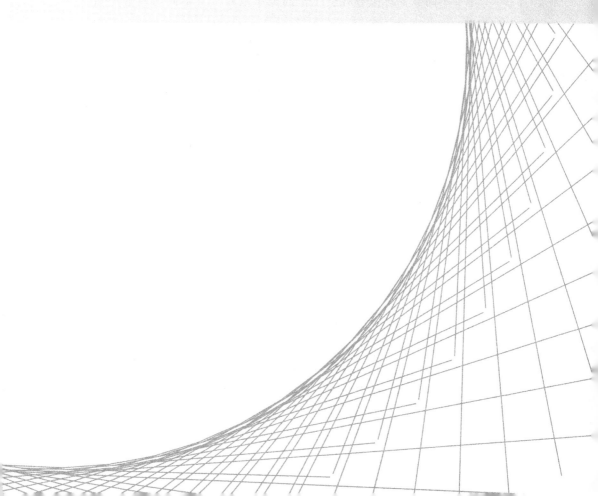

第二章 医务社会工作的范畴与伦理

本章将探讨的问题是社会工作在医院场域开展服务的过程中,如何清晰地辨别工作范畴。第一节将从患者及家属、团体、医院、社区等四个层面剖析医务社会工作的工作范畴;医务社会工作者的服务离不开伦理规范。第二节将依次讲述医务社会工作及相关更为宏观的领域接受着怎样的伦理管理、工作者应当遵守何种伦理原则,以及在面对伦理困境时应当如何解决。本章帮助工作者在服务中做出更妥善的抉择,促进医患关系和谐统一。

第一节　医务社会工作的工作范畴

本节界定的医务社会工作范畴以医院为中心展开,特别是探讨在医院场域内医务社会工作者具体要在哪些方面开展工作、提供服务,因此也可以被称作医院社会工作。

学界不同学者对医务社会工作的工作范畴有着不同的理解,如表 2-1 所示。

表 2-1　医务社会工作的工作范畴

学者	观点
美国社会工作协会	提高身体和心理的社会健康、确保保健服务发挥最大作用、预防身体和精神疾病、提高身体与心理社会功能、处理卫生保健场所中不同部门之间的价值冲突、评估咨询协助特殊群体并为其联络资源
刘继同(2006)	与医护人员合作为病人提供心理和社会的临床医疗服务;为患者提供人文关怀;通过自身的专业服务预防、降低全社会、各类医疗机构和病人面临的健康风险
温信学(2013)	在以病人为中心的理念下,包括经济补助、疾病适应、情绪关怀、福利权益申请、家庭沟通、医患沟通、社区资源联结、临终服务与丧葬服务等
齐建等(2020)	为患者及其家属提供全人和全生命周期服务、提升医疗机构服务质量和品牌价值、促进健康认知与理念的形成

本书在梳理各位学者的观点并总结国内医务社会工作实务经验的基础

上,认为医务社会工作的范畴主要涉及患者和家属层面的个案工作、团体层面的工作、医院层面的工作、社区层面的工作等四个领域。

一、患者和家属层面的个案工作

医务社会工作者直接服务的对象为患者及其家属,他们进入并生活在医院环境中,一方面需要尽快熟悉病区、适应就医过程,另一方面需要改善就医体验。医务社会工作者在患者整个就医过程中可以为其和家属提供住院准备与转介、事务咨询、资源链接、心理支持等服务。本节结合医务社会工作者的实际工作场景与学者的研究,将从资源链接、心理疏导、医患沟通、姑息治疗与临终关怀、人体器官捐赠与移植等五个方面介绍患者和家属层面的个案工作。

(一)资源链接

(1)医务社会工作者与社区社工合作,为患者链接社区资源,帮助患者家庭扩大社会支持网络,为患者做好出院计划,使患者能够顺利地回归社会,为后续的康复问题做好准备。在这个过程中,医务社会工作者针对性地为患者家庭增能以及链接需要的资源。

(2)医务社会工作者与政府、慈善组织等合作,为患者链接医疗救助资源,给予患者家庭经济援助。医务社会工作者通过病房走访、评估等方式,了解患者家庭的经济情况,及时指导并协助符合条件的患者申请经济救助。医务社会工作者还可以对接更多的政府政策项目和基金会支持项目,增加救助资金。

(二)心理疏导

(1)患者进入医院陌生环境以及对自身疾病的不了解等多方原因,容易导致患者产生不配合的行为和焦虑害怕的情绪,特别是针对一些突发性的急诊情况,医务社会工作者需要进行危机干预。长期住院或者反复入院可能会影响患者生活的正常化,导致心理问题。这些情绪和问题都需要医务社会工作者介入,排除患者对疾病或者手术的心理恐惧,给予患者更多心理支持。

(2)面对患者病情的突发性及其可能存在的风险,家属有较为明显的焦虑反应,会导致失眠、精神不振等问题;长期住院或者反复入院的家属有较大的照顾负担,需要协调工作、家庭与医院之间的事务。医务社会工作者需要及时发现并介入焦虑情绪,缓解家属的压力,增进家属与患者之间的沟通。

(三)医患沟通

医护工作强度高、压力大、时间紧张,都使医务社会工作者很难与患者及家属保持深入的交流沟通。患者及家属有时也会存在一些了解病情、学习病理和照顾患者知识的需求,却不知道如何与医护交流。医务社会工作者成为医护与患者及家属之间沟通的桥梁。中共中央、国务院发布的《关于深化医药卫生体制改革的意见》中也曾明确指出"开展医务社会工作,完善医疗纠纷处理机制,增进医患沟通"。医务社会工作者一方面要适当引导患者及家属减少不合理的期待,给予患者更充分的尊重和接纳;另一方面可以提高信息传递的有效性,尽量避免因医患之间信息不对称导致的医患矛盾。

(四)姑息治疗与临终关怀

1. 姑息治疗

世界卫生组织对姑息治疗提出了全面的定义:姑息治疗是一种改善面临与危及生命的疾病有关的问题的患者及其家人的生活质量的方法,方法是通过及早识别和无可挑剔地评估和治疗疼痛和其他身体、心理和精神问题来预防和缓解痛苦(WHO,2017)。姑息治疗通常由跨学科医疗团队提供,医务社会工作者从微观和宏观两重背景下去评估患者及家庭、参与护理计划的制定、提供支持和咨询,同时在疼痛和症状管理以及解决道德问题方面发挥重要的作用。

2. 临终关怀

临终关怀的理念是死亡是一个自然的过程,个人有权无痛且有尊严地死去。虽然临终关怀与姑息治疗的理念具有相似性,但临终关怀发生的时间与其不同,医务社会工作者一般在患者生命的最后阶段开始提供。医务社会工作者会为患者及家属提供情感和精神需求支持,帮助他们更好地进行道别。同时,医务社会工作者也会协助患者订立遗嘱,为家属提供丧葬相关信息。患者逝世后,医务社会工作者也可以对家属进行随访,提供衰伤辅导。

(五)人体器官捐赠与移植

随着器官移植技术越来越成熟,为越来越多的患者带来了希望和福音,器官移植也在如今的医学领域占据了重要地位。医务社会工作者与器官捐献协调员、多学科的医护人员合作完成捐赠与移植工作。医务社会工作者的加入具有不可替代的价值,个体的差异性使得不同家庭的结构、社会支持系统等不同方面更加多元化,这进一步导致不同家庭对医务社会工作者的服务需求是存在差异的。医务社会工作者在面对不同家庭时,根据个性化需求提供对应的服务,其工作从前期评估到后期持续性的关怀,贯穿整个器官捐赠与移植的过程。医务社会工作者的介入为人体器官捐赠与移植领域带来了更多的人文关怀。

虽然目前医务社会工作在人体器官捐赠与移植领域还处于探索阶段,但通过对已开展的案例进行研究,我们将该领域的社会工作的主要工作范畴进行了总结,如表 2-2 所示。

表 2-2 医务社会工作者在人体器官捐赠与移植领域的工作

阶段	主要工作内容
前期 (同意捐赠/ 接受捐赠前)	(1)与潜在的捐赠家庭建立联系,保持中立的态度提供信息和情感支持; (2)对潜在的捐赠家庭进行初步评估(如家庭结构、社会支持系统等),并将评估结果反馈给器官捐赠协调委员会; (3)介绍器官捐赠的意义,协助医生与患者家属沟通; (4)陪伴家属共同面对死亡事实,开展临终关怀工作; (5)评估等候受赠器官者的社会和心理状况
中期 (正式捐赠/ 移植手术前)	(1)对捐赠家庭进行详细评估,制定后期的服务计划; (2)为捐赠家庭提供捐赠的流程引导,如登记信息、签订协议等; (3)陪同家属与捐赠者进行告别; (4)为捐赠家庭提供情绪支持; (5)进行器官移植教育,帮助受赠者了解整个器官移植的过程,从而使其做好心理调适与准备,更好地迎接移植手术
后期 (捐赠完成/ 移植完成后)	(1)协助捐赠家庭处理非医疗事务,如丧葬事宜、补助申请等; (2)为捐赠家庭开展持续的哀伤辅导,如担任捐赠家庭与受助者联系的纽带并提供情况反馈、通过电话回访或家访给予捐赠家庭关怀、开展个案或者小组工作帮助捐赠家庭适应新的生活; (3)对受赠者进行持续的情况追踪,了解是否存在移植并发症等情况,如有需要进行资源链接;还可以鼓励受赠者加入器官捐赠的队伍或者帮助进行宣传

41

二、团体层面的工作

(一)小组活动

医务社会工作者在深入病区与患者或家属接触沟通建立专业关系的基础上,评估并收集患者或家属的需求,针对性地召开专业性的小组活动,通过小组的方式为患者或家属提供鼓励与支持,帮助其缓解对疾病的焦虑与恐惧,同时帮助他们构建巩固支持网络。

(二)志愿者团队培育与管理

人流量大、医护人员工作繁忙、医务社工数量少等多重原因,使得医院难以满足患者的多元化需求,志愿者则成为各大医疗机构的重要补充力量,志愿服务活动具有重要意义。志愿者来源不断多样化,群体从医务工作者到学生再到社区居民,覆盖面越来越广,人数越来越多。他们在门诊、病房等不同区域为患者提供就医帮助,成为医院的"润滑剂"。但随着志愿服务活动的开展,如何保证志愿队伍的稳定性、提升志愿者的能力、调动志愿者的积极性等问题的重要性也日益凸显。医务社会工作者可以在志愿者团队的培育与管理方面发挥重要的作用,打造一支稳定、有能力的长期志愿者队伍,如表 2-3 所示。

表 2-3　医务社会工作者在志愿者团队培育与管理方面的工作

阶段	主要内容
培育	(1)医务社会工作者可以联合医院党委团委、基金会等多方,充分挖掘潜在的志愿者; (2)在集合充足数量志愿者的基础上,邀请有经验的志愿者、医护人员等为志愿者进行培训,帮助志愿者了解医院志愿工作的性质和主要内容
管理	(1)人岗匹配:医务社会工作者尝试开发或者运用志愿管理平台,系统化管理志愿者,根据志愿者的特点定岗,分配到导诊台、挂号台、门诊部、住院部等不同区域,改善患者不了解就医流程、不熟悉医院分布等问题; (2)能力提升:在志愿者参与过服务活动后,医务社会工作者可以根据其表现,针对性地为志愿者开展能力提升班,分享服务技能,提高沟通和协调能力;

续表

阶段	主要内容
管理	（3）队伍督导：志愿服务强度大、患者的不理解和否定等会导致志愿者产生悲观情绪，影响服务的积极性。医务社会工作者一方面可以组织志愿者小组活动，通过活动帮助志愿者团队增进成员的了解与合作，分享服务的感受为其提供宣泄情绪的渠道，使志愿者在缓解心理压力、进行心理调适肯定自我价值的同时向同伴学习，建立起团队的相互支持网络；另一方面也可以引导患者在得到志愿者帮助之后，能够给予志愿者更加正向的反馈，从而激发志愿者的工作热情； （4）协调沟通：医务社会工作者可以成为志愿者与医院之间的桥梁，将志愿者在参与服务活动过程中遇到的问题、需要的帮助及时进行整理上报至医院和相关科室，推动医院根据建议及时进行调整，以此来增强志愿者的存在感和归属感，增强服务的内在动力
宣传	在自媒体迅速发展的时代，医务社会工作者可以借助微信等自媒体平台，为志愿者团队加大宣传力度，及时有效地推送、宣传志愿者的事迹，引导更多人加入志愿服务的队伍

三、医院层面的工作

（一）与医护人员有关的工作

1. 为医护人员减压，提供社会心理支持

由于医护职业的特殊性，医护人员面临着多方面的压力，比如制度性压力、职业性压力、自我发展压力以及处理家庭关系的压力等。在多重压力之下，医护人员往往以超负荷状态工作，这极容易导致其产生职业倦怠。医护人员有着强烈减压和情绪管理的需求，医务社会工作者则可以通过运用专业知识开展减压小组等方式，疏解情绪、为他们提供有效的社会心理支持，降低职业倦怠感；也可以通过个别会谈的方式向医护人员表达关怀，间接地提升医务人员的服务质量。

2. 参与跨学科团队建设，配合医护开展工作

"生理—心理—社会医学模式"下的全人健康理念，倡导医院要兼顾患者的身体、心灵、社会和灵性。医护人员工作繁重，难以全面兼顾，医务社会工作者可以加入医疗体系，与医护人员共同组建跨学科医疗团队。医务社会工作者运用专业内容和专业方法，通过跟医查房、融入科室活动等方式，

掌握病例信息,了解患者的各方面信息,与医护人员配合开展治疗,形成良好的合作关系。这种方法一方面可以提高服务的质量,改善患者就医体验;另一方面可以在医院形成合作互助的氛围,一定程度上减轻医护人员的工作压力。

(二)其他专业工作

(1)医院成立医务社会工作部后,一般会与高校合作建立实习点,医务社会工作者需要与社会工作专业在读学生对接,负责社工实习生的实习教育和督导,完成带教工作。

(2)医务社会工作者可以依托基金会等提供的项目,搭建交流平台,与不同地区的医务社会工作者交流学习,也可以推动基金会与医院建立长期联系,争取更多的资源,提升服务质量。

(3)医务社会工作者要在日常提供服务的过程中积累实务素材,在专业督导和自我反思的引导下进行医务社工领域的研究工作。

(三)其他行政工作

(1)协助医务社会工作部开展部门内部的行政与事务工作,如医务社会工作者的招聘与培训。

(2)开展跨专业、跨部门工作,协助医院科室及其他职能部门完成一些行政与事务工作,如科室当日活动、团组织活动等。

(3)根据医院或基金会等的要求,按时完成各项工作的记录和报表,并上报至各相关部门。

四、社区层面的工作

受自身责任使命和开发潜在就医病患客源计划的影响(侯建州,2012),越来越多的医务社会工作开始了医院场域以外的社区外展服务。医务社区工作一般是将医院与社区的资源结合起来为居民提供服务,以此来满足需求、解决问题,同时为医院建立更好的公关形象。

医务社会工作者可以借助健康宣教和社区健康检查的方式,为社区营造更好的氛围,发掘潜在的患者。在正式进入前,医务社会工作者要提前进入社区与社区建立关系,通过实地走访、访谈等形式了解社区目前存在的问题,以此为依据制订介入方案。方案制订后,医务社会工作者需要与社区居民、医院等多方达成共识,修正通过后进入执行阶段。在执行阶段,医务社会工作者主要担任资源协调者的角色,帮助社区构建健康网络与资源,带领医疗团队与志愿者进入社区。医疗团队和志愿者可以通过开设疾病知识和保健知识讲座的方式,开展健康宣教活动,促进社区居民合理就医;开展以医疗团体为主导的社区健康检查,搭建起与社区居民互动的桥梁。医务社会工作者在后期也要持续并长期适度地介入社区,为社区充权。

第二节　医务社会工作的伦理

一、伦理管理

(一)社会工作者伦理管理要求

专业伦理是社会工作的核心,是社会工作实务的灵魂。不同国家的社会工作因社会制度、文化传统、社会工作专业化水平的不同而不同,同一个国家的社会工作也会因地域文化差异、社会工作专业发展水平的不同而不同,因此,社会工作伦理内容和要求也会有不同,但其核心内容与价值观是基本一致的。

2006 年,我国出台了《社会工作者职业水平评价暂行规定》和《助理社会工作师、社会工作师职业水平考试实施办法》(国人部发〔2006〕71 号),通过职业化资格考试推动社会工作的专业化和职业化。2012 年,中央组织部、中央政法委、民政部等 19 个部委和群团组织联合印发了《社会工作专业人才队伍建设中长期规划(2011—2020 年)》(民发〔2012〕73 号)提出建立由品德、知识、能力、业绩等要素构成的考核制度。2018 年,人力资源社会保障部出台了《高级社会工作师评价办法》(人社部规〔2018〕2 号),明确水平评价类职业资格定位和以服务能力为评价重点的原则。在我国社会工作快速发展的同时,必须要有与之相适应的职业道德规范和伦理管理要求。2012 年,民政部发布《社会工作者职业道德指引》(民发〔2012〕240 号),明确提出了社会工作服务的伦理要求。

《社会工作者职业道德指引》共计 7 章 24 条。它要求社会工作者应热爱祖国、热爱人民、拥护中国共产党领导,遵守宪法和法律法规,贯彻落实党和国家有关方针政策,践行社会主义核心价值观,遵循以人为本、助人自助专业理念,热爱本职工作,以高度的责任心,正确处理与服务对象、同事、机构、专业及社会的关系。

《社会工作者职业道德指引》还专门针对社会工作者的行为准则提出了以下明确要求:

①尊重服务对象,全心全意服务;

②信任支持同事,促进共同成长;

③践行专业使命,促进机构发展;

④提升专业能力,维护专业形象;

⑤勇担社会责任,增进社会福祉。

(二)医务工作者伦理管理要求

在公元前5世纪,"西方医学之父"希波克拉底提出了医生的职业道德,要求医学生进行宣誓,史称"希波克拉底誓言"。誓言要求医生应当将为病人谋利益作为最高的道德原则,杜绝一切堕落及害人行为;医生应当对病人一视同仁,并尊重他们的隐私;医生应当在自己的能力范围内提供诊断与治疗;医生不能利用职业之便做违背道德或法律之事。19世纪,世界著名护理专家、近代护理教育的创始人、护理学的奠基人弗洛伦斯·南丁格尔发表了《南丁格尔誓言》。她的教育思想和办学经验被欧美和亚洲国家采用。20世纪中叶,世界医协大会又根据誓言制定了国际医务人员道德规范。

我国历代都有"医者仁心"的传统,明代陈实功著《外科正宗·医家五戒十要》载:"夫医者,非仁爱之士不可托也;非聪明理达不可任也;非廉洁淳良不可信也。"清代陈梦雷等著《古今图书集成·医部全录》载:"无恒德者,不可以作医。"书中均阐明了医生的行为准则。

在我国,对医护人员的伦理要求常被称为"医德",也就是医务人员的职业道德和行为准则。2007年,原卫生部、国家中医药管理局下发了《关于建立医务人员医德考评制度的指导意见(试行)》(卫办发〔2007〕296号)(以下简称《指导意见》),提出医务工作者应以树立社会主义荣辱观、加强医德医风建设、提高医务人员职业道德素质为目标,以考核记录医务人员的医德医风状况为内容,以规范医疗服务行为、提高医疗服务质量、改善医疗服务态度、优化医疗环境为重点,强化教育,完善制度,加强监督,严肃纪律,树立行业新风,构建和谐医患关系,更好地为广大人民群众的健康服务。《指导意见》要求医务人员做到以下几点:

①救死扶伤,全心全意为人民服务;

②尊重患者的权利,为患者保守医疗秘密;

③文明礼貌,优质服务,构建和谐医患关系;

④遵纪守法,廉洁行医;

⑤因病施治,规范医疗服务行为;

⑥顾全大局,团结协作,和谐共事;

⑦严谨求实,努力提高专业技术水平。

(三)医务社会工作者伦理管理要求

作为医疗服务团队整体中的一员,医务社会工作者既要遵从社会工作专业的伦理要求,也要遵守医务工作的基本原则和道德准则。在具体实务中,医务社会工作者和医务工作者均为病人服务,强调的均是"以人为本"的服务理念。医务工作者更加重视的是怎么为病人减轻躯体上的病痛或症状,帮助其康复生理功能,医务社会工作者重视的是病人的"身""心""社""灵"。二者的伦理道德要求和行为准则是有所不同的。根据社会工作专业价值观的国际的普遍性原则,结合中国社会和文化的实际情况,社会工作的专业价值观应该包括敬业、接纳、自决、个别化、尊重人和保密。

(1)敬业:医务社会工作者对社会工作专业和实践的根本态度,是社会工作专业价值的基础。

(2)接纳:积极地追求理解、接受、相信和尊重。

(3)自决:尊重服务对象的自我选择和自我决定的权力。

(4)个别化:将服务对象视为独特的个体,尊重个体差异,提供个性化服务。

(5)尊重人:社会工作者承认每一位服务对象的价值与平等并尊重他们。

(6)保密:对涉及服务对象隐私的事件在生命安全等例外情况下严格保密。

二、伦理原则

社会工作伦理原则持续指导着医务社会工作领域的政策、研究和实务进展。本节将从社会工作伦理及价值观角度,回顾国际健康医疗领域的社会工作伦理和政府医疗政策,并从医务社会工作领域出发讨论一些本领域特有的伦理挑战和两难困境,以此激发更多学者、一线社工进行伦理原则方向上的学术研究和实务探讨,为医务社工在伦理议题方面的行动决策提供更科学有效的技术指导。

什么价值观和道德观影响着医疗领域的政策？指导医疗实践的希波克拉底誓言强调了不伤害的重要性，从而成为全球医务工作者的口头禅。这涉及尊重每个人的价值和尊严，美国的社会工作者普遍认为这种做法是最大限度减少伤害的最佳方式，经常使用这个原则指导他们在医务领域的实务工作。社会工作和健康领域的其他职业，比如护理、物理治疗和康复咨询，都有不同的道德规范来指导职业实践（Kangasniemi、Pakkanen、Korhonen，2015）。但在如今选择多样化的时代，这个政策是如何转化为实践的呢？医务社工在工作中的每个选择都会引发各种可能的后果，实践中该如何在复杂的医疗环境中做出科学合理的选择呢？

（一）社会工作道德规范

社会工作是一个以价值为本的工作，因此社会工作者必须了解本职业制定了哪些标准来指导医疗领域的政策、实务和研究。美国社会工作者协会（National Association of Social Workers，后称 NASW）道德规范为社会工作者提供了有关伦理道德的基本框架和核心概念（NASW，2017），虽然其中没有专门提到医疗相关的词汇，但里面所包含的价值观和原则仍可应用于医务社工的实务（见表 2-4）。

表 2-4　美国社会工作者协会的价值观和伦理原则

价值观	伦理原则
服务	社会工作者的首要目标是帮助有需要的人并解决社会问题
社会正义	社会工作者为实现社会公平正义而持续努力
人的尊严和价值	社会工作者尊重人的尊严和价值
人际关系的重要性	社会工作者重视人与人之间的联系，并将其视为重要的服务资源
诚实正直	社会工作者自觉做到诚实、正直，举止值得信赖
能力	社会工作者在自身能力范围内进行实践，并发展和提高自身专业知识

资料来源：美国社会工作者协会（2017）：道德规范。

网址为 https://www. socialworkers. org/About/Ethics/Code-of-Ethics。

以上六条价值观和伦理原则都纳入了美国的医务社会工作实践。医务社工们秉承着推动社会正义的使命,致力于为所有需要医疗保健的人提供专业服务(无论经济状况如何)。医务社工还经常参与各种宣传活动,以优化所有人的医疗保健福利。医疗机构中的所有患者,无论国籍、种族、年龄、身体健康状况或社会经济阶层,都应拥有自己的尊严、受到医务社工的尊重。医务社工不断努力通过继续教育的机会来汲取知识、提升技能,从而提高自身的专业服务能力。

(二)医疗环境中的社会工作伦理标准

虽然美国社会工作者协会的伦理守则解决了主要问题,但它没有就医疗环境中从业人员面临的特殊挑战提供直接指导。美国国家安全和健康委员会制定了健康环境中社会工作实践的标准,该标准概述了医务社会工作者的道德原则(美国国家安全和健康委员会,2016 年)。这 13 个标准文件中的第一个标准明确描述了社会工作价值观和道德如何影响医疗领域的实践。

道德和价值观标准:在医疗环境中执业的社会工作者应遵守并促进社会工作职业的道德和价值观,使用 NASW 伦理守则指导工作中的伦理道德抉择,解释如下。

社会工作的主要任务是增进人类福祉,帮助满足人类的基本需求,特别是关注弱势、受压迫或生活贫困的人及其社区的需求。社会工作者有道德义务解决这些群体的医疗保健需求,并倡导变革,以确保获得优质医疗。该职业的使命植根于整个职业历史中社会工作者所信奉的核心价值观,并突出了社会工作的独特目标和视角。这些价值观包括服务、社会正义、人的尊严和价值、人际关系的重要性、同情心、正直和能力,是社会工作的基础,也是医疗卫生领域社会工作实践的基础。美国社会工作者协会的道德规范规定了所有社会工作者的自身实践、服务对象、同事、员工和所处机构、社会工作专业和社会道德责任。承担责任包括保护服务对象的隐私权和保密权、促进服务对象自决,有助于在医疗健康环境中形成合格的社会工作实践。在以技术进步、医疗服务提供和融资快速变化为特征的医疗保健系统中,服务对象、家庭、医疗健康专业人员和机构之间的道德困境可能是众多且复杂的。美国社会工作者协会的道德规范和普遍的临床生物伦理学为社会工作者管理此类困境提供了基础。医务社会工作者有责任了解并遵守地方、州、联邦和部落立法、法规和政策,了解涉及监护等主题的父母权利、预先指示;交接虐待、忽视、剥削、自杀和威胁伤害他人的报告要求。当出现道德困境或冲突时,医务社会工作者应运用相应的制度,包括社会工作督导、同行协助、机构道德委员会和外部咨询解决困境。(NASW,2016 年,第 16～17 页)

与美国社会工作者协会的伦理守则类似,医疗卫生道德标准规定了一般原则,但没有为医务社工的道德困境和伦理决策提供具体指导。

(三)伦理原则的排序:相互竞争

为了在诸多有关相互竞争的原则中更好地理清思路,Loewenberg 和 Dolgoff(2000)制定了以下优先顺序:

①自治和自由(自决);

②平等与不平等;

③危害最小;

④隐私和保密;

⑤生命保护;

⑥生活质量;

⑦真实性和充分披露。

Dolgoff、Loewenberg 和 Harrington(2009)后来的一项研究发现,社会工作者对这些经常相互竞争的原则的排序几乎没有一致性。人们认为,在决定哪项原则应占上风时,患者当时的现实背景非常重要。例如,促进自决权和保护生命是极有可能发生冲突的两项主要原则。然而,了解背景可以帮助社工更好地理解、判断和决定。当服务一名因抑郁而有自杀倾向的 20 岁大学生时,保护生命可能最重要。而在服务 90 岁癌症晚期老人时,促进自决和提高生活质量可能更重要。具体而言,哪些原则可用于指导医务社工在医疗环境中的道德实践?

(四)伦理原则一:分配正义原则

分配正义原则(美国国会,1999 年;Reamer,2001 年)有助于理解医疗保健中的道德困境。平等、需求、补偿和贡献这四个原则经常被用于制定医疗政策和计划。

社会工作者认为,所有人都有平等的医疗保健权利。但同时,我们也不得不承认和面对,社会经济差异经常造成获取资源和治疗方面的不平等。当选择有限时,如何平均分配资源?例如,一名医务社工在与医院合作的几个残疾人康复机构中只能找到一个空位,但有三名残疾人患者都在等待立即出院并转介至合适的康复机构。

需求也是决定如何分配稀缺资源的一个重要标准。在宏观、中观和微观的多重层面上,关于"到底谁的需求最大"这个问题,都容易出现道德困境。在宏观层面上,政府在资金方面做出了哪些重大决策?在进行前期预估时是否会根据年龄或者性别做出决定?

在中观层面上,特别是在预算有限的时候,医院或机构不得不决定暂停或者终止某些项目。目前的主流管理决策往往主要考量的是财务可行性,而不是需求(Reisch,2014)。

在微观层面上,医务社工经常要纠结应该先为谁提供服务,尤其是有许多患者都需要立即帮助时。例如,在一家极为繁忙的大型医院,医务社工究竟应该先为谁提供服务:一个是刚确诊恶性肿瘤的婴儿及其家人,另一个是突发中风入院的孤寡老人。

医疗中的分诊概念始于第二次世界大战期间,因为当时的医护每天都必须尽快决定在一大堆重伤士兵中先救治哪一个。当时,得到最多医疗资源的不一定是伤得最重的病人,而是有更大希望被救活的病人。那当今的医务社工是否也应该像这样将实际需求放在首位,也就是说,给予被帮助后效果更显著的患者更多的关注,而不是身患绝症的患者?

第三个分配原则,正是基于这样一种信念的补偿,即过去经常遭受严重剥夺的某些人口现在应该得到某种特别的补偿。"肯定性行动计划(Affirmative Action Programs,AAP)"是这个原则在行动中的一个例子。AAP是美国政府在20世纪60年代为缓和在就业中的种族矛盾和性别歧视而制定的政策,它与美国个人主义"机会均等"价值观的冲突引起了颇多争议。将这个原则应用于医疗领域,是否应特别关注以前处于不利地位的某些人口的卫生保健,特别是如果可以确定他们目前的需求很大?

第四个分配原则,可能也是最具争议的分配原则。患者是否应该根据其对社会的贡献大小来获得不同的医疗保健和治疗?2010年,《患者保护和平价医疗法案》(ACA)要求员工超过50人的公司为其员工提供医疗保健。那些具备专业技能的人可以选择在大公司工作,从而获得更多、更好的医疗保险。一个不言而明的暗示是,这些人对社会的贡献更大。捐款如何用于分配有限的医疗资源?那些对社会贡献最大的人或者对医院筹资贡献最大的人,是否可以在医院享受豪华食宿和24小时贴身护理服务?

另外,移植器官的分配也是一个值得关注的问题。虽然社会工作者一般认为有限资源的分配应该平等,但这似乎仍然与地位和社会经济因素有关。例如,许多西方医护人员得知美国著名棒球明星米奇·曼特尔(Mickey

51

Mantle)尽管健康受损,却接受了肝脏移植,对此感到震惊(美国国会,1999年)。此外,关于是否进行心脏移植的决定是根据患者能否保证定期服药而做出的。因此,许多无家可归者被排除在外。

(五)伦理原则二:知情同意

如何增强所有患者的知情同意是医务社工面临的一个道德挑战。在医疗史上,有许多弱势群体未获得知情同意的先例。1932 年至 1972 年经常被引用的塔斯基吉梅毒实验是一个典型的例子,表明少数群体没有选择行使知情同意,因为关于有效治疗的信息被隐瞒。

美国社会工作者协会的伦理守则,建议社会工作者"使用清晰易懂的语言告知客户服务的目的、与服务相关的风险、因第三方付款人的要求而对服务的限制、相关成本、合理的选择、客户拒绝或撤回同意的权利以及同意所涵盖的时间范围"(NASW,2017,第 8 页)。

知情同意需要具备三个核心要素:能力假设、自愿行动和同意前的披露。能力假设是指患者有能力收集不同的信息、进行判断并做出决定(Palmer & Kaufman,2003)。未成年人和被法院裁定无行为能力的个人,都被认为无法提供知情同意。然而,这并不是一项僵化的政策,因为未成年人、精神病患者、残疾人等特殊群体越来越多地获得了在其能力范围内行使知情同意的选择权。确保所有人都有能力做出自己的决定至关重要。有人担心受教育程度有限的人没有能力做出自己的决定。所以,医务社工用简单的词汇解释医疗条件和程序,可能有助于受教育程度有限的人做出更好的医疗决定。

知情同意的另一个重要方面,是不受胁迫的自愿行动。当产生阻碍患者做出独立决策的外部压力时,自愿行动可能会受到阻碍。一些患者可能过度受到医护人员的权威影响,因此无法进行独立判断。对于那些曾经被污名化、被压迫、被阻止做出自己决定的人来说,这一点尤其如此。此外,如果患者在没有被告知药物所有可能的副作用的情况下,被开具了具有严重副作用的药物,那么患者可以拒绝服药,因为这样做会损害他们的健康。

知情同意的最后一个条件是同意之前必须披露充分的信息。在向患者提供知情同意之前,必须审查和了解所有可能的风险和副作用,即使此类披露可能导致患者拒绝治疗。在与患者合作时,社工必须确保他们完全了解不同类型治疗的可能后果和风险。例如,美国精神病学协会报告称,近 50% 患有严重和持续性精神疾病的患者可能因服用药物而出现永久性神经症状,如迟发性运动障碍(Swenson,1993)。虽然人们希望新型抗痉挛药物不会导致如此严重的迟发性运动障碍,但事实并非如此(Vox,2010)。然而,许多来自贫困地区的精神病患者及其家人可能会被迫服用非常强效的精神药物,而没有知晓可能存在的风险。

(六)文化差异:健康信念中的伦理挑战

医务社工面临的另一个挑战,是患者可能拥有不同的健康信念。美国社会工作者协会的伦理守则特别强调了文化能力的重要性。社会工作者应"能够在提供服务方面表现出能力,这些服务对客户的文化以及人与文化群体之间的差异具有敏感性"(NASW,2017,第9～10页)。在一线服务中,文化能力的表现,不仅是指会说患者的语言或了解患者的特定文化,还包括理解和接受文化如何塑造了患者的健康信念。对于所有的患者,尤其是来自不同文化的地区的患者,社会工作者应该致力于最大限度地提高患者的自主性。

向患者学习他们的文化是最重要的,而不仅是使用传统的文化能力方法。在医学领域,医生应在多元文化培训中,了解到倾听不同领域医生意见的重要性,而不是将医生的信念强加给患者(Tervalon & Murray Garcia,1998)。医务社工应该理解、尊重和鼓励来自不同文化的地区的患者分享他们自己对健康、福祉、疾病和护理的信念,这一点尤其重要。

值得一提的是,文化的差异并不仅是由国籍、种族和语言来划分的。作为传统的非移民国家,我国医疗环境中的中外差异可能并不显著。但中国地大物博,即使都是黄皮肤、黑眼睛的黄种人,我们国家内部依然存在不同文化。比如,汉族和少数民族、老年人和00后、已婚已育和未婚人士等,可能存在宗教信仰、医疗信念或健康习惯等方面的文化差异。来自不同文化的地区的人,可能会选择以不同的方式进行健康预防、诊断和治疗。

(七)来自不同背景患者的挑战

虽然医务社工努力为患者提供最大的选择,但当患者的健康信念与医疗机构的健康信念分歧很大时,社工们可能会面临特殊的挑战。尽管医务社工努力最大限度地提高其客户的自决权,但伦理守则也同样规定,社工对其雇主负有道德责任(NASW,2017)。当雇佣机构的健康政策和做法与患者存在显著差异时,社会工作者在倡导患者选择替代医疗保健的权利时可能面临道德两难的境地。

如果患者的行为与公认的医疗实践相悖,该怎么办?如果住院患者的亲属继续携带与规定饮食不同甚至相反的食物怎么办?虽然社工尊重患者追求自己选择的权利,但如果这些选择可能有害呢?如果一个病情严重的患者,坚持认为最好的治疗方法是服用她家人为她求神拜佛求得的特殊补药,那该怎么办?根据社工的专业判断,此时患者自决权应该受到限制,因为存在"对患者或其他可识别的人造成严重、可预见和迫在眉睫的伤害"的风险(NASW,2017,第7页)。然而,社工该如何鼓励患者遵循医院的医疗规定呢?

Goldberg(2000)认为,社会工作者在努力尊重所有文化的信仰的同时,也应支持健康和福祉的基本人权。尽管社工尊重不同的健康信念,但如果这种做法可能危及生命,则可能会引发道德冲突。如果患者是儿童,这具有极高的挑战性。例如,如果一位妈妈因为担心后遗症而拒绝让孩子接种疫苗,那该怎么办?如果父母选择为患有白血病的孩子去寺庙拜佛许愿而不是咨询医生,那么医务社工的道德立场应该是什么?如果父母没有为孩子寻求推荐的医疗服务,是否需要联络儿童保护机构?

三、展望

许多伦理问题需要被进一步研究。尽管有许多针对不同医学疾病的新药物和治疗方法的持续研究,但对医疗保健环境中的伦理问题和困境以及如何解决这些问题的研究却很有限。大部分文献都集中于识别问题(Allen,2011;McCormick 等人,2014;McIntosh & Hoek,2006)。医务社工在医疗环境中很可能面临道德困境,但冲突问题及其解决方法却很少成为学者的研究焦点。

另外,尽管医务社工一直与其他学科的专业人员合作,但长期的跨学科工作仍然具有挑战性(Sherman,2013;Wynia,Kishore,&Belar,2014)。这可能是许多新手医务社工的一个重难点,因为绝大多数社工、医学或护理专业,大部分时间都专注于他们独特的职业身份,而不是学习如何与其他学科的人成功合作。所以,跨专业合作时的道德规范、价值冲突和伦理问题,也需要更多关注、指导。

参 考 文 献

[1] 刘继同. 构建和谐医患关系与医务社会工作的专业使命[J]. 中国医院管理，2006，26(03)：15-18.

[2] 齐建，王素明，李文言. 医务社会工作对医疗场域需求的回应分析[J]. 解放军医院管理杂志，2020，27(06)：564-566. DOI：10. 16770/j. cnki. 1008-9985. 2020. 06. 019.

[3] 温信学. 医务社会工作[M]. 台北：洪业文化事业有限公司，2013：5.

[4] 文颖慧，费汝倩，孙宇宁，等. 医务社会工作与慈善医疗救助协同发展路径研究[J]. 卫生经济研究，2018(09)：35-38. DOI：10. 10455/j. cnki. 33-1056/f. 2018. 09. 012.

[5] 谢先泽. "肯定性行动计划"的历史进程[J]. 华东师范大学学报(哲学社会科学版)，2000(01)：74-77. DOI：10. 16382/j. ckni. 1000-5579. 2000. 01. 012.

[6] DOLGOFF R，LOEWENBERG F M，HARRINGTON D. Ethical decisions for social work practice[M]. 8th ed. Belmont，CA：Brooks/Cole，2009.

[7] KANGASNIEMI M，PAKKANEN P，KORHONEN A. Professional ethics in nursing：an integrative review[J]. Journal of Advanced Nursing，2015，71 (8).

[8] LOEWENBERG F M，DOLGOFF R. Ethical decisions for social work practice [M]. 6th ed. Itasca，IL：F. E. Peacock，2000.

[9] MCCORMICK A，STOWELL-WEISS P，CARSON J，et al. Continuing education in ethical decision making using case studies from medical social work[J]. Social Work in Health Care，2014，53 (4).

[10] MCINTOSH B，HOEK R V. Negotiating the path of ethical decision-making in health care social work[J]. Critical Social Work，2019，7 (2).

[11] NATIONAL ASSOCIATION OF SOCIAL WORKERS. NASW standards for social work practice in health care settings [M].

Washington, DC: Author, 2016.

[12] NATIONAL ASSOCIATION OF SOCIAL WORKERS. Code of ethics [M]. 2017.

[13] NATIONAL CENTER FOR HEALTH STATISTICS. Health, United States, 2015: With special feature on racial and ethnic health disparities [M]. Hyattsville, MD: Author, 2016.

[14] PALMER N, KAUFMAB, et al. The ethics of informed consent: implications for multicultural practice[J]. Journal of Ethnic and Cultural Diversity in Social Work, 2003, 12(1).

[15] REAMER F. Social work ethics audit: a risk management tool[M]. Washington, DC: NASW Press, 2001.

[16] REISCH M. Ethical practice in an unethical environment[M]. Bristol, UK: Policy Press, 2014.

[17] SHERMAN R. Why interdisciplinary teamwork in health care is challenging, 2013.

[18] SWENSON L C. Psychology and law for the helping professions [M]. Pacifi c Grove, CA: Brooks/ Cole, 1993.

[19] TERVALON M, MURRAY-GARCIA J. Cultural humility versus cultural competence: a critical distinction in defining physician training outcomes in multicultural education[J]. Journal of Health Care for the poor and underserved, 1998, 9 (2).

[20] VOX F. Tardive dyskinesia rates remain high with atypical antipsychotics [M]. Reuters Health Information, 2010.

[21] WYNIA M, KISHORE S, BELAR C. A unified code of ethics for health professionals: insights from an IOM workshop [J]. Journal of the American Medical Association, 2014, 311(8).

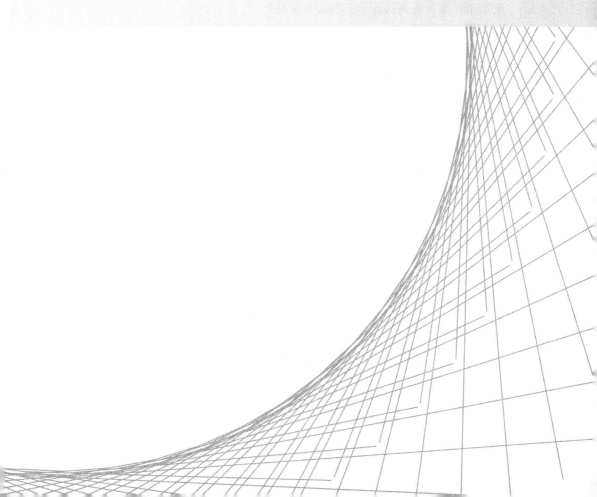

第三章　社会工作的服务方法

医务社会工作者结合医疗卫生领域的特殊背景,和其他领域的社会工作者大致相同,亦运用社会工作的专业方法为案主提供服务。总体而言,社会工作可以分为直接服务(亦被称为微视工作,micro practice)和间接服务(亦被称为巨视工作,macro practice)两种形式。国际上一般将直接服务定义为将社会工作的理论和技术直接作用于个人、小组和家庭;在中国,一些社会工作者直接向社区居民提供社会工作服务。直接服务大致上可以分为个案工作、小组工作和社区工作三种基本方法。间接服务是通过影响社区组织、社会组织、政府机构或者倡导社会结构、制度、文化的改变,间接使需要社会工作服务的人群获益。

无论中西,救济贫苦的行为或事业自古有之,其中也不乏一些带有社会工作色彩,但是真正将社会工作带入专业化轨道的是 1917 年玛丽·芮奇蒙(Mary E R)的《社会诊断》。她在这本书里明确了个案工作(casework)的概念。《社会诊断》聚焦于各个领域,针对个案服务对象的社会功能进行评估和诊断。受其影响,1930 年代以前,社会个案工作就是社会工作的全称,鲜见运用其他方法提供社会工作服务的情形。[①]

小组工作(groupwork)和社区工作(community work)则是稍晚被逐渐纳入社会工作方法当中的。20 世纪 20 年代,小组工作的相关课程偶见于美国的一些大学,但是还不成气候。1935 年,社会小组工作研究协会成立。1946 年的全美社会工作会议上,小组工作正式成为社会工作的方法之一。社会工作和社区有着深厚的渊源,19 世纪后期的英美慈善组织会社和社区睦邻运动即带有一定的社会工作者服务社区的意味,但是直至 1962 年,社区工作才正式被美国社会工作教育课程委员会认定为社会工作的第三种基本方法。[②]

在这样的分类下,每一种方法在服务的人群规模、适用的场景、匹配的需求和涉及的理论上各有差异。医务社会工作者应当进行需求评估,用恰当的服务方法协助案主解决困境。

从 1970 年代的美国社会工作开始,社会工作方法在实务过程中也逐渐出现了整合性的趋势——综融取向的社会工作(generic social work pratice),即面对相同的案主和需求,社会工作者视情况综合运用个案、小组

[①] TOWLE, CHARLOTTE . Theories of Social Casework[M]. University of Chicago Press,1970.

[②] 王思斌. 社会工作概论[M]. 3 版. 北京:高等教育出版社,2014.

和社区的工作方法,以达到更好的服务效果。有学者甚至认为,在综融取向的社会工作下,社会工作方法只有一种,不再有个案工作、小组工作、社区工作等方法,而是将社会工作的服务对象分为个人、家庭、小组、社区和组织等。① 在这种取向的启示下,医务社会工作者也可以将服务的过程分为为患者提供的、为患者家庭提供的、为患者小组提供的、为社区(包括患者社区、地缘社区)提供的、为社会组织提供的服务等类型。

本章依据传统的分类方法,介绍社会工作的直接服务和间接服务的几种方法,如表 3-1 所示。

表 3-1 社会工作的工作方法

社会工作方法	直接服务方法	个案工作	直接服务个人、家庭
		小组工作	直接服务具有一定同质性的群体
		社区工作	直接服务一定范围内的居民
	间接服务方法	社区工作	影响社区组织、社区结构或社区文化
		社会倡导	影响社会组织、政府机构、社会结构、制度或文化
		社会工作行政	管理社会工作机构、社会福利机构
		社会工作研究	研究促进社会工作专业内容

第一节 社会个案工作方法

社会个案工作的开山鼻祖玛丽·芮奇蒙(1922)将社会个案工作定义为"一系列的工作过程,包括通过一对一的、有意识地影响来调整个人与环境之间的关系,来促进其人格发展"。

综合玛丽·芮奇蒙(1922)和鲍尔斯(S. Bowers,1949)的观点,王思斌(1999)将个案工作的要素归纳为如下五个要素。

(1)方法要素:一种助人方法。

① 林万亿. 当代社会工作——理论与方法[M]. 五南图书出版有限公司,2013.

（2）工作对象要素：个人和家庭。

（3）过程要素：不同于政策倡导或专业研究，是一个与案主面对面的工作过程。

（4）科学与艺术要素：立足于社会工作学科的专业知识和技术，并进行艺术化的运用。

（5）双向性要素：一方面调动资源为个人和家庭服务，另一方面协助个人与家庭更好地适应资源和社会环境。

此后，不同的学者均对社会个案工作的方法进行了定义，他们有些受诊断模式的影响，有些受功能学派的影响，有些则强调社会支持或社会福利。高顿·汉密尔(Gordon Hamilton)认为，社会个案工作是在社会工作领域下帮助案主适应环境的过程；①格雷斯·马修(Grace Mathew)认为个案工作是一种人文主义的尝试，去帮助困境中的个人应对日常生活的问题。② 海伦·波曼(Helen Perman)则认为个案工作是福利机构帮助个人更有效地应对社会功能(social function)层面的问题的过程。③ 总体而言，不同的学者都认为个案工作是以一对一的形式，通过运用社会工作专业理论和技术提供服务，或是促进其社会功能，或是解决其困境，抑或是加强整体的社会支持与社会联结。

医务社会工作作为社会工作的重要领域，亦有学者对其进行定义。台湾学者莫藜藜(2018)认为，通过一对一的形式，医务社工帮助患者了解其个人或家庭困难发生的原因，协助其发现与运用个人内在的力量，及家庭或社会福利与卫生机构等所有社会资源，以重建其个人和家庭生活。

一、个案工作的过程

医务社会工作是一项专业助人工作，和一般性的助人工作的区别之一就是其遵循规范化的工作过程。个案工作作为最常见的工作方法亦是如此。虽然其工作的对象是一个人或者一个家庭，但依旧遵循科学、系统的设置，也正是因为其工作的对象不是物体，需要体现相当的人文主义色彩，其整个过程也体现出动态性、艺术性，而非死板的、一成不变的。总体而言，个

---

① ANNA MATHEW. Basics of social casework［M］. Social Work Intervention with Individual and Groups，2010.

② Rengasamy S. Social case work［M］. Madurai Institute of Social Sciences，2011.

③ HELEN HARRIES PERLMAN. Social casework: a problem-solving process［M］. University of Chicago press，1957.

案工作的过程依旧可以分为接案、预估、计划、实施、评估与结案这些步骤，在这样的一个过程中，将社会工作的价值理念、理论知识、技术技巧融合进去。

(一)建立关系

狭义上的建立关系是案主和医务社工的服务关系从无到有的过程；更广义概念上的建立关系还将延伸至服务关系开启之后，比如服务的初始阶段如何让案主和医务社工的关系更安全稳定、服务过程中当双方的关系出现张力的变化甚至脱落的时候如何让关系重新稳定。因此从某种意义上来说，建立关系的过程可能会伴随在整个服务当中。

在个案工作中，医务社工有时和患者个人共同工作，有时也会向患者的照顾者提供个别化的支持，有时还会针对患者的整个家庭提供服务。

在医疗机构的场景下，患者一般会通过如下渠道找到医务社工需求服务。

(1)主动求助。这些患者可能是在生活中已经知晓医务社工的存在，亦可能是通过院内的宣传途径了解到本院有医务社工服务。

(2)转介(referral)。大多数情况下，当医护人员或者其他科室的工作人员发现患者有经济压力、心理压力或者其他医务社工服务范围内的需要时，会将其转介给医务社工部门。

(3)社工外展(outreach)。医务社工通过病房访视或团体活动主动发掘有需求的患者，为其提供正式的服务。

考虑到当下的中国大陆地区，各方对于医务社工的了解程度不足，以病房访视为主的外展形式依旧会在一定的时期内成为医务社工服务对象的最主要来源。

医务社工觉察到和案主的关系出现一定的张力变化的时候，应当主动进行反思，情况理想时，创造一定的空间和案主讨论对当下关系的感受、对下一步服务的计划。这个过程需要是温暖的、自然的和易被接纳的，避免给案主造成心理压力。当案主在充分讨论后，需要转介或者终止服务时，医务社工也应当尊重。

(二)正式服务过程

1. 接案与预估

医务社工在接案之前，应当通过会谈，大致了解案主的背景和需要。除一些基本的个人信息外,医务社工还需要了解的信息至少包括以下内容:患者的疾病、治疗经过和计划、家庭成员情况、患者因何困扰而求助、患者期待接受的医务社工服务内容和形式、患者期待达成的改变等。如果是转介患者,医务社工还可以向转介来源了解其转介的理由。

在一些情况下,医务社工需要考虑拒绝患者的求助:①患者的需求超出医务社会工作的服务范围;②患者提出一些不合理的期待;③患者的身体状况或者实际情况不足以匹配医务社工服务的设置;④医务社工自觉能力不足或者有一些个人因素无法胜任。当无法开案的时候,医务社工可以拒绝并耐心解释缘由,也可以为其提供数次简短的服务,还可以指导其寻求可能帮助其改变的其他资源。

当医务社工认为可以接案,与患者达成开案共识后,患者即成为这段专业关系的案主。医务社工需要和案主共同完成开案的一系列准备工作。

(1)理想状态下,医务社工需要和案主签订服务协议、知情同意书和保密协议,来确定一起工作的目标和设置,明确双方的权利和责任。但是考虑到在大多数情况下,患者的文化背景、接受社工服务的动机和目的不一,都会影响这一步骤的顺利开展。在实务过程中,如何自然地、艺术性地处理这个过程,需要医务社工仔细思考。

(2)通过搜集资料,与患者、患者家人、医疗团队其他成员的会谈,邀请案主填写相关量表或问卷等形式进行预估。有时候,医务社工仅仅通过观察,也能在案主的情绪、沟通和行为层面得到有价值的信息。在评估的时候不仅需要评估如下层面的失调,也需要评估在如下层面的优势或资源。[①]

①查阅个案的病历。了解案主的疾病类型、症状、预后、治疗计划。这些不仅有助于医务社工理解案主经历了什么、可能会经历什么,也会成为与案主制订医务社工服务目标与计划的重要依据。一位晚期肝癌案主可能会面临癌痛的心理和行为适应需求;期待一位截肢的货车司机重新回到工作岗位,或者一位外地案主每周一次返回医院和社工会谈,都可能是一个不太实际的目标。

②了解案主的经济状态,如家中积蓄或债务、已经产生的治疗花费、治疗的费用缺口、可能缓解经济压力的相关资源等。案主的经济状态不仅影响治疗的进展,也会对其他的实际需求(交通、饮食、护理、日常家庭生活质

---

① MARY E. RICHMOND. Social Diagnosis[M]. Russel Sage Foundation,1917.

量)产生影响,还会对案主的心理状态、社会功能产生影响。

③了解案主的家庭成员状态。家庭成员是患者支持网络中重要的资源,与家人的关系也将影响着案主的心理状态和社会功能。有时,照顾者也需要医务社工提供一定的帮助。

④了解案主的心理情绪。患者可能会因为病症、治疗的不便、经济压力、人际关系、支持系统薄弱等产生负面心理,影响治疗、生活质量或社会功能。当案主出现较为严重的精神状态困扰时,医务社工还需要具备一定的敏感性,及时转介临床精神科医师进行诊断和治疗。

⑤案主的社会功能。案主因为疾病产生社会角色的转变,是否适应社会角色和人际关系,案主的社会支持网络(如人、物和福利制度的支持)是否能够如常运作,这些均会对案主的心理情绪、社会生活产生影响。

⑥案主如何看待目前的境遇、以往面对困境的应对模式、是否有一些灵性或者宗教的思考,这些都会为后期的服务提供依据和指引。

总体而言,基于不同有很多角度可以指引我们如何进行结构化的预估,可以是"身体—心理—社会—灵性",也可以是"微观—中观—宏观社会生态系统"。还有学者提出了 SOAP 的预估结构(莫藜藜,2018),但是大体内容如上。和家庭照顾者或者整个家庭一起工作时,医务社工也可以参照以上的预估内容。值得注意的是,有时候很难说清具体是哪一个层面的失调导致了案主的困境,这些层面可能是有机地杂糅在一起的,相互影响、相互促进,共同构成了案主当下的境遇。

除了进行以上的质性评估之外,医务社工也可以依据患者的特定主诉,利用一些工具进行量性评估,如表 3-2 所示。

表 3-2　医务社会工作评估量表和问卷

评估工具	使用情境	来源
心理痛苦温度计量表(NCCN distress thermometer)	评估患者的压力和压力来源	NCCN (2016)
医院焦虑抑郁量表(hospital anxiety and depression scale, HADS)	筛查医院患者的焦虑和抑郁情绪	A. S. Zigmond & R. P. Snaith (1989)
生活质量量表(quality of life scale, QoLS)	评估患者整体生存质量	John Flanagan, (1970s)

续表

评估工具	使用情境	来源
社会工作评估工具（social work assessment tool，SWAT）	评估患者/家庭社会心理层面的福祉水平	NHPCO(n.d.)
自我描述问卷（self description questionnaire，SDQ）	针对儿童的心理社会状态评估	Marsh et al.（1984）
急诊科的姑息治疗和临终关怀照料需求筛查（screen for palliative and end-of-life care needs in the emergency department，SPEED）	评估临终关怀阶段的相关需求	Richards et al.（2011）
照料者疼痛治疗问卷（caregiver pain medicine questionnaire）	评估照料者对于疼痛治疗的理解能力	Oliver et al.（2008）
癌症患者和家庭沟通评估（cancer communication assessment tool for patients and families，CCAT-PF）	评估患者/家庭的沟通一致性	Siminoff，Zyanski，Rose，& Zhang（2008）
患者视角的照料质量评估（quality of care through the patients eyes，QUOTE）	评估化疗患者还未被满足的需求	Van Weert et al.（2009）
照料者反应评估（the caregiver reaction assessment）	评估照料者反应当中积极的和消极的层面	Bachner，O'Rourke，& Carmel(2007)

64

续表

评估工具	使用情境	来源
临终关怀照料的生活质量关照（quality care questionnaire-end-of-life care）	评估患者还未被满足的需求：经济救助、症状控制、心理社会评估	Park et al.（2010）
医院焦虑抑郁量表（hospital anxiety and depression scale）	筛查医院患者的焦虑和抑郁情绪	A. S. Zigmond & R. P. Snaith（1989）

在完成预估后，医务社工不必着急立马为案主提供服务。比较有参考性的建议是完成对案主需求"概念化"的过程。这不是一个看见"案主的需求"的过程，而是看见"需求背后的案主"的过程。在概念化的过程中，医务社工需要厘清案主的困境是什么、什么样的原因导致了案主的困境、案主的优势和资源有哪些、案主的期待是什么。这些机械解构的层面有机重构后，构成了医务社工对此个案初步的印象。

2. 制订计划

医务社工的服务是一个有计划的过程，这也是其工作科学性的体现，不仅保障了服务的安全、有效，也彰显了对案主价值和权利的尊重。在计划阶段，医务社工和案主需要共同完成以下工作。

（1）讨论改变的目标。一个可以参考的框架是短期目标、中期目标和长期目标。医务社工有时候会将最困扰案主或相对更重要的事项优先解决，比如保障案主的生命安全，有时候会从更容易改变的事项入手，有时候会遵循由浅入深的顺序。

（2）约定服务的设置，包括采取何种形式进行服务（线上线下、会谈，还是沟通协调）、服务的场所（会谈室、病区）、服务的频次、需要参与的其他成员等。这些设置没有金科玉律，每一种都有利弊，医务社工需要和案主讨论更适合的方案。

（3）寻找合适的理论、技术。医务社工运用社会工作的理论和技术是其作为专业助人工作区别于其他助人行为最重要的表现。在寻找理论的时候，一般遵循以证据为本（evidence-based）、匹配案主需求、医务社工能够胜任等原则。

3. 实施与评估

当明确案主的需求和服务计划之后,医务社工需要和案主共同进入实施计划的阶段,来促成改变的发生。这个过程往往是科学性和艺术性相结合的过程,需要社工理论结合临床经验灵活操作,但是大致来说,有一些常见的呈现形式。

1)会谈

会谈是直接和案主对话的过程,几乎没有一段专业关系可以绕开会谈这种形式。每次会谈一般以 45～60 分钟为宜,考虑到每次会谈任务的复杂性和患者身体素质可以支撑的程度,可以灵活调整。除非一些紧急议题,会谈频次为每周 1～2 次会有更好的效果,但是考虑到患者的实际情况,也可视情况而定。近年来,线下面对面的会谈可以帮助医务社工更直观地了解患者的状态,也更有助于促进医务社工和患者的关系,但是近年来,针对交通不便患者的线上会谈形式也开始出现。会谈的场所一般设置在专门的会谈室,当案主因为疾病或治疗行动不便时,可以考虑在病区甚至床边进行会谈,前提是令案主感受到自然、轻松和安全,可以自如地表达较为个人和私密的内容。

医务社工需要在会谈前便明确每一次会谈的目的,引领案主共同参与到会谈中来。会谈有时候是领悟性的,这可以直接促成案主的接纳或者改变,如医务社工运用存在主义和意义治疗的技术,促成晚期癌症患者重新思考当下和未来的生活对于自己的意义。会谈有时候没有任何的结构性,仅仅是一种陪伴,目的是增强和案主的关系或者令案主感受到力量。也有时候,会谈是出于评估的需要。但是无论如何,医务社工需要对此有意识地觉察。

几乎所有的议题都可以适用会谈这种形式:案主和医务社工讨论自己当下的心理情绪压力、人际关系压力、经济压力、行为适应层面的困难、照料缺失、对疾病或治疗的困惑等,和医务社工共同寻找改变的资源或者计划,以此获得更好的心理和社会功能。

在会谈时,医务社工有时候对案主会更多呈现出伴随性的姿态,但是有时候会谈也会表现出更多的指示性,甚至充满家主义的色彩,如针对受虐待的患儿的保护性个案。大多数时候,医务社工在二者的中间状态,呈现出引导案主的状态(见图 3-1),这与社会工作者的个人风格或者需要处理的议题均有关。[①]

---

① WILLIAM R. MILLER, STEPHEN ROLLNICK. 动机式访谈法:帮助人们改变[M]. 郭道寰,王韶宇,江嘉伟译. 华东理工大学出版社,2013.

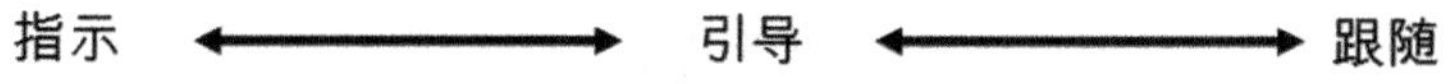

指示 ◄─────────► 引导 ◄─────────► 跟随

图 3-1　助人者风格的连续体

在会谈的过程中,除了艺术性地依据相关理论的指引之外,医务社工还要合适地使用一些技巧来给予案主支持、引导或者影响,比如倾听、同理、澄清、聚焦、摘要等。在此过程中,医务社工应当呈现给案主一种无条件积极关注、非评判的姿态。

医务社工在每次会谈最后可以给案主布置一些家庭作业,如查询和自己有关的医疗保险政策、在会谈间隔中有意识地进行情绪觉察训练、将自己目前的困惑写在清单上在每日查房时反馈给主管医生等。这些家庭作业可以巩固每次会谈的效果,增加案主的价值感。

2)资源链接

有时候,案主的社会支持资源薄弱是其社会功能失调的原因或者表现,这时候仅在会谈时进行当面讨论往往不足以解决困境。帮助案主链接合适的社会支持资源,有助于案主走出困境,亦是一个充权赋能的过程。

在链接资源之前,医务社工需要评估的是因为何种资源的缺失促成了案主当下的困境、哪种资源的强化可以有助于案主改变境遇。这需要医务社工充满经验地、系统性地、开放性地思考并制订计划。针对经济压力的患者,医务社工可以链接社会慈善资源、申请政府救助政策、鼓励家庭成员优化就业状态,亦可以链接心理咨询资源,帮助案主在经济层面合理看待目前的经济境遇、识别不合理的期待、降低因为经济支出产生的心理压力。

这需要医务社工充分了解各种资源的申请条件、适用领域、可以在多大程度上帮助案主,还需要医务社工具备一定的发掘新资源的能力。

在进行资源链接的时候,医务社工应优先鼓励案主主动思考、自行了解、自行申请,当案主无法自主完成的时候,可以视情况予以辅助。

3)沟通协调

有时候,案主的改变需要更多人的参与,如医护人员、家人、社会慈善机构等,有时候案主的困境恰恰是人际沟通出现障碍,此时,需要医务社工予以沟通协调。医务社工可能需要与上述人员单独沟通,也可能需要召开小型会议使案主与上述人员顺利地进行沟通。理想的状态是医务社工可以通过这些干预来重塑沟通的模式或者案主的沟通能力。

4)行为辅导

案主的困境有可能和一些实际的行为有关,如肺癌患者的戒烟过程、艾滋病感染者的服药依从行为,仅仅通过会谈是很难改变的。医务社工还可以采取会谈形式之外的一些实际的举动来直接影响案主,如医务社工适当地通过致电等形式进行提醒和督促有助于重塑案主的行为模式。

4. 评估与结案

需要注意的是,评估是贯穿服务的始终的。医务社工可以制订阶段性的评估计划,也可以在必要时进行评估,甚至可以在每次会谈结束后进行评估。

评估的内容包括成效评估和过程评估,评估的对象可以同时包括案主和医务社工。成效评估包括案主发生的改变、服务计划和目标的完成情况、案主还有哪些新的需求。过程评估包括医务社工在此过程中的专业行为,如专业知识的使用情况、设置是否有需要优化的地方、伦理规范的遵守、是否对案主造成二次伤害等。

医务社工和案主考虑结案时,可以进行系统性的评估,根据评估的内容决定是否结案。当决定结案时,医务社工和案主应完成相关的文书,撰写结案报告,将服务资料归档。

(三)随访

为了考察医务社工服务成效的持续情况,对已经结案案主进行至少一次随访是一种比较推荐的做法。医务社工可以在结案后的 3 个月左右致电一次案主。

随访的内容包括案主近期的健康状态、服务成效的持续情况、案主的支持系统运作情况、案主是否有新的需求。当案主服务成效维持良好时,医务社工可以给予肯定。当服务成效不佳时,医务社工可以询问原因并给予适当的鼓励和建议,在一些情况下可以考虑重新开案。

(四)转介

1. 向其他资源转介

当医务社工通过评估认为案主的需要超出社会工作专业的适用范围,或者其他服务提供者可以为其提供更加专业和深度的服务时,可以和案主讨论是否需要转介其他的服务资源。在经过案主允许后,可以转介。

和医务社工联系比较紧密的其他支持资源有心理咨询师、精神科医师、康复师、营养师、律师或公益律师等。

医务社工向这些资源转介后,可以定期随访,询问案主这些资源的使用情况,也可以提供指导帮助其更好地使用这些资源。

2. 向其他社会工作者转介

在一些情况下,医务社工需要向其他社会工作者转介。比较常见的是案主的需求适合其他专精化领域的社工服务,如老年社工、社区社工、康复社工、儿科的专科社工等。还有一种情况是医务社工觉察自己无法胜任当下的服务,需要向更有经验,或者更匹配这位患者的医务社工转介。

一般而言,当案主和另一位社工开始新的专业关系后,之前的医务社工应当与其保持一定的关系界限,不宜过问其新开始的社工服务。

医务社工个案工作流程示意如图 3-2 所示。

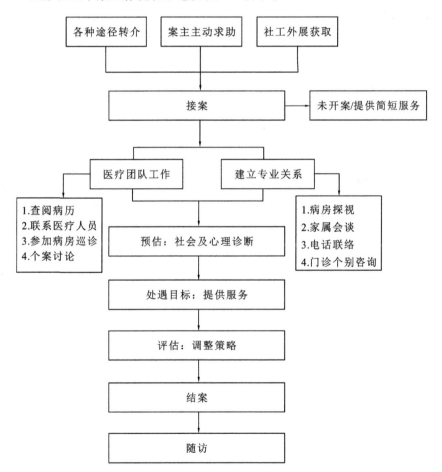

图 3-2 医务社工个案工作流程示意

二、个案工作的服务内容

医务社工在个案工作中的服务内容也是紧密结合社会工作专业的研究对象的，不同的是医务社工更多关注案主因为疾病治疗而产生的相关心理社会问题。[①] "心理社会"（psychosocial）一词大致可以概括医务社工在个案工作过程中重点关注的层面（见图3-3）。

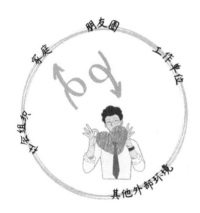

图3-3 个体的"心理社会层面"示意

心理社会的含义是个体的心理、认知和行为与外部环境的互动过程。这个词有三层含义。

（1）个体的心理、认知和行为：医务社工需要关注患者因为疾病和治疗产生的心理兴趣、对疾病和治疗的认知、处理疾病和治疗相关议题的应对模式。

（2）个体的外部环境：医务社工需要关注疾病和治疗对患者的影响、患者的微观的人际关系和宏观的社会关系，尤其是患者的人际支持和社会支持网络是否完善。

（3）互动的过程：上述两者是如何相互影响的，这样的互动模式在很大程度上影响了患者的角色认同、疾病适应、心理功能和社会功能。

基于上述逻辑，医务社工的服务内容是广泛却又有限的。台湾学者莫藜藜（2018）归纳整理了医务社工在个案工作中需要关注的议题和可以提供的对应服务，如表3-3所示。[②] 可以看出，医务社工的服务内容也是围绕着"心理社会"的三个层面展开的：①调整个体的心理情绪、认知、行为等，以适应外部环境；②给予一定的人际关系或者社会支持来改善个体所处的外部环境；③确保个体和外部环境之间的互动是安全、稳定、通畅和协调的。

---

① CHRIST GRACE, CAROLYN MESSNER, LYNN BEHAR. Handbook of oncology social work: psychosocial care for people with cancer[M]. Oxford University Press，2015.

② 莫藜藜. 医务社会工作——理论与技术[M]. 上海：华东理工大学出版社，2018.

表 3-3　医务社会工作的常见问题和可提供的服务

编号	问题类型	问题内容	服务项目
A	经济问题:患者因贫困或其他因素,需医务社工协助自己解决相关的费用问题	A01 医疗费用问题 A02 生活费用问题 A03 材料费用问题 A04 丧葬费用问题 A05 医疗器材租借或购买问题 A06 积欠医保费用问题 A07 救护车及特别护士费用问题 A08 看护费用问题 A09 对收费有疑问 A10 其他费用问题(日用品、伙食、住宿、车资等)	SA01 予以医院慈善基金的补助 SA02 提供政府补助申请方式 SA03 转介社会福利机构或民间团体 SA04 协调院内相关单位 SA05 申请相关基金会或协会补助 SA06 提供器材借用 SA07 讨论可运用的资源 SA08 协助健保加保事宜 SA09 不符合补助 SA10 其他
B	家庭问题:因疾病或家庭关系引发家庭成员间关系紧张、角色冲突、功能失常等不协调现象	B01 照顾的人力或能力不足 B02 婚姻关系失调 B03 其他家庭成员冲突 B04 关系人死亡或伤残,家庭濒临解体 B05 家庭遭遇重大变故 B06 家属治疗意见不一致 B07 无家属 B08 因案主生病,家人缺人照顾 B09 病人遭恶意弃养 B10 其他,如非婚生子女问题、子女出养等	SB01 联系家属处理照顾问题 SB02 情绪支持及辅导 SB03 家庭会谈与辅导 SB04 协调医护人员加强卫教 SB05 通报高风险家庭 SB06 转介其他相关福利机构 SB07 通过警政及社政单位联络家属 SB08 协助顺利就医 SB09 其他

71

续表

编号	问题类型	问题内容	服务项目
C	福利咨询问题：患者、家属对各项福利资源不明了	C01 对于医保政策相关规定不明或有疑问 C02 对于重大伤病相关规定不明，有疑问是否符合福利资格 C03 对于社会保险给付相关规定不明，有疑问是否符合福利资格 C04 对于身心障碍福利不明，有疑问是否符合福利资格 C05 对于中低、低收入户福利相关规定不明，有疑问是否符合福利资格 C06 对于政府其他福利不明，有疑问是否符合福利资格 C07 对于基金会或协会等相关规定不明，有疑问是否符合福利资格 C08 其他	SC01 说明相关福利资源 SC02 讨论相关福利资源的运用 SC03 协助申请相关福利资源
D	出院准备服务：有出院困难的患者和家属	D01 高危险因子筛检病患 D02 病况需要转介医疗院所 D03 病况需要转介安置机构 D04 病况需要转介居家护理 D05 担心病况未愈，不愿出院 D06 不配合医嘱 D07 家属照顾人力或照顾能力的问题 D08 患者或家属主动提出转介长期住院安置机构	SD01 与家属讨论并评估病患日常活动所需的帮助与照顾 SD02 评估家庭的问题解决和适应能力，以及家庭支持系统 SD03 与医疗团队讨论，提供社会及心理相关信息，以利于决策评估

编号	问题类型	问题内容	服务项目
D	出院准备服务:有出院困难的患者和家属	D09 经济问题导致后续安置困难 D010 需要生活辅助器材(如轮椅、拐杖、气垫床等) D011 需要特殊外出工具(如康复巴士)	SD04 提供患者与家属关于疾病调适和危机处理方法的咨询 SD05 联系社区机构,安排出院后的服务 SD06 出院之后与患者、家属及社区机构电话联络
E	保护性个案:疑似家庭暴力个案,如少儿受到照顾疏忽或虐待、婚姻暴力受害个案,以及疑似性侵害受害个案	E01 儿童及少年疑似遭家庭成员虐待或照顾疏忽 E02 疑似婚姻暴力被害者(家庭成员虐待) E03 疑似老人虐待被害者(家庭成员虐待) E04 疑似遭遇性侵害受害个案	SE01 联系或通报政府相关单位与机构 SE02 联系警政、民政相关单位请求协助 SE03 提供申请保护令等相关信息 SE04 情绪支持及心理辅导 SE05 住院患者的康复与出院安置
F	疾病适应问题:患者或家属无法面对与处理疾病引发的调适问题,或对医院软硬件环境不能良好适应	F01 诊断、预后造成的适应问题 F02 检查或治疗副作用造成的适应问题 F03 疾病造成的家庭适应问题 F04 疾病造成的工作适应问题 F05 疾病造成的人际相处困难	SF01 情绪支持及辅导 SF02 协调与参与医疗团队解释病情及治疗计划 SF03 参与病情解说 SF04 提供疾病卫教数据 SF05 鼓励患者接受治疗

编号	问题类型	问题内容	服务项目
F	疾病适应问题:患者或家属无法面对与处理疾病引发的调适问题,或对医院软硬件环境不能良好适应	F06 疾病造成的自我形象改变 F07 对病情不了解 F08 不愿配合甚至放弃治疗 F09 其他	SF06 协调患友经验分享 SF07 鼓励患者参加患友团体活动 SF08 转介相关咨询、辅导机构 SF09 转介病探志愿者 SF10 其他
G	情绪问题:因疾病引起患者或家属的情绪反应,足以困扰治疗、医患互动或人际关系	G01 无助、无奈的情绪 G02 焦虑、紧张的情绪 G03 沮丧、忧郁、哀伤的情绪 G04 依赖的情绪 G05 罪恶、自责的情绪 G06 愤怒的情绪 G07 害怕、恐惧的情绪 G08 失望、绝望的情绪 G09 否认的情绪 G10 攻击行为 G11 自杀倾向或意念 G12 身心症状 G13 酒瘾、药瘾 G14 其他	SG01 情绪支持及心理辅导 SG02 深度会谈 SG03 悲伤辅导 SG04 提供相关咨询机构信息 SG05 提供患友团体信息 SG06 告知相关人员注意案主身边的危险物品 SG07 建议精神科会诊 SG08 提供戒断相关机构信息 SG09 转介志愿者访视 SG10 其他
H	医患关系问题:患者或家属出于某些原因,不能与医护人员有效沟通,以致医患关系不良	H01 对于医疗过程、处置及治疗结果有所抱怨、质疑或不满 H02 对医护人员的服务态度不满 H03 医疗争议 H04 患者或家属的态度导致医护人员不满 H05 其他	SH01 患者及家属意见收集与反映 SH02 参与病情解说 SH03 与医护人员沟通 SH04 协调医病沟通 SH05 协调相关部门共同处理 SH06 情绪安抚 SH07 其他

续表

编号	问题类型	问题内容	服务项目
I	其他问题，如器官捐赠、复健就业、企图自杀、安宁照顾	I01 需评估捐赠者社会心理状况及移植前后可能出现的问题 I02 患者需要职业训练、职业介绍 I03 患者采取自杀行动 I04 末期患者需安宁疗护 I05 其他	SI01 参与病情解说 SI02 捐赠说明及移植前后的社会心理评估 SI03 提供相关职训数据，转介相关职训机构 SI04 情绪支持及心理辅导 SI05 提供自杀防治机构信息 SI06 教导家属预防措施 SI07 提供安宁照顾服务 SI08 其他

三、个案管理的实施方法

2013 年，美国社会工作者协会（NASW）发布《社会工作个案管理工作标准》并指出，"个案工作是基于案主福祉的一个工作过程，集寻求、倡导和统筹来自各类社会服务或者健康招呼组织资源于一体"。NASW 对个案管理的定义是个案管理指社会工作者同匹配、链接、统筹协调各类资源等方式为个案案主（包括案主家庭）服务的工作方法。[①]

在医务社工领域，常见的资源有康复机构、精神卫生机构、心理咨询机构、法律服务机构、经济救助资源、养老康复资源等。当医务社工觉察案主的需要不在社会工作的服务范围、自己无法胜任或者有专业水平更高的服务资源可以匹配案主的需要时，可以和案主讨论是否需要链接相关资源，并全面客观地告知案主在使用相关资源时的注意事项、权利和可能面临的风险。

区别于"转介"的是，医务社工将相关资源链接给案主的时候，个案并没

---

① JEANE W. ANASTAS，ELIZABETH J. CLARK. NASW standard for social work case management[M]. National Association of Social Worker，2013.

有结束,医务社工不应当退出服务过程。在个案工作的过程中,医务社工承担的是"协调者""教育者""支持者"的角色。医务社工需要统筹案主使用相关资源的过程并且把控其改变的效果,当案主在使用相关资源出现障碍的时候,医务社工需要及时予以指导和协调。

当案主有心理社会层面的需要,医务社工有能力回应时,案主可以在使用其他资源的同时,也接受医务社工的直接干预。换言之,医务社工链接各类资源的目的是服务于"医务社工—案主"这样一个最初的专业关系,确保案主的需求得到回应。

四、危机干预的实施方法

危机干预(crisis intervention,CI)是个案工作当中尤其特殊的一个工作模式,由于其后果的严重性和时间的有限性,它可能不适用传统的个案流程或者个案管理模式,对医务社工造成了不小的挑战,因此需要单独进行讨论。

因为严重的病情、痛苦的症状、缺乏改变的希望,有些患者在短时间内经历较为显著的震惊、抑郁等精神困扰,绝望等悲观情绪,他们当中的一些会采取自杀、自残的方式来回避痛苦。医务社工需要掌握一些技术来评估自杀的风险,并给予适时的干预。

一些重要的评估指标包括以下内容:①是否经历负面事件;②是否有自杀的念头;③是否有尝试自杀或者自杀失败的经历;④近期是否有实际的自杀准备行为;⑤是否说过和自杀有关的话(如身故后的计划,或者直接表达想要结束生命)。医务社工经过系统评估后,应当采取一些举措来回应较高的自杀风险。此时医务社工可以打破保密原则和案主自决原则,尽最大可能保障案主的生命安全。整体而言,医务社工应视案主的灵活性和危机程度来决定打破原则的程度(见图 3-4)。[①] 相关的措施包括但不限于告知案主周围人案主当下的危机风险,指导照顾者避免案主接触锐器、窗边、河边、绳索、相关药物等可能促成自杀自残的客观条件,建议照顾者避免让案主独处、必要时报警。在处理危机事件时,医务社工应和自己的同事及督导保持密切的联系。

针对正在进行自杀或者自残的案主,James 和 Gilliland(2001)提出了干

---

① 迪安·H.赫普沃斯,罗纳德·H.鲁尼,格伦达·杜伯里·鲁尼,等.社会工作直接实践:理论与技巧[M].何雪松,余潇译.7 版.上海:格致出版社,2015.

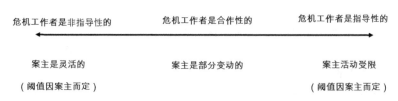

图 3-4　危机工作者的行动连续体

预的六步骤问题解决模式,这个步骤大体可以分为"听"和"行"两个层面,如表 3-4 所示。

表 3-4　危机干预的六个步骤

听:以同理、真诚、尊重、接纳、非评价和关怀之心去注意、观察、理解和回应	行:可从非指导性、合作性或指导性参与三个层次介入,这要视案主的需要和环境支持的可获得性
1.界定问题。从案主的观点出发探讨和界定问题;积极聆听,包括开放性问题;注意案主的口头和非口头信息 2.确保案主的安全。评估危机对案主身体和心理安全的致命性、临界点和活动受限以及威胁的严重程度;评估案主的内在事件及案主周边的环境,如有必要,确保案主认识到冲动性甚至自我毁灭的行动的替代选择 3.提供支持。与案主沟通交流让他们意识到危机工作者是一个有效的帮助者;支持是(通过语言、声音或身体语言)关怀的、正面的、非占有的、非评价的、接纳的个人接触	1.明确可替代性选择。协助案主探讨目前对其而言可行的选择;协助寻求临时性的支持者、应对机制和积极思维 2.制订计划。协助案主制订可行的短期计划,这样可以辨识额外的资源和提供应对机制,即界定哪些行动步骤是案主能够理解的 3.获得承诺。帮助案主自己投入明确的、积极的行动中,这样案主有控制感并能够完成或被接纳

五、典型案例

一例晚期乳腺癌患者的疾病适应干预

(一)案例背景

李红霞(化名),女,37 岁,湖北仙桃人,大专文化,3 年前因乳腺癌接受左侧乳房切除手术,术后至复发前一直在老家的民营企业担任文员,因为复发而中断工作。

李红霞近期被诊断为乳腺癌复发并出现全身多处转移,在位于武汉市的湖北省肿瘤医院乳腺中心接受化疗和对症支持治疗一个月余,使用城乡居民医疗基本医疗保险。

护士在日常护理中发现李红霞情绪低落,作为照料者的丈夫对她也很冷淡,希望医务社工进行干预。

(二)介入过程

1. 第一阶段

1)建立关系

社工首先向李红霞的主管护士了解转介原因。护士反馈,在和李红霞沟通的过程中感觉她情绪低落,偶尔瞥见她独自哭泣,很少见到夫妻有交流,希望社工帮助她缓解负面情绪。

社工与李红霞进行了第一次会面,转达了护士的关切,表明来意。李红霞证实了护士的推测,说自己确实因为疾病和治疗存在情绪低落的困境。社工简单了解了李红霞的诉求和个人背景后,认为可以开案,于是邀请李红霞一起工作,共同面对当下的困境。

2)开案及预估

经过李红霞的同意后,社工正式开启本个案,讨论了干预过程的相关设定、权利和责任,并签订了开案协议书。(大部分情况下,讨论和签订协议的过程会遇到阻碍,需要社工艺术化处理,但是社工评估到本案的案主对此接纳度较高,因此直接邀请其讨论和签署协议)

经过李红霞的同意,社工查阅了李红霞的病例并和红霞的主管医生进行了讨论,得知了李红霞的疾病状态和治疗方案。

社工邀请李红霞填写痛苦温度计量表、抑郁自评量表(self-rating depression scale,SDS)和焦虑自评量表(self-rating anxiety scale,SAS),以初步评估自己的情绪状态。结果:李红霞的痛苦温度计得分为 6 分,为中度痛苦程度(按照 NCCN 的推荐标准,4 分以上为阳性),主要压力来源为经济压力、家庭关系、疾病预后;抑郁自评量表得分为 0.48,为阴性;焦虑自评量表得分为 58 分(50~59 分为轻度焦虑)。

社工通过会谈,基于"身心社灵"的思路对李红霞的整体境遇进行了评估:李红霞目前出现了化疗的副反应,胃口不佳,营养指标不理想,影响治疗进度和身体抵抗力;李红霞因为经济压力、担心疾病的预后不佳、和丈夫自己相处不愉快(每次自己向丈夫表达担忧的时候,丈夫总是让自己不要想太多，或者干脆无视)而产生负面情绪，她认为丈夫因为自己乳房切除和复发而嫌弃自己；社会层面的经济资源薄弱，原工作单位亦不同意给李红霞医疗期待遇并希望立即与其解除劳动关系；在初次评估中，李红霞没有表达出灵性层面的思考。

基于"微观—中观—宏观"的生态系统理论，社工通过观察、会谈，评估了李红霞的资源系统：微观层面，李红霞个人自我觉察和反思能力佳、表达能力佳、家人给予充足的照料并支持其积极治疗；中观支持系统中，李红霞来自同事、朋友和社区的支持较弱；宏观层面有一些针对乳腺癌患者的公益组织和患者社群资源，但是整体上，社会对乳腺癌患者的支持较少。

社工与李红霞的照料者(丈夫刘先生)进行了会谈：刘先生表示，他愿意积极照料李红霞，但是由于不善言辞、缺乏沟通技巧，不知道如何回应李红霞的情绪表达。另外，丈夫表示，自己需要通过工作来缓解家中的经济压力，但是长远来看，照料李红霞会限制自己的工作计划。

3)概念化和制订计划

完成评估后，社工回到办公室，围绕案主的"心理社会层面"，完成了本个案的概念化过程。

案主在身、心、社三个层面存在需求：改善营养指标并缓解因此带来的症状；改善负面情绪；改善人际关系并增强社会支持网络。

案主的营养指标差和认知行为和社会支持均有关系：案主一方面需要调整自己对于"发物"的不合理认知，另一方面需要外部的支持系统给予心理鼓励，采取适当的方式来刺激进食行为，也需要一定的专家资源给予营养指导。

案主的情绪和认知、人际关系有关联：案主对于当下境遇的理解促使其产生负面情绪，也从人际关系中感受到负面体验；认知行为疗法和萨提亚家庭沟通治疗模式有助于改善这个层面的境遇。

案主缺乏一定的意识和能力来管理自己的社会支持系统，并从中获得支持。社会支持有助于改善案主的情绪和其他的疾病适应问题。

完成概念化之后，社工和李红霞讨论了干预计划和目标，并达成一致：

①获取关于营养层面的指导，尝试改善营养状态；

②通过几次心理辅导的会谈，改善自己的情绪；

③通过一次和丈夫一起进行家庭治疗，改善在亲密关系中的情绪体验；

④案主和社工一起讨论改善经济压力的策略，并寻找相关的救助资源。

4）实施干预

在和李红霞达成一致后，社工和其进行了一个星期两次的会谈，在其出院期间则通过线上的形式开展。

社工基于认知行为疗法，链接院内临床营养科医师，对李红霞的营养状况进行了评估，并进行了日常的营养指导。营养师特意指出，不必特别在意"发物"的限制，调整了李红霞的认知。在李红霞与营养师会面后，社工不仅及时和其复习了营养指导的要点，也在其出院后定期致电李红霞询问日常的饮食状况。

基于认知行为疗法，社工鼓励李红霞通过自己的临床医生了解乳腺癌复发的预后状况，也与红霞讨论了相关的科研发现。李红霞了解到，通过积极治疗，越来越多患者实现"长期带瘤生存"，以慢性病管理的状态应对晚期癌症。

基于萨提亚家庭治疗，社工对李红霞与丈夫的沟通模式进行了辅导。李红霞了解到，丈夫对自己的沟通姿态是因为缺乏沟通技巧。经过社工的辅导，夫妻双方学会了用"一致型"的沟通方式进行沟通。

社工链接公益律师资源，向李红霞讲解了医疗期的相关法律知识。李红霞了解到，自己在6个月的医疗期内不仅不能被辞退，还应该享受相关待遇。在律师的协助下，李红霞向工作单位争取到了合法权益。这不仅令李红霞感受到了尊重，也缓解了一定的经济压力。在这期间，社工也定期询问李红霞与律师的沟通状态，必要时协助沟通，保证李红霞可以理解律师的指导。

社工和李红霞讨论了改善经济压力的其他策略。在社工的辅导下，李红霞和临床医生讨论了性价比更高的治疗方案，向政府申请"支出型"贫困家庭的经济救助，也通过社工的资源链接，接受了一家公益基金会的小额救助。

2. 第二阶段

1）评估

经过和李红霞两个月的专业关系，社工再次对李红霞进行了评估，发现了如下改变。

①红霞的营养状态得到显著改善。

②李红霞接受了一些经济救助，经济压力得到一定缓解；李红霞的丈夫打算回到工作状态，并且计划寻找薪水更高的工作，以支撑李红霞的治疗花费。

③李红霞面临一些新的困境:照料人力的安排;生活的无意义感和无价值感;感觉到一定的社会隔离,李红霞需要更多的人际关系来增强自己的积极情绪;李红霞认为自己和医生的交流存在一定的隔阂,每次查房时不能精准地表达自己的诉求,从而获得合适的反馈。

2)调整干预策略

识别出李红霞新的困境后,社工重新调整了计划并和李红霞讨论了下一步的干预计划:

①用一定的时间讨论自己新的照料安排;

②设置一定次数的会谈来讨论自己的无意义感或者无价值感;

③制订一定的策略打破社会隔离,增强人际关系;

④一起学习与医生沟通的策略。

3)实施干预

社工通过一次会谈,引导李红霞重新思考身边的支持网络。李红霞认为自己出院后的生活尚能自理,嫂子可以承担自己在院期间的照料工作。在李红霞的求助下,她的嫂子愿意提供帮助。

社工基于存在主义和意义治疗法,引导李红霞重新思考复发后生命的意义,并运用优势视角,使其看到自己已经取得的成就。李红霞表示,疾病使自己成长,使自己重新看待生活中的经历,也使自己接纳了当下的无意义感是正常的过程,自己有信心重新寻找生活的价值。

社工链接了一个患者社群组织,邀请李红霞加入,并且和李红霞讨论如何结交新的朋友。通过努力,李红霞认识了新的患友,日常为彼此提供情绪的支持。

社工通过一次会谈,辅导李红霞如何与自己的临床医生沟通。在社工的指导下,李红霞每次与医生会谈前,都会针对想要沟通的内容提前组织语言并用笔写下,在与医生沟通时使用。

3.第三阶段

1)评估与结案

第二阶段持续一个月后,社工使用观察、会谈和量表的方法再次对李红霞进行了评估。社工认为,李红霞现在已经能适应疾病带来的生活变化,情绪得到了改善,人际关系和社会支持都得到了增强。经过李红霞的同意,双方决定结案。社工填写了结案报告。

在反思中,社工认为,本次会谈主要以李红霞的视角进行服务,取得了很好的效果。后期的服务可以加入一些照料者的视角,对照料者的适应议题也予以一定的关注,必要时可以增加与照料者的会谈。

2)随访

结案后两个月,社工致电李红霞,了解了她近期的生活状态。李红霞表示,在社工干预过程中的领悟和获得的能力持续影响着自己。目前一切良好,她感受到自己对生活的掌控力越来越强,对未来依旧抱有期待和希望。

第二节　社会小组工作方法

医务社会工作是小组得到广泛发展后最早进入的领域。二战结束后,弗洛伊德的精神分析理论开始对社会工作领域发生持续影响,在此影响下,小组工作进入综合医院、精神疗养院等医疗机构。医务社工组织病患或家属开展支持性小组,或针对特殊需求(如抑郁症患者缺乏社会交往技巧)等开展教育性小组,也组织针对心理困扰的治疗性小组。

小组工作(group work)又称为团体工作,是指社会工作者针对两人或更多人开展的专业性服务。不同的学者针对小组的定义进行了不同的表述。1949年,美国小组工作者协会指出,小组工作者通过小组互动与有计划性的活动达到个人成长和社会目标完成的目的。科伊尔(Grace Coyle)认为,社会小组工作是一种教育的过程,目的是在团体中通过个人人格的互动,促进个人成长。1959年,美国社会工作教育委员会指出,"社会小组工作是通过有目的的团体经验,协助个人增进社会功能,以及更有效地处理个人、小组或群体的问题"。

基于对小组的不同定义,我们可以归纳出小组的一些核心特点。

(1)对象:相对有同质性需求的一群人。

(2)形式:医务社工有计划地组织团体互动。

(3)匹配的需求:以人际互动为代表的社会功能。

(4)目的:促进成员个体或者集体的成长。

小组也会有一些独特的理论基础,作为实践的指导,比较常见的有精神分析理论、社会学习理论和系统理论。精神分析理论运用到小组时,主要以个人为焦点,通过群体性交往互动的小组,改善或者建立处理个人关系的技巧、解决问题和适应环境的能力。小组中的高凝聚力给小组成员提供安全感,使小组成员更加开放地表现自己的感情和冲突。社会学习理论认为,行为是在对他人的行为观察和评价过程中习得的。在小组中,个人通过观察甚至模仿其他组员的行为,获得肯定和成长,可以促成自我的提升。基于系统理论,小组可以被看作一个系统,小组成员在系统中相互影响,根据外部环境的需要和变化确定和维持小组的目标、特征和过程,从而实现小组的平衡和目标。

可以看出,和个案工作或者社区工作相比,小组工作是有独特的优势的。首先,针对一群有一定同质性的人的服务会比针对一个人的服务更高效。其次,一群人因为相似的需求一起工作时,会获得更多元的思路来看待困境。最后,如果把小组看成一个小型的社会,那么鼓励患者走入小组本身就是融入社会的良好开端,小组成员通过人格互动,更容易感受到支持,甚至实现再社会化。

当然,小组也有很难避免的局限。相比于个案中与一名案主一起工作,小组往往需要匹配一群人合适的时间、地点、形式。小组很难精准地回应一些成员个性化的需求。医务社工需要克服一定的挑战来处理小组成员阻抗或者脱落的风险,花费更多的精力来关注组员间的张力变化。因此,医务社工要针对患者的不同需要,来匹配适合他们的工作方法。因此,前文所述的单节次小组或许是一个不错的选择。

除了医务社工的一些通用的素养之外,小组可能会对医务社工的胜任力提出更多的期待。一名医务社工可以和一名案主自如地交流,但是在相对公开的场合,与一群人一起工作,一些医务社工可能会有紧张、羞涩或者局促不安。另外,与小组成员一同工作时,医务社工需要具备一定的掌控和组织能力,对组员间的张力更加敏感,也需要一定的随机应变的能力来处理突发的状况。

一、小组的不同设置

医务社工在自己的服务场所捕捉到患者相对同质性的需求时,可以计划和相关患者一起进行小组工作。基于患者的不同疾病、治疗经历、文化背景、个人特征和对改变的期待,医务社工需要了解小组的不同设置来匹配患者的需要。

(一)不同目标的小组

根据小组的不同功能或目标,小组可以被划分为教育性小组、支持性小组、治疗性小组、成长性小组、兴趣小组等。

　　教育性小组主要为患者直接提供相关的知识或技巧，互动性较弱，如肠造口患者的护理知识学习小组。支持性小组主要为患者提供关系层面的支持，令患者感受到与社会的联结，缓解压力情绪，如患儿家长情绪支持小组。治疗性小组主要帮助小组成员改变偏差行为，治愈他们的心灵创伤，促进心理和社会功能，如双相情感障碍患者人际交往行为重塑小组。成长性小组主要发挥组员的潜能，促进增长完善的社会功能，如照料者胜任力成长小组。兴趣小组是组织一群有共同兴趣爱好的患者进行相关活动的小组，一般具有舒缓情绪、增加人际交流的作用。

（二）不同大小的小组

　　亚隆（Yalom，1985）认为，5～10人的小组是可以接纳的规模，其中以7人的效果最为理想。[①] 一个被普遍接受的观点是，人数太少的小组不能提供足够多元的意见或者关系支持，影响小组的动力，人数太多的小组则会出现个别组员不能被照顾到、参与感低的现象，影响小组的凝聚力。

（三）不同频次的小组

　　小组的另一个优势是可以通过多次聚会，对组员形成较为系统和持久的影响。不同目的的小组可以计划不同节次，如1～4次教育小组可以将讲授内容按照实际需要设定。成长性小组、支持性小组、治疗性小组可以通过计划多节次实现深度改变。林孟平（2021）指出，他在实务中更倾向于设置8～12次小组，在以提供资讯为主的小组里，会设定较少的次数。[②]

　　亚隆（Yalom，1985）则认为，一星期两次聚会是合适的，原因是如果低于此频度，小组会因为间隔的时间太长而受到影响。[③] 同时，如果在一周中频繁聚会，组员不太容易兼顾自己的时间，尤其是住院患者，每日还有很大一部分时间和精力需要处理医疗的事宜。

---

　　① MOLYN LESZCZ, IRVIN D. YALOM, MICHAEL NORDEN. The value of inpatient group psychotherapy：Patients' perceptions［J］. International Journal of Group Psychotherapy ，2015,35（3）.

　　② 林孟平.团体咨询与心理治疗［M］.北京：三联书店,2021.

　　③ MACNAIR SEMANDS, REBECCA R. Predicting attendance and expectations for group therapy［J］. Group Dynamics：Theory, Research, and Practice,2002,6（3）.

要求患者每次准时出现在聚会的场所,对患者来说是一个不小的挑战。现在开始有医务社工尝试只开展一次的小组。单节次小组和多节次小组的区别因此产生。有时候过于严格的小组设置,反而会加重组员的脱落或者阻抗,得不偿失。Hill(2011)、Gibbons 和 Plath(2012)认为,即使只有一次聚会的单节次小组也有其价值。[1][2]

(四)不同开放性的小组

在一开始即确定组员且在过程中不再更改的小组称为封闭性小组;不对组员的统一性有强制要求,允许组员自由进出的小组叫作开放性小组。医务社工也可以在有组员脱落时邀请新的组员加入来补齐空缺,这种小组称为半开放性小组。正如前文所述,实行严格的封闭性小组对于组员和医务社工都是不小的挑战,尤其是出院的组员可能会对每次聚会感到不便或者压力,新手医务社工也会因为组员的脱落而产生挫败感。

二、小组工作的过程

无论是个案工作还是小组工作,大体上都离不开需求评估—计划—实施—再评估和结束的思路。通常情况下,医务社工带领完一个多节次的小组,基本上也需要经历 4 个阶段:准备阶段、组织阶段、实施阶段、评估与结束阶段。[3]

(一)准备阶段

医务社工决定开展一次小组的时候,就需要意识到开设小组的目的:患者为什么需要一次小组以及他们有哪些需求。通常情况下,社工可以有如下途径思考患者的小组需求:①通过一段时间的病房访视和个案服务,从患者群体中总结出普遍性需求,如医务社工在病房访视中发现较多患者缺乏必要的医患沟通技巧;②医护人员的反馈或建议,如医护人员告诉医务社工,他们发现近期患儿家长心理压力大;③文献资料,如文献资料显示,正念

①　KENNEDY H P,FARRELL T,DADEN R,et al. A randomized clinical trial of group prenatal care in two military settings[J]. Military Medicine,2011,176(10).

②　GIBBONS J,PLATH D. Single session social work in hospitals[J]. Australian and New Zealand Journal of Family Therapy,2012,33(1).

③　莫藜藜.医务社会工作——理论与技术[M].上海:华东理工大学出版社,2018.

减压小组可以缓解慢性疼痛。

初步明确小组方向后,医务社工需要与部门主任或者督导商讨小组计划并获得批准。小组计划可以包含如下内容:①小组的设置;②小组的目的和目标;③小组的理论依据;④具体的招募方案和实施流程;⑤小组的评估方案。

(二)组织阶段

当小组进入组织阶段的时候,医务社工需要关注的对象至少有工作人员、物料和小组成员。

有的小组会给带领者设定助手或者给小组设定观察员来帮助小组更好地开展。这些均需要在组织阶段明确。同时,小组各节次需要运用到的物料也应当在这个阶段准备妥当。

针对小组成员的准备工作可以概括为招募、筛选、组前会谈三个环节。

医务社工在明确小组计划后,应当着手招募组员。医疗社工可以在病区张贴招募海报、通过医院网络平台发布招募信息。有时候,进行病房访视的医务社工可能会对服务的病区的患者较为了解,可以邀约患者申请。

报名人数可能超过小组设定的人数,不同的小组设定匹配不同的人群,因此,小组带领者需要对组员进行筛选。一个以瑜伽冥想为主要策略的小组可能不适合某些进行外科手术的患者;一个由青少年患者组成,主要讨论出院后学校适应议题的小组可能不适合幼龄儿童或者工作人士;有些具有严重精神疾病的患者可能会面临更多的风险。有些小组还会对组员的文化背景,甚至受教育程度有特殊的要求。因此,医务社工应当在招募后对报名人员进行遴选。

在第一节次开始前夕,小组的带领者(一般是医务社工)应当和计划参加小组的成员进行一次组前会谈,以确保一些关键信息可以被双方注意到。这些必要的信息至少包括以下内容:①组员需要在组前了解的小组基本信息、小组设置和小组目标;②双方的个人信息,如带领者的资质和组员的文化背景;③在小组中的权利和责任;④双方的一些额外期待,包括需要澄清的一些不合理期待。

(三)实施阶段

对于较长程的小组来说,小组带领者尤其需要关注组员间的关系变化。

组员在小组中的人际关系不仅决定小组能否正常开展，还显著影响组员的成长和小组的成效。James Garland，Huber Jones 和 Ralph Kolodny 归纳总结了小组的生命发展周期。[①]

1）阶段 1——前属期阶段

这是小组成员刚刚进入的阶段，他们需要经历一系列的议题：熟悉小组的设置、形成共同的契约、适应新的人际关系、尝试针对小组目标进行讨论等。在这样一个从无到有的过程中，小组带领者（医务社工）往往需要承担更多的鼓励、引导和指示功能，因为组员通常会采取不同的姿态来适应新的环境，如观望、退缩、戒备等。

2）阶段 2——权力和控制期

在逐渐熟络起来后，小组成员开始在小组中展现更投入的姿态。但是在这个阶段，小组成员间会出现权利的竞争，甚至有小组成员控制他人。这是因为，小组成员有意识或者无意识地希望通过这样的举动获取更多的组内资源，如更多的关注或认同、更多表达的机会、更多意见被采纳的机会等。这个阶段的优势是，小组成员间的互相影响会逐渐变大，小组结构和沟通模式初步形成，这是小组带领者希望看到的情况。但是这个阶段也会面临一定的风险，如相对弱势的成员可能会受到有意或无意的、心理或生理的伤害，有些成员若不能达到自己的期待也会选择退出小组。在这个阶段，小组带领者需要更多地引导或协调，促使小组结构趋于稳定、安全和平衡。

3）阶段 3——亲密期

在小组成员和带领者的共同努力下，经过短暂的权利竞争和控制之后，小组成员的关系开始亲密。他们会展现出更开放、更投入的姿态来参与小组生活，也会有小组成员开始关心其他成员，发生一定程度的移情。在这个阶段，小组成员开始意识到小组经验在他们成长过程中的重要性，用小组中获得的经验来思考现实生活中的议题。

4）阶段 4——分辨期（差异期）

在这个阶段，小组成员能够展现出各自独特的性格、实力、态度和需要，具有一定的分辨性或者差异性。然而此时，成员彼此之间却能够接纳其他成员的个性化。小组进入成熟而稳定的时期，小组契约成为小组间沟通行

---

① JAMES GARLAND, HUBER JONES, RALPH KOLODNY. A model for stages of development in social work groups[M]. Explorations in group work, 1965.

为主要的参考准则。此时,小组成员相互支持、自由沟通,小组呈现出更客观、更合作的氛围。在这个阶段,越来越多的小组成员针对小组议题提出更现实的建议、计划。此时,小组带领者的角色更加弱化,将更多的空间让给小组成员。

5)阶段5——分离期

这是小组生命周期的最后一个阶段,小组面临终结。大多数的情况下,小组目标已经完成,小组成员即将走出小组,回到现实生活当中。他们需要将在小组当中获得的经验运用到现实生活来满足自己最初的需求。在成效理想的小组中,小组成员充满收获感,对新的生活充满期待。但是,无论成效如何,小组中都会出现一些小组成员不能适应小组成员的分离,不愿接受已经形成的稳定且默契的关系被打破。这些小组成员会表现出焦虑的情绪,出现反对小组解散、要求追加聚会的次数、逃避现实等行为。小组带领者要给予更多的支持,用合适的技巧处理离别情绪。

(四)评估与结束阶段

小组进入结束阶段的时候,医务社工需要对小组进行评估。和个案工作不一样的是,即使小组目标的完成情况不理想,医务社工也不会因此改变小组计划而新增聚会的次数。成效评估的意义在于为下次小组带领者开展小组提供经验,帮助小组带领者实现个人能力的成长。

在进行小组评估的时候,医务社工可以从成效评估和过程评估两个层面进行。评估的维度包括小组目标达成情况、小组成员改变的情况、小组成员的满意度、小组的动力、凝聚力和氛围的变化过程、一些值得额外关注的事件、医务社工的执行过程是否符合规范、医务社工值得继续或者应该避免的一些行为等。

三、小组工作的技巧

小组的带领者需要承担一些积极、主动的功能来引导小组良性发展,促成小组目标的实现。这需要小组带领者艺术化地使用一些技巧。王思斌(1999)认为,小组带领者需要具备一定的能力掌握如下层面的一般性技巧:①小组带领者与小组成员建立关系并促成小组成员间关系的技巧;②观察组员情绪和反应、小组状态变化的技巧;③组织小组活动和介入小组问题的技巧;④恰当地运用专业技能、权威领导和推进小组进程的技巧;⑤小组带领者和小组沟通,以及促成小组成员间良性沟通的技巧;⑥运用外部社会资源为小组提供支持的技巧;⑦和小组成员共同参与小组活动的技巧;⑧对小组进行评估的技巧等。同时,王思斌(1999)还提出了一些技巧性的建议,帮助小组领导者有效促进组员间的沟通:①重视房间大小、环境的私密性与安全性对于小组成员投入小组活动的影响;②优先选择小组成员可以理解、不容易产生误会的语言和小组成员沟通;③向小组成员提供具有合作性的目标;④关注小组的互动模式,适时干预小组成员间失衡的权力结构或小组秩序。

有一些技巧也可以应对特定的小组阶段或者小组成员。

1. 小组不同阶段的角色转换技巧

在小组的不同阶段,小组的动力不同,组员间关系的张力不同,小组的任务也可能不同,这需要小组的带领者找到合适的角色定位,不断在"指示—引导—跟随"连续体中找到合适的姿态和组员一起工作。在小组的筹备阶段,社会工作者主要承担的是创始者的角色,需要发现需求、设计方案、筹备物资等;在小组的前属期阶段,小组成员处于观望阶段,相对被动,社会工作者承担的是领导者的角色,需要带领组员熟悉设置、自我探索并进行更多指示和示范;在权利和控制期,社会工作者通过扮演使能者的角色来帮助组员建立良好的沟通模式和维持小组动力;在亲密期与差异期,社会工作者的角色则向调解者过度,以应对组员间多样化的分歧,保障小组顺利进行;在分离期,社会工作者以支持者的方式来鼓励组员强化改变或制订计划;在小组后期,社会工作者需要作为评估者对小组的过程和成效进行评估。[1]

2. 不同类型组员的应对技巧

虽然小组成员面对共同的目标进行讨论,但是小组的带领者无法回避组员的个人特征和个性化的沟通姿态。针对不同类型的小组成员,丁怡(2017)提出了一些具体的应对技巧来帮助他们更加顺利的适应小组生活。[2]

沉默型小组成员一般较少发言或者不发言,此时小组带领者需要敏锐地觉察到他们的行为和原因。对于正在努力思考或者组织语言的小组成员,小组带领者可以给予更多耐心和等待,必要时可以示范。如果是性格内

① 蓝云曦. 社会工作者在小组工作中的角色[J]. 西南民族大学学报(人文社会科学版),2007(11):230-232.
② 丁怡. 小组工作技巧的行动研究[D]. 华中师范大学,2017.

向、羞愧或者茫然的小组成员,小组带领者可以主动邀请。

操控型小组成员往往更踊跃地表现自己,思维活跃,但是有时会打断其他小组成员或者占用过多的发言时间。对于这样的小组成员,小组带领者可以使用"暗示"或者"聚焦"的技巧。暗示可以引导其尊重其他小组成员并遵守小组契约;聚焦可以引导其精简发言内容,将讨论的内容紧密围绕在小组的议题中。

阻抗型小组成员往往会有意无意地抗拒小组讨论,如表现出回避小组带领者的提问、转移话题内容或者无条件的附议行为。这种沟通姿态往往是一种心理防御机制在起作用,如不信任小组的人际关系或不信任小组的成效。小组带领者可以利用真诚亲切的"自我披露"技巧来获得阻抗型小组成员的信任。

无逻辑型小组成员在各个环节都会积极表现,但是在表述个人意见时往往冗长、逻辑混乱、迷糊不清等,此时小组带领者可以利用"澄清"的技巧来协助小组成员厘清自己真正想要表达的内容,使内容更加清晰、更有条理,避免其他小组成员的困惑。

四、典型案例

针对医护人员的巴林特小组

(一)筹备阶段

湖北省肿瘤医院某科室护士长找到了医务社工,反馈近期护士的职业压力大,希望社工通过小组的形式,对科室的一线护士进行情绪辅导。

社工通过访谈,了解到护士的职业压力主要来自医患矛盾。她们普遍表示:患者对护士不够尊重,使得自己的职业认同感降低;一些具体的医患矛盾事件也会加重自己的负面情绪。

针对护士的负面情绪,社工认为,巴林特小组的疗法可以为其提供支持。

巴林特小组最初是一种训练医护人员处理医患关系的方法,由巴林特医师于20世纪50年代在英国伦敦创建。世界各地都有巴林特联盟。巴林特小组的主要活动是一组医护人员与经过培训的主持人(多为精神科医师、心理工作者、社会工作者)一起定期开会,讨论在医疗服务过程中遇到的与心理社会因素相关的案例,重点是针对医患关系进行讨论,通过提问、讨论、建议等方式集众医护智慧来共同处理这些难题。巴林特小组的建立体现了

"医护人员本身就是治疗药物"的特点,也体现了"以患者为中心"的医疗模式。巴林特小组通过心理辅导中的移情与反移情等基本技术,提高医护人员识别自身和患者的情绪反应,为医护人员提供处理职业困惑的机会,帮助其获得有效的应对策略。

基于巴林特小组的策略,社工设计了每一节次的环节,如表3-5所示。

表 3-5 巴林特小组的环节设计

阶段	时间/min	人员分工		
		案例分享者	讨论者	领导者
案例分享	5~10	介绍案例的重要方面	倾听、感知、想法、感受、行动的冲动、每一件事、不寻常的观点	控制时间和内容
阐明问题	小于5	阐明问题	倾听	梳理出关于问题的2~3个方面 肯定案例分享者的问题和应对能力
提问与回答	小于10	回答讨论者的问题	询问案例的相关细节问题	预防小组成员解释并提出建议
自由讨论	30	坐回原席,倾听,不做任何解释	自由表达对所提问题的看法、感受和建议	鼓励发言,肯定不同的观点,保护案例分享者,控制时间和讨论的目标
分享者总结	10	个人总结发言	倾听	询问案例分享者"你听到的哪些对你很重要?"
讨论者总结	5	倾听	邀请2~3人发表今天活动的感受	邀请2~3人谈谈今天活动的感受
小组总结	3	倾听	倾听	总结和感谢全体小组成员

按照巴林特的策略,每一节次的设置相同,只更换分享者。社工计划本期巴林特小组分为 5 个节次。

(二)组织阶段

确定场地和时间:通过与护士长的访谈,社工确认了护士方便的时间是每周三下午下班后的 6 点—8 点,此时换班的护士也会回到科室开会。合适的地点是科室的活动室。

招募:社工通过在办公室发放招募宣传单,邀请科室的护士参与本期的巴林特小组。有意向的护士均通过社工部的办公室电话提出申请。

遴选:本次报名的护士共有 8 人,全部符合入组条件,因此没有剔除报名者。

分工:社工决定自己担任带领者,邀请一名同事担任小组的助手和观察员,负责协助带领者并观察小组中带领者和组员的表现。社工还对每一节次的分享者做了分工安排。

组前会谈:在第一节次开始前一天,社工通过当面或者线上视频的形式,与每一位计划参与的护士进行了组前会谈。在会谈中,社工邀请每位护士填写了正面与负面情绪量表(PANAS),并且介绍了小组的设置。在有些护士表示希望通过小组直接缓解自己在家庭关系中的压力时,社工也进行了澄清。

(三)实施阶段

1.第一节次

在这个节次中,组员由于是第一次参加,缺乏勇气表达。很多小组成员表现出沉默型小组成员的特点。此时,带领者应有充分的耐心,进行更多鼓励和肯定,如图 3-5 所示。由于组员们对于流程不熟悉,社工也进行了更多引导。

2.第二节次

在这个节次中,组员开始熟悉起来。但是在分享者确定最想要讨论的议题时,分享者表示束手无策,社工进行了示范。

本次小组的一些组员表现出相对的"强势",发言较为冗长、打断他人发言。社工进行了协调,尝试平衡组员的关系。

3.第三节次

在本节次中,部分组员脱落。社工在小组工作前与两位提出退出的组员进行了会谈。针对认为在小组中没有参与感的组员,社工进行了鼓励,组员承诺再次进行尝试,从而回到小组。另一位组员退出的意愿强烈,即使在与社工讨论后,依旧决定退出,社工予以尊重。

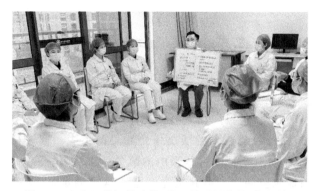

图 3-5 在小组的初始阶段,社工呈现更多的"指示性"

在本节次中,针对组员间发言不平衡的情况,社工承担了协调者的角色,增强了自己的"指示性",引导发言较多的组员精简发言,主动邀请发言少的组员发言。

本节次结束后,有组员向社工反映"每次的设置一样,有点枯燥乏味"。

4.第四节次

在本节次,针对组员前期的提议,社工做出了回应,增加了情景表演的环节,如图 3-6 所示。在一位组员扮演护士,一位组员扮演患者的过程中,社工引导组员进行了情绪的觉察。

本节次中,组员们的交流模式趋于稳定、成熟,社工减少了带领的"指示性",更多承担"观察"和"跟随"的工作。

5.第五节次

由于参加本小组的组员均是同事,小组的离别情绪较少,社工没有在这一层面给予过多关注。

本节次增加了一个环节,社工和组员一起回顾了所有的节次,邀请每一位组员分享了参加完所有节次后的感想。社工对每位组员进行了鼓励和肯定。

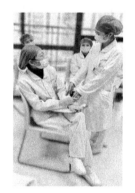

**图 3-6 小组成员进行
情景表演**

(四)结束阶段

巴林特小组结束后,社工邀请组员再次填写正面与负面情绪量表、活动满意度调查问卷,结合访谈并对比得分后发现,组员的负面情绪得到了显著的缓解。社工完成了小组的过程记录与总结。

93

第三节　社区工作的方法

王思斌(1999)指出,目前在中国表述社区的时候,绝大多数是指在有限地理区域内、接受行政化管理的居民集合和自治组织。在这样的文化背景下,中国开始有医务社工探索社区当中的医务社工服务,此处的社区即共同居住在共同的地域空间内行政化概念。基于这样的定义,医务社会工作在使用社区工作的方法时,更加强调的是为"社区"这样一个对象提供一系列心理社会服务。

然而,国际上对于社区的界定比较宽泛,即指"共同价值规范和一致追求的人组成的生活共同体"①。基于这样的定义,在其他国家也会出现华人社区、摇滚音乐爱好者社区、艾滋病毒感染者社区等,这些社区成员不一定居住在相邻的地理空间,但是有共同的价值规范或者追求。欧美的社工在为这些社区服务的时候,往往通过赋能社区组织或者进行政策倡导的形式展开,因此,在一些地区,社区工作实际上更侧重社区组织、社区治理。

我们将在相同的地理空间内形成的社区称为"地域性社区(geographically community)",将具有相同价值、追求或发挥特定功能而形成的社区称为"功能性社区(functional community)"。在当下中国的医务社会工作中,强调"功能性社区"的概念是有必要的。因为在实务领域,很多患者或照料者开始聚集,他们有线上群聊、线下聚会等稳定的社交空间,有同质性健康、心理和社会诉求,也组建了为特定患者群体服务的组织,如白血病患儿家长微信群、癌症康复者协会等。医务社工有一定的空间运用社区工作的方法为这些"功能性社区"提供社区发展、社区治理和社区组织等服务。

综合国际上对社区工作的各种定义后,香港学者甘炳光等(1994)认为社区工作的定义如下②:

①是一种社会工作的介入方法;

②是一个过程;

---

① SMITH M K. "Community" in the encyclopedia of informal education[J]. 2001.

② 甘炳光. 社区工作:理论与实践[M]. 香港:中文大学出版社,1994.

③集体行动；

④倡导社区成员自助、互助和自决的精神；

⑤社会工作者能够识别并满足社区的需要，解决社区问题，培养社区归属感和认同感，从而达到社区整合，改善社区生活；

⑥能够发展社区成员的能力，加强自主性；

⑦促进社会的转变。

社区工作（conmmunity work）是以整个社区和社区中的居民为服务对象，提供助人的、利他服务的一种社会工作专业方法（王思斌，1999）。基于此定义，社区的服务对象不仅有居住在社区里的人，还有在社区中的组织，甚至有社区中的文化、制度。

综合考虑以上定义，医务社工可以运用社区工作的方法直接向社区提供与疾病和治疗相关的心理社会服务，也可以通过影响社区组织、倡导社区文化和福利制度来让社区居民获益。因此，社区工作既是直接的服务方式，也是间接的工作方法。

一、在地域性社区工作的方法

医务社工为地缘社区提供服务时，可以直接向社区居民提供疾病医疗相关的心理和社会功能支持，即将工作的场景从医疗机构转换至社区，也可以作为医疗机构和社区的桥梁，协助资源的高效转化，还可以在社区中承担健康文化的倡导工作。

随着"全人全周期"的医学趋势的发展，医疗相关的服务将延伸至"院前—院中—院后"的全部时间段，医务社工也有更多的空间为居民提供服务。社区卫生服务与医务社会工作的结合可真正实现"人人享有卫生保健"的目标（张斌，程现昆，2006）。郭永松（2009）也基于整合医学的理念，认为医务社工能在医院和社区为服务对象提供与医学相关的社会心理服务，也能在社区卫生服务中扮演联络者、把门人、管理者、协调者、关爱者、照顾人等重要角色，是社区与医疗机构联系的重要纽带。

1. 链接医疗机构资源进入社区

当医务社工作为医疗服务和社区之间的桥梁时，医务社工实际上是通过资源链接的手段为居民提供健康服务的。目前，比较常见的医务社工为社区链接资源的做法有协调组织医院临床专家进入社区开展义诊、协调组织医院临床医护人员进入社区开展健康宣教等。

95

2. 倡导社区的健康文化

伴随着《"健康中国 2030"规划纲要》的落实,全周期的健康服务规划使得医务社工的角色获得拓展。医务社工可以针对未如愿的健康人群开展健康服务。除了开展义诊或者健康宣教,医务社工还可以通过社区工作,在全民健康意识的层面进行倡导。

3. 将传统的医务社工服务延伸至社区

大量慢性病的日常护理需要在社区中完成,如疼痛管理、营养支持。有些终末期的患者会在家中度过生命的最后阶段。因此,在医务社工将服务延伸至社区时,大致的服务内容也是围绕社区患者与疾病和治疗相关的心理和社会层面的支持,会更侧重与生活相关的日常议题。

目前在大陆地区,有医务社工进入患者家庭进行家访,提供安宁疗护层面的心理社会服务,[①]对患儿家长进行情绪支持或照料指导;[②]亦有精神专科医院的医务社工进入社区开展心理健康宣教或者团体的心理减压服务。这些都是将通常在院内开展的社会工作服务延伸至院外。

但是需要辨析的是,作为工作方法的社区工作,并非简单地将工作场景从医院转换至社区,而需要具备社区工作的其他特征,如其策略是借助有计划的集体行动,其目的是促进社区福祉而非个别居民的福祉。为某一个在院患者继续提供出院后的居家服务,从工作方法上来说,是在院个案的延伸,使用的依旧是个案工作方法,而非社区工作方法。

另外,在社区设立医务社工服务站也成为一些地区的选择。有学者曾预测,医疗照顾社区化是一种趋势,在社区发展体系化的医务社会工作也有探索空间。[③] 朱帅(2022)发现,通过"五社联动"策略,我们可以发挥街道社工站社工与医务社工跨领域协作作用,搭建服务阵地、协助建立居民健康信息台账、培育社区医务(急救)志愿服务队,开展社区健康服务,活用"幸福家园—村社互助"等社会公益慈善平台及配合诊疗与出院服务等,建立社区健康三级服务体系,实现"预防在家庭、小病在社区、大病到医院"。[④]

---

① 唐跃中,徐东浩,成明明,等. 全科医学安宁疗护多专业团队服务模式构建及效果研究[J]. 中国全科医学,2021,24(22):2874-2879.

② 王慧萍,陈京立. 8 例 PICU 患儿终末期护理引发的问题及思考[J]. 护理学报,2017,24(08):30-32. DOI:10.16460/j. issn 1008-9969. 2017.08.030.

③ 刘斌志. 医疗照顾社区化与社区医务社会工作的发展[J]. 中国全科医学,2008(05):541-452.

④ 朱帅. 医务社工社区服务站:社区健康服务新模式的探索[J]. 中国社会工作,2022 年(09):26-28.

二、在功能性社区工作的方法

目前,国内的患者功能性社区主要从两个渠道形成。

(1)由为患者服务的公益组织发起。这些公益组织一般针对特定病种开展服务,为这些病种发声,如针对儿童血液病的组织、针对罕见病的组织、针对先天性缺陷的组织等。

(2)患者自发形成社群。这些社群一般也以特定的病种为界限,具有关键性的意见领袖(key opinion leader,KOL),以线上社群或线下聚会为社交空间,开展患者互助,倡导社群的社会权益。

1. 赋能社区组织

医务社工可以通过赋能特定病种的患者组织的方法来为这些患者社区服务。Loretta Pyles(2009)指出,社区康复是疾病康复当中被忽视的一环,而医务社工对于患者社区组织缺乏重视是目前患者疾病康复层面社会发展的阻碍。

医务社工可以通过如下的途径赋能社区组织。

(1)为社区组织链接发展的资源:医务社工可以为患者社区组织的发展链接经济资源和技术指导资源。医务社工和患者社区组织一起通过向公众或者特定资方劝募来获取资金保障社区组织的持续发展,也可以链接医学专家、NGO 管理技术方面的指导资源保障社区组织的高质量发展,如图 3-7 所示。

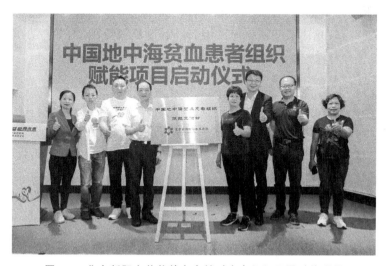

图 3-7　北京新阳光慈善基金会针对患者组织开展赋能项目

（2）为社区组织提供技术支持：医务社工可以依据本专业在心理社会层面的专业知识，直接对社区组织开展指导或培训，帮助社区组织更好地为社区内的患者服务。和患者社区组织一起管理志愿者也是为患者组织提供技术支持的一种形式。

2. 社区倡导

医务社工可以向公众倡导和向政府组织倡导，来为特定的患者群体营造更舒适的社会环境或者获取更充足的社会支持。

1）文化倡导

很多疾病缺乏足够的社会支持有社会文化层面的因素，如部分疾病药物研发动力不足和社会层面缺乏对此类病种的重视。

公众对疾病缺乏了解或者存在偏见会让特定的患者因为歧视而产生社会融入问题甚至实际的问题。比如，乳腺癌患者可能因为担心切乳手术影响身体外观，拒绝积极治疗而错过更好的治疗效果，然而如果社会对女性的身体完整有不一样的观念，或者对乳房再造术有一定的认知，或许会让乳腺癌患者有舒适的生活状态。再比如，慢性粒细胞白血病的患者通过积极治疗可以达到稳定的生活状态并且能够应付日常的工作，但是他们的就业歧视问题依旧需要引起关注。艾滋病毒感染者面临的歧视问题更是令其生活举步维艰。

基于此，医务社工可以和社区组织一起开展倡导活动，如举办义卖、倡导论坛、倡导特殊纪念日、拍摄宣传纪录片或者利用新闻媒体为相关的患者发声。

2）政策倡导

医务社工也可以通过影响公众和政府组织来为患者社区争取更多的政策福利，这些政策福利包括更多的政府救助、针对相关治疗的药物设定更低的医保门槛、保障针对患者公平就业的法律法规等。

三、典型案例

社区倡导促进政策支持

1. 社区背景

脊髓性肌萎缩症（SMA）属于罕见病，在新生儿中患病率约为万分之一。

患者可能逐渐感到肢体无力，而且情况会越来越差，难以逆转。如果不接受治疗，SMA 患者的肌肉力量可能逐步退化，最终因为呼吸或者吞咽等出现问题而导致感染、死亡。较小的患者群体和巨大的研发费用，让诺西那生钠成为一类备受关注的高值罕见病药。但是从 2022 年 1 月 1 日开始，治疗脊髓性肌萎缩症(SMA)的特效药诺西那生钠注射液纳入国家医保，患儿的天价医疗费用可以得到报销。这个转变，离不开患者社区在社区组织的引导下发声，令社会看见这样一种罕见病群体，并重视他们的需求。

2.社区组织工作过程

北京市美儿脊髓性肌萎缩症关爱中心(美儿 SMA)成立于 2016 年，负责人是患者家属冯家妹女士与患者马斌先生。他们和很多公益组织的创始人一样，经历了普通患者—患者群体意见领袖(KOL)—患者社区组织负责人的过程。

在创立的初期，美儿 SMA 组织患者群体社区，以线上聊天群或者定期线下聚会的形式开展活动，希望通过患者社区的形式为 SMA 患儿和家庭提供公益服务。在服务的过程中他们逐渐意识到较小的患者群体和巨大的研发成本之间的矛盾使得治疗药物有限且费用高昂，而社会对这个少数群体并没有太多关注也使得政策层面的福利支持十分有限。依靠单个患者的发声，是很难产生社会层面的关注的。美儿 SMA 决定策划一系列社区行动来产生广泛的社区影响力，推动社会层面的改变。

创立之初，美儿 SMA 便着手创立患者数据登记库，动态捕捉全国患儿的疾病发展和生活困境，这为后期的医学临床干预和社会支持提供了参考依据。2018 年，美儿 SMA 和北京市病痛挑战基金会联合发起倡议，将每年的 8 月 7 日设立为"国际 SMA 关爱日"。后来，美儿 SMA 举办过一系列义卖活动、联络医学专家组织政策倡导论坛等公众活动。近期，该机构发布《中国 SMA 生活质量研究》。通过这一系列社区活动，社会公众对 SMA 这种罕见疾病的了解，以及对 SMA 患者群体的关爱和支持都得到了进一步提升。该社区组织的领导者还与人大代表、医保部门工作人员保持密切联系，协助患者将需求反馈给相关部门。

基于这一系列举措，社会各界对 SMA 患儿的认知度得到了显著的提升，提供政策层面的支持也就是水到渠成的事情了。

附件 A 心理痛苦温度计

姓名：_____ 病区：_____ 病历号：_____ 填表日期：_____

患友，您好。首先感谢您对我院的信任，选择到我院进行治疗。我们全体医护人员衷心希望与您携手共抗病魔，并祝您早日康复！在疾病的治疗和康复中，您可能会因为一些身体或心理上的不适而产生痛苦的体验，如睡眠问题、疼痛、食欲不振、心烦心慌等。作为医护人员，我们非常希望能够了解您的痛苦并提供专业的服务。

请在最符合您近一周所经历的平均痛苦水平的数字上画"○"（"0"表示没有痛苦，"10表示极度痛苦"）。

请指出下列哪些选项是引起您痛苦的原因，并在该项目前打"√"。

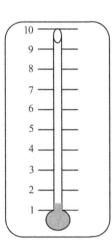

身体问题
□ 外表/形体
□ 洗澡/穿衣
□ 呼吸
□ 排尿改变
□ 便秘
□ 腹泻

实际问题
□ 无时间、精力照顾孩子/老人
□ 无时间、精力做家务
□ 经济问题
□ 交通出行
□ 工作/上学
□ 周围环境

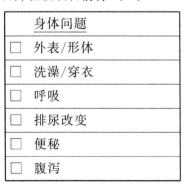

☐ 进食
☐ 疲乏
☐ 水肿
☐ 发烧
☐ 头晕
☐ 消化不良
☐ 口腔疼痛
☐ 恶心
☐ 鼻子干燥/充血
☐ 疼痛
☐ 性
☐ 皮肤干燥
☐ 手/脚麻木
☐ 身体活动受限制
信仰/宗教问题
☐ 信仰/宗教问题

交往问题
☐ 与孩子/老人相处
☐ 与伴侣相处
☐ 与亲友相处
☐ 与医护人员相处
情绪问题
☐ 抑郁
☐ 恐惧
☐ 孤独
☐ 紧张
☐ 悲伤
☐ 担忧
☐ 对日常活动丧失兴趣
☐ 睡眠问题
☐ 记忆力下降/注意力不集中

附件 B 医院焦虑抑郁量表（HADS）

姓名：_____ 性别：_____ 年龄：_____ 职业：_____

填写时间：_____

这个测量表是为帮助医生了解患者情绪而设定的，请详细阅读，尽量在较短的时间内对答案做出选择。

1.我感到紧张或痛苦（A）。

A.所有时候（3 分）   B.大多时候（2 分）

C.有时（1 分）   D.根本没有（0 分）

2.我对以往感兴趣的事情还是感兴趣（D）。

A.肯定一样（0 分）   B.不像以前那么感兴趣（1 分）

C.只有一点（2 分）   D.基本没有了（3 分）

3. 我感到有些害怕, 好像预感到有什么可怕的事情要发生（A）。

　　A. 非常肯定和十分严重（3分）　　　B. 是的, 但并不太严重（2分）

　　C. 有一点, 但并不使我苦恼（1分）　　D. 根本没有（0分）

4. 我能够哈哈大笑并看到事物有趣的一面（D）。

　　A. 我经常这样（0分）　　　　　　　B. 我现在已经不太这样了（1分）

　　C. 现在肯定是不太多了（2分）　　　D. 根本没有（3分）

5. 我心中充满烦恼（A）。

　　A. 大多数时间（3分）　　　　　　　B. 常常如此（2分）

　　C. 有时, 但并不经常（1分）　　　　D. 偶尔如此（0分）

6. 我感到愉快（D）。

　　A. 根本没有（3分）　　　　　　　　B. 并不经常这样（2分）

　　C. 有时（1分）　　　　　　　　　　D. 大多数时间（0分）

7. 我能够安闲且轻松地坐着（A）。

　　A. 肯定（0分）　　　　　　　　　　B. 经常（1分）

　　C. 并不经常（2分）　　　　　　　　D. 根本没有（3分）

8. 我感到人好像变迟钝了（D）。

　　A. 所有时候（3分）　　　　　　　　B. 很经常（2分）

　　C. 有时（1分）　　　　　　　　　　D. 根本没有（0分）

9. 我感到一种令人发抖的恐惧（A）。

　　A. 根本没有（0分）　　　　　　　　B. 有时（2分）

　　C. 比较多的时候（1分）　　　　　　D. 一直（3分）

10. 我对自己的外表（打扮自己）失去兴趣（D）。

　　A. 肯定（3分）　　　　　　　　　　B. 经常（2分）

　　C. 并不经常（1分）　　　　　　　　D. 根本没有（0分）

11. 我有点坐立不安, 好像感到非活动不可（A）。

　　A. 确实非常多（3分）　　　　　　　B. 是不少（2分）

　　C. 并不多（1分）　　　　　　　　　D. 根本没有（0分）

12. 我怀着愉快的心情憧憬未来（D）。

　　A. 差不多是这样做的（0分）　　　　B. 并不完全是这样做的（1分）

　　C. 很少这样做（2分）　　　　　　　D. 几乎从来不这样做

13. 我突然有恐惧感（A）。

　　A. 确实很经常（3分）　　　　　　　B. 经常（2分）

　　C. 并非经常（1分）　　　　　　　　D. 根本没有（0分）

14. 我能欣赏一本好书、一个好的广播或电视节目(D)。

A. 总是这样（0 分）　　　　　　B. 经常(1 分)

C. 并非经常(2 分)　　　　　　　D. 很少或没有(3 分)

A 因子总分：_____

D 因子总分：_____

总分：_____

HAD 代表可评定抑郁和焦虑的状况。D 代表抑郁，A 代表焦虑，每个项目均分为 4 级评分。

总分为 0～7 分代表不抑郁或焦虑。

总分为 8～10 分代表可能或"临界"抑郁或焦虑。

总分为 11～20 分代表可能有明显抑郁或焦虑情绪。

本表仅作为情绪粗筛量表，不建议用于诊断。

给患者填写时可将选项后的括号及分值隐去。

来源：A. S. Zigmond 和 R. P. Snaith（1989）。

附件 C　个案工作记录表

个案开案计划书

一、案主及监护人基本情况

案主姓名	性别	出生年月
疾病诊断	主治医生	联系方式
诊治医院	当前治疗计划	
患者监护人　（如有）	性别	出生年月
与患者关系	职业	联系方式
家庭住址		
个案来源	转介方　（如有）	是否公开

二、案主主诉	
三、案主基本情况	
家庭背景和关系	（建议另附家谱图）
学校/工作情况	
社会人际关系	（建议另附生态系统图）
家庭财务状况	
患者及家属健康情况	
患者及家属情绪状态	
其他重要信息	

续表

四、社工评估

患者

照顾者

五、介入目标

（希望达成什么目标，与服务对象商议后确定）

六、社工介入计划

（希望开展怎样的工作、如何开展、开展几次）

七、督导建议

社工签名：　　　　　　　　　　　　督导签名：

日期：　　　　　　　　　　　　　　日期：

个案跟进记录表

案主姓名		负责社工	
服务日期		服务形式	
服务地点		服务次数	第___次
服务过程描述（服务内容、过程及介入技巧分析）			督导批注

下次跟进计划

服务日期		服务形式	
服务地点		服务次数	第___次
服务过程描述（服务内容、过程及介入技巧分析）			督导批注

下次跟进计划

续表

服务日期		服务形式	
服务地点		服务次数	第____次
服务过程描述(服务内容、过程及介入技巧分析)			督导批注
按服务需求增加			
社工签名:		督导签名:	
日期:		日期:	

个案结案报告

个案情况:终止/转介

案主姓名		负责社工	
开案日期		结案日期	

一、个案背景简述

(参照开案评估)

续表

二、提供服务			
个案面谈次数：	家庭面谈次数：	医生面谈次数：	其他联系次数：
(其他支持:资源/项目申请等)			

三、介入过程概述
(一开始的情况、提供的服务、变化的情况)

四、结案评估
(服务目标达成情况、其他成果)

五、结案原因
□目标已达成　□案主不愿意继续　□超出服务范围需要转介　□客观原因(如孩子出院或去世)□其他

转介信息(如有)　　　　　　　×× 机构×× 负责人,联系方式

续表

六、社工反思

（理论/技巧运用、个人反思和经验）

| 个案服务计划已完成 | □是 | □否（注明原因） |
| 已与案主完成个案评估 | □是 | □否（注明原因） |

| 案主同意个案结束并知道在
有需要时如何得到服务 | □是 | □否（注明原因） |

督导评论：

| 社工签名： | 督导签名： |
| 日期： | 日期： |

注：来源于北京新阳光慈善基金会研究部，医务社工工作组，2022。

附件 D 小组工作记录表

小组计划书

小组名称		小组性质	
对象及人数		小组节数	
日期及时间			
开展地点		负责社工	

小组背景

(需求调查、问题分析、政策依据、服务方向)

小组理念及理论架构

(阐述在小组服务中运用了什么理论,以及理论在小组服务中是如何发挥作用的)

续表

小组目标

各节小组内容设计大纲

节次	时间	主题	具体内容/环节	目标	负责人
1					
2					
3					
……					

小组宣传及人员招募

经费预算

序号	项目	单价	数量	总额	备注
1					
2					
3					
……					
总计					

注意事项及风险控制（含预计困难及解决方案）

序号	注意事项及风险控制策略
1	
2	
3	

督导批注：□ 同意开展　　　□ 不同意开展

　　建议：

社工签名：	督导签名：
日期：	日期：

小组活动记录

小组名称		小组性质	
小组节数	第 1 节	参与对象及人数	
日期		时间	
开展地点		负责社工	

过程记录

环节	内容描述和过程分析

反思

（含目标达成程度、小组规范及动力情况、小组凝聚力情况、小组气氛、成员参与程度等）

本节建议及下节跟进事项

督导建议

社工签名：		日期：	
督导签字：		日期：	
小组节数	第 2 节	参与对象及人数	
日期		时间	
开展地点		负责社工	

过程记录

环节	内容描述和过程分析

反思
（含目标达成程度、小组规范及动力情况、小组凝聚力情况、小组气氛、成员参与程度等）

本节建议及下节跟进事项

督导建议

社工签名：	日期：
督导签字：	日期：

按小组服务节数自行增加

小组工作评估总结

小组名称		小组性质	
对象及人数		小组节数	
时间跨度			
开展地点		负责社工	

出席情况	节数	1	2	3	4	……	平均值
	出席人数						
	出席率						

目标达成情况

小组工作过程整体反思及建议（优势与不足）

　（包括小组沟通模式、气氛、规范、凝聚力、组员领导模式、决策、冲突等；小组活动内容、方式等；小组组员的参与、投入和其他表现等；工作人员的态度、投入和专业性等；工作人员所在机构的人、财、物的投入等）

财务报告

预算经费总计：　元

使用经费总计：　元

盈余/超支总计：　元

督导意见

续表

社工签名：	督导签名：
日期：	日期：

注：来源于北京新阳光慈善基金会研究部，医务社会工作组，2022。

第四章 医务社会工作实务

医疗机构是救死扶伤、防病治病、保障人民健康的重要场域，也是各类社会矛盾聚集的场域。医疗机构里的患者往往面临着身、心、社、灵方面的多重压力。如何帮助患者走出这种复杂的困境，同时减轻临床医护人员的工作压力，成为医务社会工作的主要工作方向和任务。本章主要关注如何将医务社会工作理念和方法运用到心理疏导、医患沟通、医疗救助、安宁疗护和卫生应急工作中。

第一节　医务社会工作介入心理疏导

一、心理疏导与医务社会工作发展

1. 心身医学的发展概况

美国心身医学家恩格尔（G. L. Engel）于 1977 年根据现代疾病谱已由生物因素单一致病为主的急性传染病谱转变为主要由社会、心理行为和生物因素综合致病的慢性病谱，以及死因谱也有了相应转变的客观事实，认为生物医学模式需要转变而提出了生物—心理—社会医学模式（biopsychosocial medical model）。该模式从躯体、心理和社会适应三个维度看待健康和疾病问题，认为健康不单指人的躯体无疾患，人的心理和社会适应能力也应处在良好的状态中；疾病的发生与躯体、心理和社会适应都有关系；身心本为一体，彼此相互影响；任何疾病的预防、诊断、治疗、护理和康复都应从以上三个维度考虑。[1] 世界卫生组织（WHO）1989 年定义的健康包括"躯体健康、心理健康、社会适应良好和道德健康"四个方面。[2] 当个体在这几个方面同时健康，才算得上真正的健康。疾病是整体素质不好，主要是不良的行为习惯和生活方式导致的。世界卫生组织对健康的定义和生物—心理—社会医学模式的共同点是都强调生物（躯体）、心理和社会对人的健康和疾病发生的影响。

据统计，住院患者和门诊患者中的 1/3 存在心理困扰。但根据调查，某

---

① ENGEL G L. The need for a new medical model: a challenge for biomedicine[J]. Science, 1977,196(4286).

② 孙牧虹.世界卫生组织宣言（注）[J].中国心理卫生杂志，1988(06):282.

些医生对求诊者的心理困扰或视而不见,或不会处理。根据 WHO 的调查,我国大医院中大多数医生的工作压力大,仅有约 1/5 的医生会处理求诊者的心理困扰。这导致有躯体症状的心理疾病患者做了许多不必要的检查,而一些患有与行为卫生和生活方式相关的疾病的患者只能依靠药物治疗而未进行不良行为干预。所以当前的临床医疗工作需要具备专业知识背景和心理干预技能的人员分担医生的工作压力,为有需要的患者提供基本的心理疏导服务。

2. 心理干预与医务社会工作

当前,我国正处于经济转轨和社会转型的加速期,如何保障和改善民生、加强和创新社会治理是现阶段的重要工作内容和前进方向。在此阶段,社会工作者应充分发挥助人自助,追求社会公平、促成社会和谐的社会功能,真诚服务于弱势群体。近年来,我国社会工作发展迅速,医务社会工作的发展更是越来越受到重视,医务社会工作服务也逐渐从上海、北京和广东等经济发达区域的大型医疗机构发展到湖北、山东、内蒙古等省份的医疗机构。在医务社会工作嵌入医疗机构服务实践中,为医院患者提供社会心理支持是重要的工作内容,也得到了患者朋友们的广泛认可和支持。在社会层面上,医务社工一方面可以为治疗前、中、后三个阶段的患者提供治疗、生活、康复等各类信息支持和医患沟通服务;另一方面,医务社工还在鼓励和引导患者家属对患者表达关爱、提供照顾服务、降低患者孤独感、帮助患者获得社会支持方面起着不可替代的作用。在心理层面上,医务社工除了可以通过专业的心理助人技术一对一地识别、处理患者的心理和情绪困扰外,还可以开展各类心理健康教育、情绪照顾小组服务帮助处在焦虑、抑郁、孤独、恐惧等负面情绪状态中的患者走出困境,稳定心理状态积极配合疾病的治疗。

二、患者的一般心理活动

患者常见的心理反应一般有以下几种。

1. 焦虑

焦虑是指个人对即将来临的、可能会造成的危险或威胁产生的紧张、不安、忧虑、烦恼等不愉快的复杂情绪状况。每个人都会因为各种各样的原因产生焦虑感。患者往往会因病产生焦虑情绪,会感受到一种强烈的不安全感,感觉生命受到威胁而使生理和心理难以达到协调统一的状态。

患者的焦虑有因病因、疾病转归或预后不明确引起的疾病外的焦虑,也有对病因、疾病转归和预后过分担忧引发的焦虑。陷入焦虑中的患者大多期望医护人员能够向其讲解关于疾病与治疗的所有困惑,以缓和和平复内心的焦虑情绪,避免出现夸大病情严重性的倾向。但大多数医护人员由于工作强度关系,无法做到及时照顾患者的情绪。例如,大多数手术患者在手术前、中、后三个阶段出于对手术全过程的不了解往往会陷入焦虑、恐慌情绪。因此,在患者手术的前、中、后三个阶段,医务社工可以与医疗团队进行沟通,在得到医疗团队的授权和支持后开展手术各阶段的宣教、心理减压和病友支持等类型的活动。这对提升患者的治疗信心和缓解心理压力尤为关键。医务社工可以借助焦虑自评量表 SAS、GAD-9,结合患者其他资料评估患者的焦虑状况,对处在长期焦虑或极端焦虑状况中的患者,医务社工应及时向社工督导、部门和医疗团队反馈情况,及时寻求专业心理治疗团队的支持,避免耽误疾病的治疗。

需要注意的是,患者的焦虑情绪并非一无是处,程度较轻的焦虑情绪对疾病的治疗也是有益处的,医务社工可以借助患者的轻度焦虑情绪,开展疾病宣教活动,提高患者对身体的照顾状态和治疗依从性。

2. 抑郁

抑郁是一种消极的情绪体验,主要由现实丧失或预期丧失引起,表现为情绪低落、思维迟缓和意志活动减退等。对大多数患者而言,疾病与丧失的同时到来往往会触发他们的抑郁情绪。陷入抑郁情绪的患者的行为表现各不相同:有的表面乐观开朗,内心悲观消极;有的自暴自弃,一蹶不振;有的闭门不出,失去对各种事情和活动的兴趣;有的放弃治疗,产生轻生的想法或行动。

在医院实践中,接受心理测评培训的医务社工可以运用抑郁自评量表 SDS、PHQ-9 测评患者的心理状况,作为心理状态评估的参考资料。

3. 孤独感

患者住院时,离开了熟悉的工作和生活环境,来到医院这个陌生的环境。大多数时候,患者只有在查房时才能见到医生,只有在打针、送药时才能见到护士。患者与医护人员的沟通是比较匮乏的,这使患者很难不产生孤独感,他们在入住病房的第一天就开始通过自己的方式熟悉病房,他们希望亲友陪伴,有的还会尝试与病友攀谈、参加病房内有限的文娱活动。在晚上,一些患者会因为睡眠环境的变化、夜间病房内的声响变得焦躁不安、入睡困难,有的甚至起床踱步,这些行为表现究其原因是由社会信息短暂或永久剥夺及对亲人强烈的依恋需求无法满足而产生的。

此时,医务社工可以开展病房适应性教育和医患沟通小组帮助患者熟悉病房环境和治疗过程,组织病友互助小组、家庭会议帮助患者建立社会支持,筹办各类文娱活动丰富患者住院生活,以克服患者的孤独感。

4. 怀疑

患者在得知疾病降临的那一刻,怀疑的心理暗示便随之而来,这让患者变得敏感多疑,甚至影响患者对客观事物的正确判断,患者变得特别在意身边人的一举一动,身边人小声言语也会被认为是在讨论自己的病情,认为自己已病入膏肓。别人善意的话语也会被误解为不怀好意,而心生愤恨。有的患者甚至怕吃错药、打错针,抗拒治疗。有一点医学和药理知识的患者开始无故怀疑治疗方案的可靠性、药物的副作用,甚至担心极端的医疗意外发生在自己身上。更有甚者会产生病理性妄想。

医务社工需要在日常的病房探访过程中敏锐捕捉患者的生理和心理的动态信息或从陪护人员、医护人员、病友的反馈中发现患者的各种困惑,帮助其解决困扰。在与患者的沟通过程中,医务社工的言行举止要自然、大方,给患者以确定感,避免患者的猜疑。在与具有一定医学知识的患者沟通时,对于无法准确解答的疑惑,医务社工需要及时收集并邀请专业医生进行细致的讲解或集中解答。

5. 被动依赖

当患者进入病人角色时,被动依赖的心理状态会随之产生。患者身边的亲友、同事因为患者生病会自然地转变为照顾者,他们积极地关心、照顾患者,亲人帮忙承担家庭责任,同事、朋友帮助分担工作压力。在这种被照顾的状态中患者逐渐习惯或通过自我暗示,觉得自己理所应当被照顾,他们也逐渐变得被动、顺从、依赖、缺乏活力、情感脆弱,甚至幼稚。有些患者变成只要是亲人在就不做事,即使自己可以轻松做到。有些患者从有主见变得没主见,对亲人或医生的话言听计从。处于被动依赖状态的患者往往渴望被关注、被照顾,他们在亲友的关爱中寻找归属感,避免孤独感。

与处在被动依赖状态中的患者一起工作时,医务社工一方面要让患者感受到医院、医生和医务社工是可信赖的,另一方面要通过"增权赋能"的形式增加患者对抗疾病的主观能动性。如此一来,即使出现亲人照顾缺失的情况也不会严重影响患者的心理状况,进而影响患者的病情。

6. 否认

美国心理学家伊丽莎白·库伯勒·罗斯提出的"哀伤的五个阶段"中描述,当不幸的事情发生在人身上时,大多数人会经历否认、愤怒、讨价还价、

121

消沉、接受五个阶段。不幸罹患癌症等预后不良疾病的患者的否认心理更为常见。否认是患者应对危害情境的一种自我防卫或保护机制。许多时候,患者否认机制的启动会造成患者不能及时就医而贻误病情。在一些特殊情况下,否认机制也是具有正向作用的。例如,一项对冠心病患者的研究发现,对罹患冠心病持明显否定态度的患者的死亡率较无明显否定态度的患者低。(Hackett 等,1968)

医务社工与出现否认心理反应的患者一起工作时,需要保持稳定、抱持和接纳的状态,要尽量避免说教和劝导,专注倾听患者的描述,同时适时给予准确的回应。在不断沟通的过程中,随着患者对疾病的了解程度和自我接纳度的提升,大多数患者会逐渐接受疾病的存在。

7. 同病相怜

人的社会化需求驱使人融入集体。当疾病发生时,患者角色的出现使人产生寻找共同遭遇团体的动力,因共同疾病遭遇聚集而成的各类疾病团体为患者提供了安全的避风港,在这里,患者的年龄、社会角色、收入等生理和社会特征变得不太重要,大家能在团体中体会到平等、关怀、包容和支持的感受。病友间的相互鼓励和支持让患者获得了情感的支持,增强了安全感,减少了孤独感,有助于患者保持良好、积极的心理状态接受治疗。需要注意的是,有时同病相怜的状态也会产生不良影响,如当某个病友病情恶化时,其他病友容易陷入悲伤和恐惧情绪。有时病友间传播的民间偏方会干扰正在接受治疗病友的治疗。

医务社工一方面可以借助患者间同病相怜的状态建立支持性团体帮助不同状态的病友相互支持,抱团取暖;另一方面也需要及时疏导团体中出现的不良情绪、纠正团体中错误的治疗信息。

8. 侥幸

侥幸心理普遍存在于患者群体。处于疾病诊断期的患者往往会通过自我暗示弱化和掩盖疾病带来的恐慌。他们或怀疑医生的诊断出现了错误,或认为疾病没有很严重,或因为缺乏科学知识和科学态度而觉得“自己不是那个倒霉的人”。这种侥幸的心理在一定程度上可以缓解患者的焦虑,但是长久而言会耽误疾病的治疗,不利于疾病的及时治疗。

面对患者的侥幸心理时,医务社工需要协助医护人员了解患者的具体心理,给出建设性的意见帮助医护人员向患者进行健康宣教,帮助患者克服侥幸心理,建立科学的治疗态度和信心。

三、介入策略

在当前心理治疗尚未全面覆盖公立医院,心理咨询师、心理治疗师人才不足,心理健康重视程度逐年提高的背景下,医务社工承担着心理健康科普、心理健康筛查、简单心理疏导和心理问题转介的工作。针对患者的心理困惑或情绪问题,医务社工可以运用以下策略开展工作。

(一)首次评估

评估分析是指医务社工运用心理评估工具、病历资料、家庭会谈、行为观察、访谈等方法全面了解患者的心理动态和情绪状况。评估分析的目的是更好地关心服务对象。首次评估一般包括自我介绍、解释评估原因及过程、介绍保密信息、介绍服务流程、开始评估、分析评估结果六个步骤。

(1)自我介绍:医务社工需要向患者简洁、清晰地表明自己的身份、职务、工作范围,让患者建立对医务社工的基本认识。

(2)解释评估原因及过程:评估的目的是了解医务社工对患者遭遇的问题是否有帮助。医务社工需要邀请患者谈谈他们遭遇的问题,这些问题涉及他们遇到的困难和感受。评估一般只需要一个小时。

(3)介绍保密信息:此过程需要保证患者了解哪些信息将被保密,以及这些信息将会与谁共享。医务社工特别要注意向患者介绍保密例外的情况。一般而言,患者的所有信息均受到保护,除非患者允许信息与他人共享。触发保密例外的情况是患者有自杀或伤害别人的风险,以及他们讲到了有关虐待儿童的情况,此时医务社工可以在不经服务对象同意的情况下通知他人。

(4)介绍服务流程:医务社工有责任向患者介绍社工服务的内容,包括可以帮助医务社工应对的问题、服务形式、服务时长、服务场所等。

(5)开始评估:医务社工运用心理评估工具和访谈了解患者心理和情绪状态。

(6)分析评估结果:医务社工根据收集到的患者心理状态信息,评估介入的可能性。如果评估结果表明患者的问题是医务社工可以介入处理的简单心理情绪问题,医务社工可以按流程继续执行;如果评估结果表明患者的问题超出心理疏导问题范畴,医务社工宜将患者转介至专业机构干预。

123

（二）压力管理

从确诊那一刻起，疾病引发的心理压力便伴随而来。在临床上，腹式呼吸训练被证明是可以有效缓解患者焦虑状况的有效方法，也是患者易于学习和掌握的方法。当患者感受到压力或焦虑时，他们自然的生理反应是呼吸变浅、加快。这种变化非常细微，患者甚至都不会留意到它。但他们可能会注意到这样的呼吸变化带来的后续影响，如头疼、胸痛、疲倦、头晕等。通过放慢呼吸，将呼吸由胸部带到腹部，大脑会认为我们是放松、平静的。大脑会将这个信息传至身体其他部位，如肌肉和心脏，随后全身开始放松。相对平静和放松的状态对于患者十分重要，特别是在他们面临困难的时候。

以下是一段呼吸练习的引导语。

为了让你的身体更为放松，请挺直后背，但也不要过于紧绷，肩膀放松，让头部、颈部和后背在一条直线上，下巴微微向内收紧，请将左手掌轻轻贴于肚脐下方，将右手掌轻轻贴于肚脐上方，如果你愿意，可以轻轻闭上你的眼睛。

想象你的肚子里有一个气球，深长、缓慢地呼吸。当你吸气时，隆起腹部，感觉气球变大；当你呼气时，腹部向内收缩，感觉气球变小，腹部变平。

吸气，感觉空气经过你的胃，让腹部的气球隆起；呼气，感觉腹部的气球逐渐泄气。吸气，呼气……感受呼吸的顺畅，感受心跳的平缓、身体的安宁。吸气，感受气息进入鼻腔、胸腔、小腹，让新鲜的空气在腹部慢慢散去；呼气，将身体中的浊气带出，让烦恼远离自己。

吸气，呼气（反复三分钟）。

现在，我们的呼吸变得均匀、顺畅、轻松。慢慢地睁开你的双眼，由近到远感受这明亮的世界。

（三）问题管理

疾病会降低人们对实际问题的应对能力。在处理问题时，他们可能会感到无助或缺乏信心，他们的焦虑或哀伤也可能影响他们有效地处理问题。"问题管理"是一种结构性策略，旨在提高患者管理和解决实际问题的能力。医务社工需要引导患者使用这个策略，并将此策略应用于他们选择的问题（通常是给他们造成最大困扰的问题）。

问题管理有列出问题、选择问题、问题界定、头脑风暴、选择和确定有帮助的方案、制订行动计划和回顾七个步骤。

（1）列出问题：列出面临的问题。

（2）选择问题：选择一个比较容易的问题。

（3）问题界定：选择问题中具有实际意义并可控的要素。

（4）头脑风暴：引导服务对象思考个人的优势、资源和支持，鼓励服务对象尽量想出多个可能的解决方案，不分好坏。

（5）选择和确定有帮助的方案：在可能的服务方案中选择最利于处理问题的方案，方案需要具有可操作性，可以选择多个方案。

（6）制订行动计划：引导服务对象制订详细的服务计划，包括日期、时间、所需的资源等。服务计划尽量详细具体。

（7）回顾：医务社工与服务对象一同讨论服务实施过程及其中遇到的问题，并计划下次行动的方案。

（四）付诸行动

患者的抑郁、焦虑和被动依赖等情绪会导致他们易疲劳、情绪低落、缺乏动力、失去活动兴趣，出现回避日常活动的想法或行动，如整理房屋、做饭、照顾孩子、工作、游泳、跑步、登山等。随着时间的推移，他们会陷入不参加活动和情绪低落的恶性循环。付诸行动策略旨在打破这种循环。不论患者情况如何，医务社工都应鼓励患者重新参与愉快、以任务为导向的活动。患者必须先行动起来，动力和正面的感觉才会随之而来。

付诸行动策略一般有以下五个步骤。

（1）介绍行动的意义和作用：通过行动激活患者的能力，促进感受的改变。

（2）邀请亲友参与：亲友鼓励、监督和帮助患者走出困境。

（3）确定可以参与的活动：引导患者选出愉快活动和日常生活任务，一方面可以激发服务对象的兴趣，让他感受到愉悦，另一方面可以提升患者的成就感。

（4）将任务分解为多个小步骤：这样可以保证患者行动能成功完成。

（5）安排任务：与患者共同商定活动进行的日期和时间，并将相关信息记录好。可以使用提醒工具提醒患者执行。

（五）社会支持

将社会系统和社会支持整合在一起的社会支持网络理论把个人和社会关系的交往看作一个关联的网络。这个网络为其中的个人提供社会支持的同时兼具向外输出能量的作用,这使得网络能够持续发展,网络中的个人能够持续获得社会资源来解决问题。社会网络强调人与人之间的关系,关注个体的主观能动性,通过社会支持网络的建设,提升服务对象的强弱关系网。构建完备系统的社会支持网络能够给予个体一定的支持,解决个人问题。①有时,情绪困扰会损伤患者获得社会支持的能力,特别是处于哀伤状态中的患者,他们经常会自我隔离。这是因为很多处于哀伤中的人认为自己不能花时间和别人在一起:他们所爱之人不在身边,与他人相处没有意义;他们认为没有人能理解自己的经历。因此,医务社工需要帮助服务对象修复或搭建社会支持网络,提升服务对象应对问题的能力。

支持网络的启用主要包括以下四个部分。

(1)梳理现有支持网络:医务社工根据患者现有信息梳理出患者现有的支持网络。

(2)链接重要资源:医务社工根据服务对象已有的支持网络的不足,链接正式资源和非正式资源,扩大服务对象的支持网络。

(3)制订行动计划:医务社工帮助服务对象按照主观意愿、难易程度、支持网络重要性三个角度制订主动求助的计划。

(4)鼓励行动:按照计划鼓励服务对象采取行动。协助服务对象家属或由社工直接代替服务对象采取行动。

(六)动态评估

患者的心理状态往往是动态起伏的,评估贯穿于医务社工服务全周期。首次评估结束后,在医务社工与患者共同工作的过程中,评估一直在进行。动态评估的目的是及时调整工作的节奏、方法,甚至目标,更好地服务于患者。对患者群体而言,动态评估尤为重要。大多数患者的心理状态受疾病的影响较大,这就需要医务社工能够及时、适时、准时为患者进行心理状态评估。

(1)及时评估:医务社工在突发状况出现时,及时对患者的心理状况进行评估,为医务人员的救治提供心理状态信息。例如,患者同病房其他病友出现抢救的情形时,患者的心理状态需要及时评估,以确定是否需要进行危机干预。

---

① 周湘斌,常英.社会支持网络理论在社会工作实践中的应用性探讨[J].中国农业大学学报(社会科学版),2005(02):80-85.DOI:10.13240/j.cnki.caujsse.2005.02.016.

（2）适时评估：医务社工根据患者计划执行情况，周期性对患者任务完成情况及服务成效进行过程评估，为下一个阶段计划的执行提供线索。

（3）准时评估：医务社工的评估应做到准时。准时评估可以引起服务对象对任务执行的重视。但需要强调的是，准时评估不应作为"强求和指责"患者的依据。通过评估发现患者出现行动受阻时，医务社工可以与服务对象共同探讨行动受阻背后的阻力因素，帮助服务对象走出困境。

四、案例

宫颈癌患者心理支持小组

（一）背景介绍

宫颈癌是最常见的妇科恶性肿瘤。近年来，宫颈癌发病有年轻化的趋势，每年我国有几十万人因宫颈癌去世。该病会对患者造成严重生理伤害，致使子宫形成不可逆损伤，造成女性不孕，导致身体多部位的病变，使患者出现腰腹酸痛、阴道出血、白带恶臭、尿频、尿血、咳嗽、胸闷、直肠出血等不同症状。该病还会对患者心理造成严重的影响，使患者出现猜疑、恐惧、悲观、抑郁、焦虑等心理。因此，从全人健康的角度出发，医务工作者不仅要治疗宫颈癌患者的躯体疾病，也要关注她们的心理健康。

湖北省肿瘤医院医务社工部自2018年成立以来，不断探索不同类型肿瘤患者及其家属的医务社会工作服务模式。依据宫颈癌患者的生理、心理特征，2021年初，湖北省肿瘤医院的医务社工开始尝试运用支持性小组的方式，帮助宫颈癌患者缓解心理压力，纠正对疾病的错误认知，增强患者的自信心、扩展生态支持网络。

（二）分析预估

1.需求分析

（1）生理需求：宫颈癌会对患者的子宫，甚至周围器官造成严重的影响，使患者出现腰腹酸痛、阴道出血、尿血、直肠出血等不同症状。同时，抗癌治疗引起的副作用也会伤害患者的身体，致使部分宫颈癌患者出现饮食、运动、睡眠等方面的障碍。

（2）心理需求：宫颈癌及其治疗对女性子宫的损伤，会使大多数患者出现女性器官缺失、身体不全的感觉，导致患者产生自己不是女性、活着没有价值等非理性信念。同时，宫颈癌患者对疾病花费及治疗效果的担忧会导致患者心理压力较大，容易出现恐惧、焦虑和抑郁症状。

（3）社会交往需求：由于宫颈癌对患者身体造成的损伤和大多数患者需

127

要接受长期治疗的特点,患者原有的人际交往模式和交往圈出现不同程度的损伤。人际关系网络的损伤如果得不到及时修复或补充,会直接影响患者的治疗效果和治疗的持续性。

2.可行性分析

湖北省肿瘤医院妇瘤科共 150 张床位,其中宫颈癌住院患者占比超过 40%。宫颈癌患者中存在心理困扰的患者占比超过 70%。她们表现出来的生理、心理和社会层面的困扰一致性较高。部分宫颈癌患者长期在医院接受抗癌治疗。以上情况使招募小组成员成为可能。同时,妇瘤科为开展小组提供的场地、设备及人员支持,为小组召开提供了物资及人员保障。最后,具有 8 年社会工作经验的医务社工为小组开展活动提供了专业保障。

综上所述,针对宫颈癌患者的支持性小组在湖北省肿瘤医院妇瘤科实施具有可行性。

(三)服务计划

1.服务目标

1)小组目的

通过小组活动减轻服务对象的恐惧、焦虑和抑郁情绪,帮助服务对象适应治疗环境,纠正非理性信念,增强服务对象的自信心,发掘服务对象自身优势及潜能,修复服务对象受损的社会支持网络。

2)小组目标

第一,通过小组活动缓解不低于 50% 小组成员的焦虑及抑郁情绪。

第二,引导小组成员相互学习,改善组员非理性信念,提升不低于 40% 组员的治疗依从性和自信心。

第三,促进小组成员间的沟通交流,修补组员社会支持网络。

2.服务策略

社会支持理论认为,服务对象拥有的社会支持网络越强大,就能越好地应对来自环境的各种挑战。个人拥有的资源又可以分为个人资源和社会资源。个人资源包括个人的自我功能和应对能力,后者是指个人社会网络中的广度和网络中的人所能提供的社会支持功能的程度。以社会支持理论取向的社会工作强调通过干预个人的社会网络来改变其在个人生活中的作用。对于那些社会网络资源不足或者利用社会网络的能力不足的个体,社会工作者致力于给予其必要的帮助,帮助其扩大社会网络资源,提高其利用社会网络的能力。

社会支持结构图如图 4-1 所示。

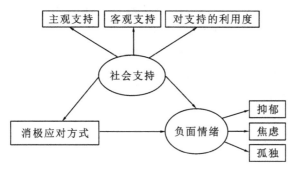

图 4-1　社会支持结构图

运用这个社会工作理论,社会工作者可以通过设置加强宫颈癌患者间的互动,增进彼此的支持,从而扩大她们对社会支持网络的利用率,帮助她们了解和学习其他组员应对生理不适、心理困扰、人际沟通障碍的方法,改变组员非理性、消极的应对方式及负面情绪状态,促进宫颈癌患者身、心、社全面发展。

3.服务程序

1)筹备期

第一步,需求评估。通过查阅资料、病房探访的形式了解服务对象需求,在此基础上进行信息的分析与处理,制订出小组工作计划。

第二步,目标确定。根据病区实际、社会工作部及服务对象的情况,明确本次小组活动的目标。

第三步,组员筛选及招募。通过问卷调查的形式筛选合适的服务对象并进行招募,将 GAD-7 和 PHQ-9 量表中显示具有轻度及以上焦虑或抑郁状况且自愿参加小组服务的被调查者作为小组成员。

第四步,工作保障。确定小组时间、场地、人员、设备及物资,确保小组活动顺利开展。

2)干预期

(1)开始阶段。制定小组规则,运用小组破冰技巧增进组员的联系,为小组营造安全、支持、不批判、互助的氛围。

(2)发展阶段。成员熟悉小组规则,适应小组环境,愿意在安全的情况下进行自我暴露,以获得其他组员的鼓励与支持,共同为实现小组目的而努力。

3)结束期

(1)回顾阶段。引导组员分享小组收获,对小组其他成员表达支持与肯定。鼓励组员将小组所学迁移到生活中。

（2）离别情绪处理阶段。在小组最后一节做小组告别。处理组员与组员、组员与社会工作者之间的情感联结。

（3）总结评估阶段。通过社会工作者自评、后测及随访的形式收集组员的反馈信息,总结经验教训来指导小组工作的改进及提升。

（四）服务计划实施过程

1. 小组内容

小组内容设计如表 4-1 所示。

表 4-1　小组内容设计

第一节

小组主题:女神节快乐

时间:2021 年 3 月 8 日

活动时间段	目的	活动内容/活动细节/注意事项	所需物资
15:00—15:05	营造节日的氛围	为组员送上小组的标识和节日的祝福	电脑、投影仪
15:05—15:10	小组介绍	介绍小组背景、目的及意义	电脑
15:10—15:20	确定团体契约	组员共同制定小组契约	
15:20—15:30	活跃现场氛围,促进组员彼此认识	暖身游戏"青蛙跳下水"	
15:30—16:00	感受音乐的力量,介绍音乐对人们的意义	欣赏音乐《between the worlds》	音响、电脑
16:00—16:10	通过分享促进组员彼此了解	分享音乐欣赏感受、放松身心	
16:10—16:20	为下一期活动收集素材,加强组员与社工的链接	收集组员最喜欢的歌曲的名称	笔、纸
16:20—16:25	维系与科室的良好关系	收集组员的反馈意见,收拾场地	反馈意见表、笔

第二节

小组主题:关于爱情

时间:2021 年 3 月 15 日

活动时间段	目的	活动内容/活动细节/注意事项	所需物资
15:00—15:05	强化小组意识,巩固组员关系	团体契约回顾	
15:05—15:15	营造放松氛围,加强组员的联系	揉肩操	
15:15—15:25	通过分享促进组员彼此了解	欣赏音乐《窗外》	电脑、音响
15:25—15:30	鼓励组员表达	分享感受	小提琴
15:30—15:45	感受爱情的力量,促进组员表达	故事分享	
15:45—15:50	促进医患沟通	诗朗诵	朗诵稿
15:50—16:00	强化组员的联系	共绘指纹树	指纹树
16:00—16:05	维系与科室的良好关系	收集组员的反馈意见,收拾场地	反馈意见表、笔

第三节

小组主题:关于医患情

时间:2021 年 3 月 22 日

活动时间段	目的	活动内容/活动细节/注意事项	所需物资
15:00—15:05	强化小组意识,巩固组员关系	团期契约回顾	
15:05—15:15	营造放松氛围,加强组员的联系	揉肩操	

续表

活动时间段	目的	活动内容/活动细节/注意事项	所需物资
15:15—15:25	促进组员放松心情	音乐欣赏	小提琴
15:25—15:30	促进医患沟通	护士与组员合唱《牵手》	电脑、音响
15:30—15:40	病友相互支持	诗朗诵	朗诵稿
15:40—15:55	促进组员交流,获得支持	写小卡片《快乐源泉小瓶子》	小卡片
15:55—16:05	强化组员的联系	共绘指纹树	指纹树
16:05—16:10	维系与科室的良好关系	收拾场地	

第四节

小组主题:关于友情

时间:2021 年 3 月 29 日

活动时间段	目的	活动内容/活动细节/注意事项	所需物资
15:00—15:05	强化小组意识,巩固组员关系	团期契约回顾	
15:05—15:15	营造放松氛围,加强组员的联系	萝卜蹲	
15:15—15:25	促进组员放松心情,引出下一个主题	欣赏音乐《永远是朋友》	电脑、音响
15:25—15:50	回顾与好友的情感故事	画出朋友的画像	笔、纸
15:50—15:55	促进组员交流,重温朋友陪伴的力量	合唱《朋友》	音响、电脑
15:55—16:05	强化组员的联系	共绘指纹树	指纹树
16:05—16:10	维系与科室的良好关系	收拾场地	

续表

第五节

小组主题:关于亲情

时间:2021 年 4 月 7 日

活动时间段	目的	活动内容/活动细节/注意事项	所需物资
15:15—15:20	强化小组意识,巩固组员关系	团期契约回顾	
15:20—15:30	营造放松氛围,加强组员的联系	萝卜蹲	
15:30—15:40	促进组员放松心情,引出下一个主题	欣赏音乐《花儿为什么这样红》	小提琴
15:40—15:45	营造氛围	欣赏《时间都去哪了》	电脑、音响
15:45—16:05	促进组员交流,回忆人生经历和亲人的陪伴	时间故事、小组结束预告	笔、纸
16:05—16:10	强化组员的联系	共绘指纹树	指纹树
16:10—16:20	维系与科室的良好关系	收拾场地	

第六节

小组主题:关于"我"

时间:2021 年 4 月 12 日

活动时间段	目的	活动内容/活动细节/注意事项	所需物资
15:00—15:10	重温往期故事	播放往期活动视频	PPT、电脑
15:10—15:20	加强医患交流	护士观察	
15:20—15:35	促进组员相互支持与关怀	优点轰炸	

活动时间段	目的	活动内容/活动细节/注意事项	所需物资
15:35—15:45	鼓励组员彼此交流、发掘自己的优势、发掘身边的力量	社工观察	
15:45—15:50	回顾小组过程,做小组告别	小组总结	
15:50—15:55	加强组员的联系	颁发小组纪念	小组纪念证书
15:55—16:05	强化组员的联系	共绘指纹树	指纹树
16:05—16:10	加强组员感情交流	牵手唱《难忘今宵》	电脑、音响
16:10—16:20	维系与科室的良好关系	收拾场地	

2.小组问题预估及对策

预估问题一:由于组员治疗周期的差异性,招募稳定组员较为困难,直接影响小组成效。

对策:①延长招募周期;②控制小组成员数量,组员人数控制在8～10人。

预估问题二:组员的地域差异造成的沟通成本增加及可能出现的组员间的矛盾。

对策:根据需要链接志愿者帮助沟通,同时做好小组规则的制定及引导工作。

(五)总结评估

1.评估方法

量表法:运用GAD-7焦虑自评量表和PHQ-9抑郁自评量表前后测结果比较评估小组成员心理压力缓解程度。

访谈法:通过访谈的形式收集组员对小组活动时间、场地、内容,以及社会工作者专业性等的反馈信息。

自评法:社会工作者自评,反思小组筹备、执行及总结阶段的分工、配合、应急处理等方面的问题及改进措施。

2. 评估过程

小组前测：社会工作者共发放问卷 20 份，收回有效问卷 15 份，10 名小组成员均参与了问卷调查。小组后测：社会工作者发放问卷 10 份，收回有效问卷 10 份。采用的量表是 GAD-7 焦虑自评量表和 PHQ-9 抑郁自评量表。

小组结束后，社会工作者运用访谈法对全部组员进行了访谈，收集了组员对小组时间、场地、工作人员专业性、服务内容的满意程度及服务效果达成情况的反馈情况。

每节小组结束，社会工作者均会组织活动组织者进行复盘，讨论每节小组的完成情况、成员表现及改进意见等内容，保障小组更好地服务于小组成员，实现小组目标。

3. 评估结果

1）前后测结果

前测阶段，10 名组员的焦虑测量结果显示，8 人呈现轻度焦虑，2 人呈现中度焦虑，阳性症状组员占参与测量组员的 100％；10 名组员的抑郁测量结果显示，5 人呈现轻度抑郁；2 人呈现中度抑郁，阳性症状组员占参与测量组员的 70％。

后测阶段，10 名组员的焦虑测量结果显示，呈现轻度焦虑的有 4 人，呈现中度焦虑的有 1 人，阳性症状组员占参与测量组员的 50％；10 名组员的抑郁测量结果显示，呈现轻度抑郁的有 3 人，前测阶段的 2 名中度抑郁组员转为轻度抑郁，阳性症状组员占参与测量组员的 30％。

心理测量前后测阳性症状对比图如图 4-2 所示。

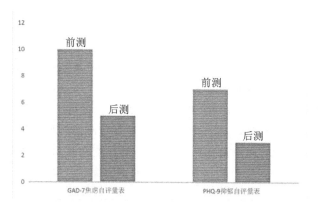

图 4-2　心理测量前后测阳性症状对比图

对比分析前后测结果发现，小组活动对舒缓组员焦虑和抑郁状况有较为显著的作用。

2）访谈反馈信息

医务社工通过访谈了解到，组员对小组的场地、内容、社会工作者的专业总体评价均很满意。超过一半的组员反馈通过小组认识了新的朋友，从小组中学到了很多应对治疗过程中生理和心理不适感的方法，对自身病情和身体的变化的认知变得更加积极和乐观，对治疗也更有自信心了。

3）社会工作者自评

在小组筹备阶段，社会工作者分工配合良好，但是在组员招募过程中对招募困难预估不足，最后在科室护士们的帮助下完成了组员的招募工作。在执行阶段，社会工作者应科室服务需求，及时调整了小组活动计划，吸纳护士参与小组，增进了医患沟通，取得了良好的效果。在总结阶段，社会工作者分工协助，配合默契，保证了小组的成效的达成。

总体而言，社会工作者分工配合默契，能够及时处理小组中出现的突发状况。社会工作者在小组中很好地发挥了引导者、教育者、协调者的专业角色，体现了社会工作者应有的专业性。

（六）专业反思

1.发挥医务社会工作服务平台功能，建立多方联动服务机制

医务社工在改善医患关系，提升患者服务依从性，促进患者身、心、灵健康中发挥着重要的作用。医务社会工作者开展的小组服务是普及宫颈肿瘤相关知识和促进医患沟通的重要场域。在小组设计环节，医务社会工作者可以增设宫颈肿瘤科室医护与患者的互动内容，加强组员对疾病、医务人员的认识。同时，医务社会工作者可以邀请癌症康复会中的宫颈癌康复志愿者参与小组，通过志愿者现身说法的形式鼓励组员建立治疗信心，为组员提供康复及生活建议。

医务社会工作者主动搭建由家属、医生、护士、志愿者、病友和医务社会工作者的社会支持网络将能更好地服务患者。

2.培养、打造小组服务项目化的意识，形成品牌化的运作模式

宫颈癌患者出现的生理、心理和社会层面的问题具有普遍性和特异性。普遍性是指大多数宫颈癌患者问题的相似性。特异性是指宫颈癌与其他疾病的差异致使患者在行为和心理上表现的病种特征。患者为女性，情感表达诉求高，致病原因较集中。因此，医务社会工作者要有服务项目化的意识，把成功的小组工作形式不断打磨，形成服务宫颈癌患者的特色品牌，长期可持续地执行和推广，以便惠及更多宫颈癌患者。

第二节　医务社会工作介入医患沟通

一、医患关系现状

医患关系是社会矛盾关系的一种,在不同国家,不同文化背景下有不同的呈现形式。近年来,随着我国经济、社会、文化的快速发展,人民群众在就医过程中的依法维权意识不断增强,对知情同意权的维护越发重视,对治疗方案的选择也极其看重。在此背景下,我国医患关系正朝着深度化、复杂化,矛盾尖锐化的方向发展,紧张的医患关系越来越多,严重影响了正常的医疗秩序,阻碍了医疗事业的健康可持续发展,扰乱了社会基本生活秩序。导致医患关系紧张的因素众多,其中最重要的因素是医患之间缺乏沟通、缺乏信任。希波克拉底曾经说过,比了解疾病更为重要的是了解患者。[①] 现实中,医生往往由于工作压力过大,无暇全面了解患者疾病外的需求,这使得患者极易产生被忽视的感觉而出现心理落差,这时通过引入第三方社会工作调解机制,分担医生压力,促进医患沟通,能够很好地帮助医患双方建立彼此信任、和谐融洽的医患关系。

二、医务社工介入医患关系的作用

(一)相关概念

医患关系是社会关系的一种,是医生和患者在诊疗活动中自然形成的。著名医史学家西格里斯曾经说过:"每个医学行动始终涉及两类当事人,即医生和患者,或者更广泛来说,医学团体和社会,医学无非是这两群人之间多方面的关系。"狭义上的医患关系是指医疗诊疗过程中医生和患者直接的互动关系。广义上的医患关系是指以医生为代表的专门从事医疗实践活动的医方(医生、护士、医院行政管理员、后勤保障人员)与以到医疗机构就诊

---

① 王锦帆,尹梅.医患沟通[M].北京:人民卫生出版社,2013:2-3,14.

的患者为中心的患方(患者、家属、亲戚、朋友)的人际互动关系。[①]

对于冲突的概念,学术界尚未形成一致的看法,从冲突的本质来说,冲突是指人们因观念、认知、权利和利益等方面未能达成一致而产生的斗争。冲突不仅包含斗争的过程,而且包含斗争前思想、情绪和态度上的斗争状态。

医患冲突是指在医患双方在诊疗、护理过程中,为了自身利益,对某些医疗行为、方法、态度及后果等存在认识、理解上的分歧以致侵犯对方合法权益的行为。[②] 医患冲突的表现形式主要有冲突过程中冷漠的态度、激烈的言语矛盾、肢体上的摩擦,甚至针对医护人员的人身伤害和极端攻击行为等。

(二)医务社会工作在医患关系中的功能定位

郭永松认为,医务社工应该充分发挥协调者的角色,将促进医患沟通作为医务社工介入医患关系的核心工作方向,促进医患共同前行,可以采用"服务—沟通—调解—发展"的工作思路。在实际过程中,医务社工的主要工作内容有以下几点:一是运用社会工作专业知识和方法,充分链接各类资源来改善,甚至解决患者及家属存在的社会、心理问题;二是搭建医患沟通服务桥梁,畅通医患沟通路径,保障医患信息准确、及时,以确保医疗服务的高效进行,防范医患矛盾的产生和激化;三是当医患冲突发生时,医务社工要第一时间介入,协助医患冲突调解部门及时分离医患冲突双方,充分收集掌握医患矛盾冲突情况,寻求可行的冲突解决方法和途径,避免医患冲突进一步激化;四是为患者及其家庭链接社会资源,使其安心接受诊疗服务。具体而言,医务社工在医患关系中有以下几个功能。

(1)促进医患沟通。医患双方关于治疗信息的不对称是导致医患冲突的重要因素之一。在医疗实际中,医生由于工作繁重,往往没有时间与患者进行细致深入的沟通,无法掌握患者医疗以外的信息;患者没有充分的时间表达或无法清晰地表达自己的问题和困惑。医患沟通不充分的情况普遍存在。医务社工可以充分发挥自身在医疗信息、人文关怀过程中的优势,充分发挥医患沟通的桥梁作用,向患者传递医疗信息,安抚患者的情绪,向医生

---

① 刘继同.构建和谐医患关系与医务社会工作的专业使命[J].中国医院管理,2006(03):15-18.

② 胡月.公立医院应对暴力伤医的危机管理研究[D].北京理工大学,2015.

提供患者的有价值的社会心理状态信息,保障医患沟通的高效和温暖,预防医患冲突的发生。

（2）缓解患者及家属的社会心理困扰。从患者入院诊疗那一刻起,患者的身心状况已经受到影响,躯体的疾病除了造成身体的痛苦外,还会带来心理上的创伤和社会支持系统的崩坏。医护人员虽然可以为患者提供医疗服务,但鲜有余力照顾患者和家属心理社会层面的需求。这个场域正是发挥医务社工专业优势的场域,医务社工可以针对患者的社会心理状态提供有针对性的心理疏导和社会支持服务,保障患者医疗活动的有序进行。

（3）为患者提供法律信息支持。医患冲突产生的原因除了医患治疗信息差外,另一个重要的因素便是医患法律知识的匮乏。因此,在预防医患冲突产生的过程中,向医患双方普及法律知识也是医务社工的重要工作内容。普法工作一方面可以保护医患双方的合法权益,另一方面能起到引导规范医疗、营造良好医疗秩序的作用。在医患冲突发生后,法律的底线作用是逐步避免医患冲突升级,避免极端伤医、伤人现场的出现。

三、医务社工介入医患纠纷

医患双方的权利冲突是医患冲突的本质。当前,我国医患冲突呈现的主要特点是起因复杂多样、发生频率高、调解难度高、社会影响恶劣。医患冲突的起因涉及疾病的诊疗过程与诊疗结果、医护人员的服务态度、医疗保障公平性等多方面,医患冲突的问题呈现更是涉及医患权利问题、人格尊严问题、道德法律问题等多方面,在医患冲突发生时仅靠医护人员已很难妥善处理医患冲突,医务社工的介入成为必然。

医务社工介入医患冲突的过程是社会工作者运用专业知识和方法维护正常医疗秩序、保障医患双方权利、推动医疗体制建设的过程。医务社工通过链接各类资源、开展各类医疗、法律科普工作对潜在的医患冲突起到很好的预防作用;通过参与医患沟通的方式,减轻了医患的沟通成本,提高了医患沟通的效率,维护了和谐的医患关系;通过及时介入医患冲突,降低了医患冲突激化的可能性,为解决医患冲突提出了全新的解决思路和方法。在医务社工介入医患冲突的实践中,有学者提出了医患关系发展分为"契约期""磨合期""冲突期",以及"善后期"的观点,[①]并在此基础上展开描述了各

---

① 晏雪鸣,郑平安.医患关系及纠纷的社会学轨迹寻绎[J].医学与社会,2006(07):43-46.

个阶段医务社工的工作内容。

1. 社会工作介入医患关系"契约期"

医患关系的"契约期"是医患关系的第一个阶段。在这个时期,患者初到医院,对医院、医生及诊疗过程是陌生的,他们往往带着较高的期望来到医院,一部分人对整个医疗过程均持怀疑的态度且出现不配合诊疗的行为和情绪状态。在这个阶段,医务社工的主要角色是发现者、倾听者、言传者以及咨询者。医务社工的角色任务:主动发现就医患者,为其提供准确的就医指导服务;疏导就医患者的心理压力,解答就医过程中存在的各类问题;收集就医患者的生理、心理、家庭和社会信息,帮助医护人员全面了解就医患者的身心状况;为贫困就医患者提供各类政策资源信息,帮助链接各类慈善资源,减轻贫困就医患者的经济压力。在"契约期",医务社工工作的正常开展对促进医患沟通、预防医患冲突的发生很重要。

2. 社会工作介入医患关系"磨合期"

医患关系的"磨合期"是医患关系的第二个阶段。在这个阶段,医患双方围绕疾病的诊疗进行沟通。当医患双方对诊疗过程保持一致性时,医患关系是和谐的,后续的治疗将正常进行;当医患双方对诊疗过程出现不同的看法时,医患关系往往有走向冲突的可能性。在这个阶段,医务社工的主要角色是倾听者、咨询者、辅导者、沟通者与协调者。医务社工的角色任务:及时倾听患者及其家属对治疗的看法和反馈意见,将相关信息及时反馈给医护人员;收集患者在治疗过程中的问题,对能够回答的问题及时提供信息支持,对无法直接解答的问题,及时反馈给专业人士进行解答;链接各类社会资源帮助患者解决治疗过程中的心理、社会层面的问题,帮助患者安心接受治疗;促成医患沟通,维护良好的医患关系。

3. 社会工作介入医患关系"冲突期"

医患关系的"冲突期"可能发生在患者诊疗前、治疗中和康复这几个阶段中的任一阶段。"冲突期"是医患双方开始发生纠纷到纠纷解决的过程。在这个时期,医患纠纷往往较为激烈,患者及其家属大多情绪激动、行为偏激,医护人员则容易陷入情绪崩溃状态。在这个时期,医务社工主要扮演调查者、协调者、保护者、公关人员等角色。角色任务:降低医患双方的情绪压力,帮助患者及其家属调整心态,预防极端行为的产生,保护医护人员人身安全;收集医患纠纷发生前后的过程信息,全面收集可能的因素,分析医患纠纷发生的原因,向管理部门提供医患纠纷调查信息和分析资料,保证医患冲突的公正处理;在处理医患纠纷的过程中,医务社工要努力保护双方的权益,在发生医疗事故和医疗差错时,帮助患者获得适当的医疗赔偿与医疗保险,协助医护人员获得职业风险保险机制的保护;[①]在医患双方协商处理医患纠纷的过程中,医务社工的主要任务是保持中立,为医患双方提供准确的法律信息,必要时做好相应的记录工作,以备管理部门的审查。

4.社会工作介入医患关系"善后期"

医患关系的"善后期"的到来标志着医患冲突和医疗行为的彻底结束。在这个时期,医务社工主要扮演支持者、公关人员以及决策参谋者的角色。角色任务:为患者及其家属提供出院、离院或转院指导,让其感受到医院的人文关怀服务,降低医患双方的对立,加强与大众传播媒体的沟通,引导舆论公正客观地报道事实;总结经验,制订促进医患沟通、改进医德医风的计划与措施,努力构建和谐医患关系。[②]

四、案例

肺癌患者医患冲突个案管理服务案例

(一)背景介绍

林爹爹,74 岁,2020 年 5 月 25 日入院接受治疗,经诊断为肺小细胞癌。患者为"孤寡老人",无人照护,独自在医院接受治疗。2020 年 6 月 1 日,护士长将患者转介给社会工作者,希望社会工作者能为患者提供购药等便民服务。经过进一步跟进,社会工作者发现患者对治疗效果存疑,患者认为穿刺时存在医疗事故致使自己身体状况变差,而且认为医护人员因自己是孤老而虐待自己,故意在打针、开药时糊弄自己,因此,患者对医护人员态度恶劣,以至于患者治疗时需要保安陪同。

(二)分析预估

1.服务对象生态系统分析

生态系统理论主张要理解个人生活功能的发挥状况,就要从个人与其所在环境中的不同层次之间的关联系统切入。生态系统理论认为,个人所在的各个系统层次是一个层层相扣的巢状结构,大致可以分为微观系统、中观系统、宏观系统三个系统,如图 4-3 所示。

1)微观系统

生理层面:服务对象 74 岁,腿脚不便,需持拐杖出行;因受疾病发展影

---

① 莫藜藜.医务社会工作[M].台北:台北桂冠图书股份有限公司,1998.

② 沈俊民.和谐医患关系 重视公共关系建设[J].医院管理论坛,2006(06):56-57.

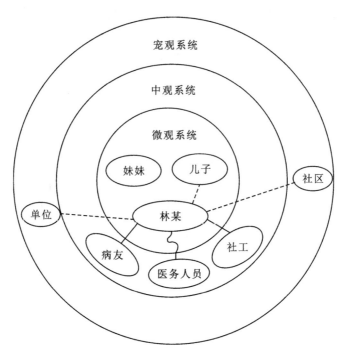

图 4-3 服务对象生态系统图

响,身体状况不佳,咳嗽、气喘较严重。

经济层面:服务对象退休前在某国企上班,退休收入可观,经济状况较好。

心理层面:个人性格方面,服务对象较为固执、敏感且易怒,较难与他人建立信任关系,情绪起伏也比较大。一方面,服务对象对疾病、死亡有一定的恐惧,对疾病的发展情况处于否认阶段,不愿意正视病情的发展;另一方面,服务对象存在非理性信念,如"钱可以解决一切问题""医护因为我是孤老虐待我"。

社会层面:服务对象长年独居生活,未婚育子,但并未亲自抚养儿子,亲子关系疏离。服务对象有四个妹妹,关系较为疏离,彼此来往较少。服务对象入院时刻意隐瞒相关信息,告知院方自己是孤寡老人。服务对象已经退休,原单位改制,与单位交集不多。

2)中观系统

初期,鉴于患者独自一人在医院接受治疗,出于对患者的仁者之心,医护都很关爱服务对象。主治医师曾利用午饭时间陪同服务对象做检查,护士也经常帮助服务对象购买生活必需品。因质疑穿刺过程的规范性,服务对象对医护的态度较差,多次对护士出言不逊,甚至有攻击行为。服务对象对治疗的依从性不高,不遵医嘱服药。医护人员害怕之余仍然以诚相待。

3)宏观系统

与服务对象关系较为密切的宏观系统主要为服务对象所在社区。社会工作者联系服务对象所在社区了解到服务对象为社区租户,家中凌乱不堪,摆设杂乱,而且服务对象经年累月以泡面等方便食品为主要食物。社区对服务对象较为关心,曾多次上门访问,表示后续愿意为服务对象提供必要的帮助。服务对象退休前在国企工作,有退休办和工会可以提供些许支持。

2.服务过程基本系统分析

采用系统观点,服务过程中各要素的组合概括为"四个基本系统",即改变媒介系统、服务对象系统、目标系统和行动系统。

1)改变媒介系统

改变媒介是指在改变过程中促使服务对象改变的媒介:一是医务社会工作者,医务社会工作者应给予服务对象人文关怀和必要的帮助,改变服务对象的非理性信念,促使其改变;二是医护人员,医生和护士应以高容忍度和耐心对待服务对象,给予服务对象支持;三是社区,社区应给予服务对象相应的支持和帮助。在改变媒介系统所做的变迁努力中,社会工作者与系统中的其他专业人士形成行动团队共同工作。在这个团队中,社会工作者是负主要责任的主要改变媒介。

2)服务对象系统

服务对象系统是社会工作的直接受益人。在该服务系统中主要有现有服务对象、潜在服务对象两类服务对象。现有服务对象即服务对象,潜在服务对象为医护人员。医护人员在与服务对象接触的过程中,不仅承担着较大的心理压力,还承担着医务部和同事的压力。

3)目标系统

目标系统是指为达到改变目的而被改变与影响的系统。该案例主要涉及四个目标系统:一是服务对象;二是医护人员;三是服务对象家属;四是社区。

4)行动系统

行动系统是指与社会工作者一起工作,实现改变目标的人。该案例主要有四个行动系统:一是医务社会工作者;二是医护人员;三是社区;四是服务对象家属。

（三）服务计划

1.服务目标

1）总目标

总目标是为服务对象提供便民服务，帮助服务对象在医院安身、安心；帮助服务对象与医护人员有效沟通，缓和医患矛盾，更正服务对象的非理性信念以及对医院的错误认知；促使服务对象个人系统与外部系统积极互动，提升服务对象自主解决问题的能力，进而促进服务对象社区康复。

2）具体目标

具体目标包括以下几点：

①为服务对象提供购药等便民服务，帮助服务对象积极接受治疗，稳定病情；

②帮助服务对象与医生、护士积极有效沟通，缓解医患矛盾；

③帮助服务对象矫正"人是自私的""钱是万能的"等非理性信念，使服务对象愿意接受医生的治疗方案以及家属的照顾。

④与服务对象所在社区取得联系，结合社区力量为服务对象提供服务。

2.服务策略

在服务实施过程中，社会工作者主要采取以下三种服务策略。

（1）危机介入。针对服务对象与医生护士的恶劣沟通现状，与医生、护士、服务对象交谈得到最接近真实情况的事实资料，在所得资料的基础上，制订相应的计划缓和激烈的医患矛盾。

（2）帮助服务对象更正非理性信念，改变错误认知。服务对象不认可医生的治疗方案，没有采用疗效最好的药物治疗，拒绝接受治疗；服务对象认为医院是包治百病且药到病除的，不愿意承认有些病是治愈不了的；服务对象认为钱是万能的，钱可以解决一切事情，在社会工作者为其提供帮助时，坚持要用钱财感谢社会工作者，觉得人与人之间并没有无私的帮助，只有利益关系。

（3）促使服务对象与外部系统良性互动，帮助服务对象与医护人员、家属有效沟通，纠正不合理的认知，从而改变现状。

（四）服务计划实施过程

1.服务初期：建立专业关系，明确服务对象需求

服务对象为医护人员转介的服务对象，服务对象本人对社会工作者提供服务持保留态度。在与服务对象初次接触前，社会工作者分别与服务对象的主管医生和管床护士进行了交谈，了解了服务对象的病情状况、医生的

治疗方案,以及服务对象入院以来的生活作息等状况。医护人员专门提醒社会工作者在介入时务必保障自己的安全。在了解到服务对象的病历以及他人口述信息的前提下,社会工作者开始与服务对象进行第一次会谈。社会工作者先进行了一个简短的自我介绍以期打消服务对象的疑虑,但服务对象本人一直秉承"人是自私的"的思想观念,对社会工作者始终保持戒心。社会工作者了解到服务对象由于腿脚不便且无人陪护,帮他代购生活必需品。

服务对象提出自己便秘严重,担心药物有副作用,想通过食疗缓解症状,希望能购置一个小型电饭煲煮绿豆汤来食疗,社会工作者委婉回绝,告诉他医院规章制度不允许这样做,表示愿意帮他找代加工的店铺,后来未找到代加工店铺,社会工作者便提出自己可以帮忙加工。在提供了代为购物、加工绿豆汤的服务后,服务对象开始慢慢信任社会工作者。至此,社会工作者与服务对象建立了专业关系、达成服务共识。

2. 服务转折期:积极有效沟通,缓解医患矛盾

服务对象因治疗需要做肺部穿刺,不巧穿刺后他开始咯血,服务对象坚持认为是穿刺时发生医疗事故导致的。经过会诊和相关专业判断,咯血是肺癌病程发展的症状,并不是医疗事故。服务对象因不信任医生治疗方案且固执己见,不按医生建议用药,甚至要求停药,致使病情得不到有效控制,病情加重,服务对象更加不信任医生以及医院。在护士为其打针期间,因感觉打针太痛,服务对象殴打、谩骂护士,辱骂医生。医务科介入后,服务对象觉得这是医院在"欺负"自己,与医护人员的矛盾进一步激化,甚至有"我反正多活一年少活一年都无所谓,我死也要拉一个垫背的"等反社会话语。个别护士进病房前手脚发麻,在为其打针时需要做较长时间的心理工作。医生在查房过程中深感无奈。针对此情况,社会工作者对服务对象及医护人员分别进行了介入。

1)对服务对象的介入

为了帮助服务对象改善与医生、护士的紧张关系,针对两者的信息不对称进行有效调整,在与服务对象的日常接触中,社会工作者观察到服务对象比较敏感,情绪不稳定。社会工作者运用专注与倾听的技巧,用心聆听了服务对象传达的信息,在沟通过程中尽量以分享为主,避免其感受到被说教引起逆反情绪。服务对象认为护士故意虐待自己导致跑针起包让自己受疼。社会工作者运用同理心的技巧,向服务对象表达了关心,如"您每天都要打针一定很不舒服"。待服务对象的情绪逐渐稳定下来,社会工作者详细为他

解释了留置针的好处,他决定采用之前一直拒绝的留置针。同时,社会工作者说:"今天打针的时候我也在,我看那位护士在特别认真地看您的血管,我们年纪大了以后,血管不是特别清楚,所以有的时候护士会出现失误,但她们绝对不是故意的。给您打针失误的时候,她们也真的特别害怕,害怕您不舒服,害怕您生气。"

服务对象对肺穿刺存疑,社会工作者联系医技科医生和主治医生为服务对象做相关科普,收集相关的案例情况,邀请同病区其他病友现身说法,服务对象慢慢接纳了病情发展而非穿刺导致咯血的说法,同时对自己的治疗也开始有信心了;针对护士的护理问题,服务对象担心护士打针技术与言语态度,可以让有经验的护士为他提供打针服务,以更真诚的态度面对服务对象,为服务对象提供有效、及时的护理,缓解护患矛盾。

经过与服务对象的几次会谈,服务对象的情绪稳定了下来,承诺不再打骂医护人员并选择配合医生的治疗。

2)对医护人员的介入

服务对象的管床医生和护士在该阶段也受到了较大的影响。真诚的关心与照护并没有换来理解与配合,服务对象的不理解、言语上的谩骂、行为上的恐吓使得医护人员既惶恐又伤心无奈;同事对此事的详情并不是特别了解,只是单纯地认为医生和护士的处理有问题,也给了他们较大的朋辈压力,医护人员觉得不被理解,有苦难言。

社会工作者先运用支持性技巧,专注地倾听医护人员的诉说,并对医护人员给予了理解、同理与鼓励,让他们感受到被接纳,尽情地宣泄负面情绪。社会工作者又尝试运用影响性技巧,抛出一个新的角度来解读服务对象的行为。"他刚确诊不久,还处于否认阶段,不愿意相信自己得了癌症,更不愿意相信自己的病情已经发展到了咯血的地步,他可能是想欺骗自己,所以一直将自己咯血归咎于穿刺失误。他的虚张声势也许只是为了掩饰他内心的恐惧和不安。"

在和医护人员进行了几次会谈后,医护人员的情绪也得到了一定缓解,也掌握了一些与服务对象相处的技巧,在打针的时候更加谨慎,更主动地与服务对象攀谈。

3.服务中期:协助服务对象建立理性信念,促使其以积极的心态面对生活

社会工作者在某次查房的过程中,发现服务对象因为肠胃不适排便不畅,做了灌肠,因控制不住括约肌,大便排到了床上,一直延伸到去卫生间的

地板上,因为当时清洁工已经下班,病房里臭气熏天。社会工作者没有丝毫嫌弃,反而关心他的身体,帮忙找护士要尿不湿和隔尿垫,协助打扫、整理病房,服务对象对社会工作者表达了谢意,说自己以为社会工作者只是医院派过来做做面子工作的,没有想到社会工作者居然真的关心自己。这些人文关怀对拉近社会工作者与服务对象的距离起到了至关重要的作用,服务对象将社会工作者当作自己的家人来看待。服务对象有着极度自我的思维方式,不考虑他人的感受,至此,服务对象开始不排斥与社会工作者的沟通。

服务对象具有偏激的思维模式,固有一套待人接物方法,认为钱是万能的,有钱可以解决一切事情。每次服务完之后,服务对象都要强调给社会工作者一笔钱来感谢社会工作者。社会工作者运用理性情绪疗法引导服务对象改变认知,通过与非理性信念对比,让服务对象认识到人与人之间的关系不仅是依靠钱来维系的。"爹爹,我为您服务是我的工作,您不需要给我钱,而且我有单位给我发工资。每次来跟您聊天,您分享的人生经验对我也很有帮助,我们像朋友一样,如果您再塞钱给我,我会不高兴的。"经过社会工作者的努力,服务对象认识到了非理性信念给自己带来的消极影响,明白需要转变旧有的思维方式重新面对人际关系。

社会工作者通过后续的介入协助服务对象逐渐建立理性信念,以积极的心态面对生活。社会工作者继续巩固,使事情往好的方向发展:首先,引导服务对象正确看待病情发展,使他认识到病情是已经发生的、不可改变的,与其消极应对不如积极改变;其次,帮助服务对象认识自身的资源,虽然患病,但是经济状况良好,可以接受较好的治疗,后续各方面也有保障。

服务对象对人际关系的非理性信念及自身患病后的悲观情绪状态逐渐得到缓解,开始以积极的心态面对生活,慢慢变得耐心听别人解释,也不再总是将"给你钱"挂在嘴边,能够感受到他人的善意,愿意积极配合治疗。

4.服务中后期:链接多方资源,改善服务对象生态系统

首先,社会工作者帮助服务对象加强与医护人员、病友的互动。端午节时,服务对象赠送社会工作者粽子,社会工作者与其沟通能否分享给医护和病友,促进良性互动;邀请他参加病友小组,降低他的孤独感,增强认同感,通过其他病友分享的信息,让他找回信心与能力。

其次,社会工作者通过联系服务对象的单位,了解到服务对象并非孤寡老人,而是有家属的。据社会工作者了解,服务对象有四个妹妹,还有一个儿子(由服务对象的姑姑抚养)。服务对象本人不太愿意由家属照顾,且自身认知使他较难处理亲密关系,因此与家人较疏离。社会工作者与家属积

极联系,与服务对象家属进行有效会谈,让服务对象得到家属照顾,感受亲情,逐步修正"用钱可以解决一切问题"的错误观念。

最后,社会工作者联系服务对象所在社区的相关人员,告知林某现在的情况,寻求他们的支持与关心。社区社会工作者与网格员主动联系服务对象,期待他早日回到社区,服务对象感受到来自社区的关心,逐渐接受互相支持的互助理念。

经过社会工作者的介入,服务对象的行为有了很大改变,停止了辱骂、诅咒医生、护士的行为,双方能够有效沟通;服务对象的卫生问题也有了很大改善,病房里基本保持清洁,与病友的相处也较为融洽;服务对象的家属也过来为服务对象提供照护,使他感受到来自家人的温暖。

5.服务后期:消除服务对象的后顾之忧,协助其平稳出院

服务对象阶段性治疗结束,但是他并没有做好出院准备,社会工作者了解到他对出院后的担心,主动联系社区,与社区社会工作者做好相应对接工作。因其身体不适,社会工作者提前帮其收集氧气瓶、医护床和护工的资料,让其返回社区后的生活更安心,甚至主动收集市内公办及民办医养机构信息,让他能够得到更好、更全面的照护。服务对象的顾虑打消之后,欣然接受了出院安排。社会工作者协助服务对象及家属与医院做好出院手续办理事宜,同时在医护人员的指导下为其做好出院计划,包括日常照顾与护理注意事项等,提醒其注意及时复诊。做好告别,处理离别情绪,双方沟通确认结案。结案后,社会工作者也对其进行了每月一次、共计三个月的电话随访。

(五)总结评估

1.评估方法(从服务对象自身感受与社会工作者观察、访谈两个角度进行)

服务对象在个案结束评价量表中对自己个人的改变进行了评分,如表4-2所示(1~10分,1分为完全不同意,10分为完全同意)。

4-2　服务对象个人的改变评分

序号	内容	评分
1	用药依从程度	8
2	非理性认知的转变	7.5
3	家庭关系缓和程度	7.5

续表

序号	内容	评分
4	与医护人员的关系缓和程度	8
5	个人卫生情况转变	8
6	情绪控制程度	7.5

1)服务对象的变化

用药方面:服务对象从一开始的不积极接受治疗,自主决定打针时间、吃药计划变为后来的谨遵医嘱、积极接受治疗。

认知方面:服务对象从一开始的用钱可以解决一切问题的非理性信念,变为后来的相信人间真情,相信有无私帮助;从一开始社工帮助其购买生活用品后提出用钱来感谢,变为后来真诚地感谢社工,认可社工的价值。

社会方面:在个案服务前,服务对象与家属处于疏离状态;家属有限次数的探访与无效沟通变为后来的贴身陪护与有效沟通,双方可以做到理解与陪伴;服务对象对家属的态度与之前相比有了显著变化;服务对象与病友可以正常沟通交流。

2)目标达成情况评估

(1)帮助服务对象与医生、护士缓和关系,达到有效沟通。社会工作者通过多方协调,将三者互相的需求与期望折中,让三者做有效调整。在介入后期,多方能够做到有效沟通。

(2)帮助服务对象缓和与家属的关系。在社会工作者介入之前,服务对象与家属的关系基本处于疏离状态,服务对象抗拒家属陪护,倾向于请护工而不愿麻烦他人。在介入后期,服务对象接受护工和家属轮换照顾的形式,与家属的关系得到缓和。

(3)帮助服务对象养成良好的用药习惯,规律服药、打针。从跟进服务对象用药的情况以及服药后的症状表现来看,服务对象能够不以个人意志凌驾在医生处方之上。

(4)帮助服务对象更正非理性信念。在社会工作者介入初期,服务对象固有"钱是万能的""用钱可以解决一切问题"的观念。介入后期,服务对象相信人与人之间可以有温情、有真诚,一些非理性信念有了明显的改善。

2.介入成效评估

1)社会工作者自评

在服务中,社会工作者以生态系统理论为依托,抛弃传统的"问题视角"去看待服务对象。在初次接触此案例时,社会工作者拒绝将服务对象、护士与医生三方当作有问题的人,而是以发展的视角来看待,相信三方是由于信息的不对称导致沟通出现问题,最初将三方定为访谈对象,通过与三方的访谈来收集资料。

首先,社会工作者与服务对象的主治医生取得积极联系,了解服务对象的病情发展、病情治疗状况;其次,社会工作者通过服务对象主管护士了解服务对象入院以来的生活状况及家庭情况;最后,社会工作者从与服务对象初次见面到建立关系再到提供专业服务,都是在对服务对象的客观资料了解的基础上,对服务对象所面临的困境做主观分析与介入。在服务期间,服务对象从一开始诅咒、辱骂护士、医生、医务科相关人员变为介入中期态度和缓、主动收拾病房卫生,再变为后期与家属关系缓和、平稳出院,基本的服务模板已达成。

在开展肺癌患者(肿瘤患者)个案服务时,社会工作者不仅要做服务对象本人的康复工作,而且要促进患者生态系统之间的有效衔接。在本案例中,社会工作者通过介入服务对象的微观系统、中观系统与宏观系统,促进三大系统之间有效联系,进而形成合力,促使服务对象的问题解决。

2)服务对象评价

2020年7月16日,服务对象出院之前,对社会工作者在服务过程中所秉持的真诚、专业的态度表示极大认同。同时,服务对象也感谢社会工作者为他所做的努力,如平日为他购买饭菜、购买生活必需品、联系护工、寻找氧气瓶资源等,这些都给予了他很大帮助,甚至他没有想到的方面,社会工作者也会替他考虑。在人生经历中,服务对象没有办法与他人建立长久的关系,可是与社会工作者的关系很紧密,他从未体会过这样被接纳、被真诚对待的关系,这让他感受到了从未有过的温暖与踏实。

3)医护人员评价

主治医生感叹"医生治病,社会工作者疗心",他每次见到患者都会胸口一阵发紧,但是看到社会工作者在场便会感到内心踏实、有安全感。如果没有社会工作者平常对服务对象的疏导,服务对象极有可能做一些比较极端的事情。以前他并不太认可社会工作者的专业性,但是通过此次接触,他认为社会工作者在医院必不可少,发挥了至关重要的作用。

护士长和主管护士说,除了社会工作者,整个医院可能没有人能如此耐心地与服务对象进行沟通,纷纷表示要向社会工作者学习沟通技巧。

（六）专业反思

1.强调个案管理的跨专业合作理念

这类暴力袭击医护人员的个案更适用个案管理的服务模式,故服务团队之间的合作尤为重要。在此个案管理的过程中,社会工作者作为个案管理的主体和组织者,充分调动医院内部资源和社区资源共同为服务对象提供服务,建立服务团队。社会工作者从开始接案就通过生活质量评定量表、情绪自评量表、活动能力评估量表三个评估量表,对服务对象的心理和情绪状况、社会支持系统、社会适应能力等各方面能力进行了详细了解、评估,然后根据评估结果共同制订了服务总目标和具体的服务计划,服务团队定期根据阶段服务目标达成情况及时调整下个阶段的计划和目标。个案管理服务的历程,既有服务团队之间的合作,也有团队之间的分专业分工,体现了个案管理的"跨专业合作"的理念。

2.贴近服务对象,循序渐进提供服务

采用暴力攻击的这类人通常低自尊,担心别人看不起自己,相信除了自己外没有人能够帮助自己解决问题,只有暴力才能解决问题。在此个案服务的最初阶段,服务对象对外界不信任,有抵抗情绪。专业关系的建立是一个渐进的过程,社会工作者不能期望服务对象很快接受并信任自己。社会工作者应该充分表现出对服务对象的接纳和尊重,切实做到与服务对象平等地相处,不宜采用"高压式"的指导方法,尽可能贴近服务对象,逐步建立信任,让服务对象主动向社会工作者诉说自己的感受,给以鼓励并给予支持,让服务对象感受到温暖与关心,让服务对象产生信任感,服务才能顺利开展。

3.注重服务过程中的移情与反移情

在长期服务的过程中,社会工作者需要注意服务对象和社会工作者之间出现移情和反移情。移情分为正移情和负移情,正移情是服务对象对社会工作者的喜爱和依赖,此案例更多体现的是正移情。服务对象长期独居,缺少亲人、朋友等支持系统,对社会工作者产生移情,过度依赖社会工作者,认为其他医生、护士都不如社会工作者。社会工作者过度以服务对象为中心,同理服务对象,只要服务对象一打电话,就会立刻到病房探访,没有站在整个个案发展的角度来考虑双方的关系和培养服务对象的助人、自助能力。社会工作者应通过自己的观察了解到移情与反移情,避免过度卷入,保持界限。社会工作者应通过看到服务对象行为背后的情感缺失、家庭系统薄弱、支持系统断裂等多种原因,及时帮助他完善支持系统、舒缓情绪。

相关部门要加强社会工作者伦理觉察力和专业能力提升,建立本土化的社会工作者伦理规范和应对机制,以及加强社会工作机构督导和审查,并给予社会工作者专业支持。

4. 保持情绪稳定、立场中立

针对偏执和暴力的服务对象,社会工作者要有预见性,情绪足够稳定,不能轻易被服务对象的"虚张声势的暴力行为"吓到;访谈前,确定访谈提纲,准备谈话的主题和所需信息,不能毫无目的地随服务对象的好恶聊天。社会工作者应尽量放空自己,对一些群体的评价不要先入为主,也不要有刻板印象,要尽可能保持客观和中立,以非评判的视角进行分析。社会工作者在分析与个人评价有关的信息时要避免片面化,应听取多方说法,如有医生传闻服务对象赤裸下身在病房内活动,实际上这是服务对象因为身体原因不得已的行为。社会工作者需要了解服务对象的行为背后的原因,与服务对象一起商议解决的方法,确保服务对象的自决权。

5. 坚守社会工作者伦理,平衡多方关系

服务对象与临床科室矛盾较为尖锐,社会工作者要精准把握自己的角色定位,立场中立,平衡自己和服务对象、科室的关系,满足多方需求,不能厚此薄彼。服务对象阶段性治疗结束后,达到出院标准,但是服务对象因对死亡的恐惧和自身的不合理信念坚决拒绝出院,此时社会工作者应了解双方的需求,通过与科室沟通,告知其服务对象拒绝出院并非故意捣乱而是对出院后无人照料的恐惧,恳请暂缓安排服务对象出院。同时,社会工作者要与服务对象进行深入沟通,了解服务对象拒绝出院背后的深层次原因,帮助服务对象联系养老机构让其出院后的生活能得到妥善安排。

第三节　医务社会工作介入医疗救助

2020 年,在党中央的带领下,我国实现了全面脱贫,迈入全面小康社会,其中健康脱贫工作也取得了可喜的成就,防范因病致贫、因病返贫成为新时代的重要工作。近年来,虽然我国通过基本医疗保险、大病保险、医疗救助等多项医疗保障制度维护了广大人民群众的基本健康权,增强了人民群众对抗重大疾病及意外的防御能力,但是由于我国幅员辽阔、区域发展不均衡、报销范围和比例的限制,重特大疾病或意外事故的发生仍然会导致部分家庭陷入困境。这也是我国目前仍然存在一定基数贫困患者的主要原因。贫困患者往往处在社会的边缘,缺乏话语权和获取资源的能力,得不到社会的关注。当贫困患者面对严重超出家庭经济可承受范围的医疗费用时,他们别无选择,只能走上借款、贷款,甚至变卖家庭唯一房产的道路来筹集医疗费用。为解决有需要患者高昂的医疗费用负担,避免因病致贫、因病返贫现象的发生,充分链接和调动社会力量参与健康扶贫工作,精准实施医疗救助行为,对解决以上问题和弥补社会医疗保障系统的不足具有重大意义。因此,医疗机构中的医务社工可以发挥自身专业优势,积极参与医疗救助过程,通过疏通医疗救助渠道、链接医疗救助资源的形式,帮助有需要的患者摆脱经济困境、安心接受治疗。

一、医疗救助的概念及分类

(一)医疗救助的概念

目前,从各种文献来看,学界对医疗救助概念的理解尚未形成统一认识,我们可以从广义和狭义角度理解医疗救助。广义的医疗救助有两层含义:国家对国民的医疗救助、国与国之间的医疗救助,包括贫困医疗救助和灾难医疗救助;政府指导的医疗救助,包括社会组织及个人的慈善医疗救助,是对所有医疗帮助的总称。狭义的医疗救助特指对贫困人口的医疗救助。[1] 王保真、李琦(2006)提出,医疗救助是指国家和社会针对无经济能力支付巨额医疗费用而陷入困境的贫困患者群体,通过提供经济帮助与支持的医疗费用减免行为,满足贫困患病群体的基本医疗需求。[2]

(二)医疗救助的分类

按照医疗救助病种分类,医疗救助一般分为门诊救助、住院救助和综合救助。门诊救助针对的是一般疾病的救助,一般通过政策减免、发放医疗救助卡的形式进行救助;住院救助针对的是病程长、治疗费用高的重特大疾病

---

① 吕静.我国城市医疗救助制度分析及其完善研究[D].首都经济贸易大学,2012.

② 王保真,李琦.医疗救助在医疗保障体系中的地位和作用[J].中国卫生经济,2006(01):40-43.

的救助;综合救助是门诊救助和住院救助的结合,一般是对诊疗情况复杂、费用高的重特大疾病的救助。

按照医疗救助资源提供的主体分类,医疗救助一般分为政府医疗救助和慈善医疗救助。以政府为主体的医疗救助主要通过行政法规形式体现和执行。《关于健全重特大疾病医疗保险和救助制度的意见》(国办发〔2021〕42 号)明确规定,对于发生在国境内、需要急救但身份不明或者无力支付相应费用且不局限于低保、五保等城乡医疗救助对象的病人,各级医疗机构要"先治病后算钱";《社会救助暂行办法》(国务院令第 649 号)、《关于建立疾病应急救助制度的指导意见》(国办发〔2013〕15 号)、《城市生活无着的流浪乞讨人员救助管理办法》(国务院令第 381 号)涉及"三无"病人的医疗救助和临时救助的相关内容,其中指出,以慈善组织为主体的医疗救助大多通过设立专项基金、与医疗机构合作、利用网络募捐平台的形式参与医疗救助。

二、医务社会工作介入医疗救助的现状

一直以来,医疗救助都是医务社会工作介入的重点领域。在现阶段,对于医务社会工作与医疗救助的相关研究的重点主要集中在医务社会工作介入医疗救助的模式和困境两方面。在模式研究方面,在医务社会工作介入医疗救助实践过程中形成了"通用过程"模式、"医务社会工作+慈善医疗救助"双联动模式和"增权取向的社会工作"模型等,其中"通用过程"模式应用较为普遍;在困境研究方面,由于我国医务社会工作发展较晚、医疗救助实施路径多样,医务社会工作介入医疗救助的问题主要集中在人员缺乏、资金筹集能力低、资源维护能力弱等方面。

在医务社会工作介入医疗救助实践和研究中,众多医务社会工作者选择按照"接案—预估—计划—介入—结案"的通用实务过程开展经济救助服务和研究。王凤华、尉真等人(2017)基于"通用过程"模式设计了医疗救助的工作路径。在接案阶段,医务社工受理患者的求助;在预估阶段,医务社工展开具体调研与评估,根据患者需求制订相应工作计划并付诸行动;在最后的结案阶段,医务社工对救助结果进行评估,即完成服务。[1] 刘昆(2019)以社会工作实务"通用过程"模式展现医务社会工作者介入贫困患者慈善救

---

① 王凤华,尉真,王书文,等.通用过程模式下的困境患者医疗救助社会工作实践——以山东省立医院为例[J].中国社会工作,2017(18):30-35.

助过程和救助内容,为服务对象提供助医和慈善基金救助服务。① 朱泉桦、赵沛等人(2021)则将医务社会工作者介入慈善救助的流程分为资格初筛、需求评估、制订救助方案、服务介入、评估与结案的标准化步骤。② 上述所提相关医务社会工作介入经济救助模式的研究都体现了社会工作"通用过程"模式的特点。

除"通用过程"模式以外,文颖慧、费汝情等人(2018)从多主体协同治理的角度提出"医务社会工作＋经济救助"双联动模式,该模式将医务社会工作作为慈善医疗救助的主体,主要作用是协调多主体共同参与慈善医疗救助。③ 王媛、吴文湄(2018)提出的"增权取向的社会工作模型"强调医务社会工作者在慈善医疗救助中对救助对象的赋权作用,认为医务社会工作的重点是为贫困患者赋权增能。④ 黄洁闻(2021)根据先心病儿童慈善救助的特点,将此类需要手术治疗的贫困患者医疗救助界定为"术前筛查—手术资助—术后关爱"模式。⑤

在医务社会工作介入医疗救助的问题研究方面,由于医务社会工作发展相对滞后,医务社会工作介入医疗救助服务面临的困境有主体合作层面、工作人员层面、执行能力层面、机制衔接层面和制度设计层面的问题。李晓庆(2019)以某省4家社会组织参与医疗救助服务情况为例,发现社会工作服务组织在参与医疗救助服务时,存在工作人员严重缺乏,资金筹集渠道不稳定且资金运作能力较弱,缺乏医疗救助项目执行层面风险评估,组织宣传层面方式单一、效果差的问题。⑥ 王建平和韩明友(2020)直接指出医务社会工作介入医疗救助项目时,可能会因项目宣传不全面而导致患者错过救助机会、因社会工作专业人才过少而影响工作效率,同时医务社会工作职业法规制定不完善引起社会工作职业能力参差不齐,部分医疗救助项目申请过程烦琐造成很多家庭望而却步,于是提出建议扩大宣传力度、完善职业法规、

————————

①　刘昆.医务社会工作介入贫困患者慈善救助的实务模式研究[D].南京大学,2019.

②　朱泉桦,赵沛,潘婕,等.医务社工介入公立医院慈善救助模式探析[J].社会与公益,2021,12(01):54-58.

③　文颖慧,费汝情,孙宇宁,等.医务社会工作与慈善医疗救助协同发展路径研究[J].卫生经济研究,2018(09):35-38.DOI:10.14055/j.cnki.33-1056/f.2018.09.012.

④　王媛,吴文湄.增权理论下的医务社会工作与医疗救助实践——以深圳市儿童医院为例[J].社会与公益,2018(09):44-46.

⑤　黄洁闻.社会工作参与基金会先心病儿童医疗救助模式研究[J].现代商贸工业,2021,42(13):80-81.DOI:10.19311/j.cnki.1672-3198.2021.13.039.

⑥　李晓庆.社会组织参与医疗救助服务研究[D].西北大学,2019.

加强社会工作队伍建设、简化申请程序。①

三、医务社会工作介入医疗救助领域的优势

医疗救助大多是组织行为,国家层面上有较为完善的医疗救助体系,慈善组织则通过与健康服务机构合作的形式实现助人,医院则一般设有慈善救助部门或专员负责对接、管理慈善资源和帮助经济贫困患者解决医疗费用问题。作为专门的助人职业,医务社会工作的任务是协助患者解决就医过程中面临的各类问题,医疗救助是其中的一项重要工作内容。医务社会工作介入医疗救助,特别是慈善医疗救助的个案服务和救助管理不仅能体现社会工作在救助理念、评估方法、社会动员、资源整合、资源管理及人文关怀上的优势,还能为医疗救助对象提供"全人""全周期"的服务。

在个案服务方面,医务社会工作能够为医疗救助对象提供全面、精准、专业、多元和系统的服务。在救助全面化方面,医务社会工作不仅重点关注医疗救助对象经济方面的困难,而且关注救助对象身体、心理和社会层面的需求,综合开展救助服务。在救助精准化方面,医务社会工作能够利用专业方法与技巧精准识别救助对象,精准评估救助对象的需求,从而制订针对性救助计划,达到精准实施救助的要求(何兰萍、王晟昱、傅利平,2018)。② 在救助专业化方面,社会工作通过挖掘服务对象潜在需求并引导其提出期望,运用社会心理小组、个案管理和社区工作方法为服务对象建立社会心理支持网络(张寒冰,2013)。③ 在救助多元化方面,马凤芝教授(2017)指出,医务社会工作发挥纽带作用将社会福利与医疗服务有机整合,提供包括医疗救助在内的全面、多元的服务内容。④ 在救助系统化方面,医务社会工作者以对医疗救助需求的掌控、整合医疗救助资源和协调建立社会支持网络等方面为突破口,构建立体、多元的医疗救助社会支持网(许淑华、陈瑞,2011),⑤ 搭建救助对象院内外慈善救助网络,提供包含经济救助在内的慈善救助服

---

① 王建平,韩明友.医务社会工作介入医疗救助项目的问题分析及对策探讨[J].青年与社会,2020(28):133-134.

② 何兰萍,王晟昱,傅利平.合作治理视角下慈善组织参与尘肺病医疗救助模式研究——基于双案例的比较分析[J].社会保障研究,2018(05):73-86.

③ 张寒冰.贫困家庭儿童医疗救助的社会工作介入初探[D].西北大学,2013.

④ 马凤芝.社会治理创新与中国医务社会工作的发展(下)[J].中国社会工作,2017(18):8-13+19.

⑤ 许淑华,陈瑞.城市"三无人员"医疗救助的社会工作介入浅析[J].社会工作(学术版),2011(03):72-74.

务,满足救助对象多层次的需求(刘昆,2019)。[1]

在慈善救助管理方面,医务社会工作者充当着资源链接者和管理者的角色,一方面可以开展工作广泛链接各类资源,另一方面可以整合、规范各类资源,实现慈善救助资源的有效利用和可持续发展。充足的资源和高效的资源管理对提升患者医疗服务的全面性、改善就医体验十分重要。社会工作的专业方法和技巧有助于提升慈善组织公信力和项目管理水平。医务社会工作安排救助方案实施,坚持善款专项专用,完成救助效果评估并反馈给资助方,接受其他监督机构的监督和审计,加强救助申请和程序的规范,增强公益慈善组织和项目宣传(张寒冰,2013)。[2]在慈善救助项目管理中,社会工作者借助专业价值理念、方法技巧及项目管理经验,促使慈善医疗救助项目逐渐走向专业化、规范化和科学化,有效提升慈善组织和慈善项目的公信力。另外,社会工作通过倡导调动其他社会力量广泛参与,促进项目的多层面发展,实现项目品牌化、社会化(王凤华、尉真等,2017)。[3]

四、医务社会工作介入医疗救助的流程

由于医疗救助对象面临的问题一般较为复杂,医务社会工作者为他们提供的医疗救助服务往往贯穿入院、治疗和出院整个住院周期,甚至外延至院外康复期。因此,社会工作"通用过程"模式在医疗救助过程中的应用也体现出其独有的特点。

1. 接案

在接案阶段,医务社工的主要任务是第一时间了解服务对象,掌握服务对象的基本信息,评估服务对象的状况,确定是否接案或开展后续服务等。在医疗救助实践中,只有少数患者知道如何通过公开的医院救助信息渠道向医务社工寻求帮助,大多数亟须医疗救助的患者主要通过医护人员转介,所以在医务社工接案之前,先要与转介者、患者或者患者家属进行接案前会谈,初步了解服务对象来源及病情状况,核实求助信息的真实性,初步评估服务对象的问题是否属于医疗救助范畴。对于通过初步评估的服务对象,医务社工应及时与患者及其家属联系,进一步评估服务对象的问题,匹配合

①　刘昆.医务社会工作介入贫困患者慈善救助的实务模式研究[D].南京大学,2019.

②　张寒冰.贫困家庭儿童医疗救助的社会工作介入初探[D].西北大学,2013.

③　王凤华,尉真,王书文,等.通用过程模式下的困境患者医疗救助社会工作实践——以山东省立医院为例[J].中国社会工作,2017(18):30-35.

适的医疗救助资源。

需要注意的是,由于医院科室多,医务社工人才短缺,现有医务社工很难将医务社工服务覆盖到所有科室的患者。医护人员在与患者相处时更容易了解患者的家庭情况和经济情况,能够第一时间掌握患者的困难情况,因此医务社工需要加强与各科室医护人员的联系,在可能的情况下将医护人员发展成科室兼职社工,以扩展医务社工服务区域,提升医务社工服务响应速度。

2. 预估

在预估阶段,医务社工的主要任务是收集服务对象的详细资料和分析问题形成的过程。对于需要医疗救助的服务对象,医务社工在预估阶段的主要工作包括以下内容:一是在病房探访过程中详细了解服务对象个人及家庭经济状况信息;二是在与服务对象的主治医生和管床护士沟通过程中了解服务对象病情发展状况及预期费用情况。

与服务对象或其家属会谈的过程中,医务社工需要尽可能全面地收集服务对象的个人信息、家庭状况资料、经济状况信息,还需要进行服务对象及其家属医疗救助教育工作。服务对象的个人信息包括年龄、学历、职业、居住地、疾病史及医疗保险情况。医务社工需要重点收集的是服务对象的医疗保险状况,这是因为不同类型、不同地域的医保报销的比例不同,异地结算与回到当地报销存在差异,医疗救助的类型和资助额度与服务对象医疗保险情况也息息相关。服务对象的家庭信息包括家中人员构成及重大家庭变故,特别是家中老人和孩子的数量和状况,老人的健康及赡养状态,孩子的就学、就业或家庭情况,近几年家庭是否有重大变故等。服务对象经济状况信息包括服务对象及其家庭年收入、固定资产(房子、汽车估值)、债券资产,是否有贷款、借款、网络筹款情况,当地人均收入状况等信息。在预估的过程中,除了收集服务对象各方面信息外,医务社工还需要主动告知服务对象有关医疗救助项目审批的流程、进度、审核结果等信息,以消除服务对象对医疗救助的误解和疑虑,避免不必要的争议发生。

在与服务对象的主治医生、管床护士沟通时,医务社工需要全面了解服务对象的病情信息、预算费用并核对服务对象信息的真实性。具体而言,医务社工一般通过询问医护人员掌握服务对象疾病治疗期预估的总费用和当前治疗费用情况,并结合服务对象家庭经济状况评估出超出服务对象经济承受范围的数值,随后由医护人员和医务社工共同决定除政府医疗救助外,服务对象可申请的慈善医疗救助的类型和资助金额。紧接着,医护人员需要在患者经济评估表中签字确定患者疾病诊断、治疗方案和医疗费用情况是否正确,以此保障医护人员的知情同意权,同时确保患者信息的真实性。

3. 计划与介入

在医疗救助的过程中,计划和介入往往是彼此相融的。这是因为对服务对象的预估结束后,对于如何帮助服务对象链接医疗救助的渠道和信息,具体的政府医疗救助或慈善医疗救助的操作程序往往是清晰的。因此,医疗救助的计划和介入阶段的主要目标和任务包括协助服务对象准备医疗救助申请材料、跟进医疗救助审批程序、办理医疗救助手续、追踪医疗救助款项的使用等。对有需要进行医疗救助的服务对象而言,虽然在预估阶段确定了医疗救助是主要的工作方向,但医务社工在开展医疗救助过程中,也需要关注服务对象其他方面的需求。医务社工在此过程中需要扮演好陪伴者和协调者的角色,一方面要缓解服务对象焦虑、担忧、恐慌的负面情绪,另一方面要做好医疗救助机构和服务对象直接的协调工作,及时向医疗救助机构反馈服务对象的治疗动态,了解救助申请审批进度,向服务对象反馈救助申请审批进度,获得双方的理解,避免不必要的冲突和矛盾。当救助审批通过后,医疗救助机构会告知服务对象救助金额,要求服务对象本人或其代理人与医疗救助机构共同确定救助金额并签字确定。此后,医疗救助资金会通过转款的方式直接汇入服务对象所在医院的住院账户或转入服务对象的个人账户。医务社工在此过程中需要及时跟进医疗救助资金到款情况,并做好相关记录工作。如果以上医疗救助过程完成后,服务对象仍然面临无法承担的医疗费用,医务社工可以继续为其链接慈善医疗救助资源,帮助其扩展社会支持网络,尽可能减轻服务对象的经济负担。

需要注意的是,医务社工在帮助贫困患者申请医疗救助时要保证医疗救助信息的真实性和准确性,应避免给出承诺和代替服务对象做决定等情况的出现。

4. 评估与结案

医务社工开展医疗救助对象的评估往往发生在医疗救助过程结束后,大多数时候是服务对象出院时。医务社工可以采用满意度调查形式采集服务对象对医疗救助的满意状况。满意度调查问卷的内容主要包括服务对象对医疗救助的整体感受、医疗救助项目是否缓解了其经济压力、救助过程是否公平公正、对救助流程的满意程度、对医务社工专业能力和服务态度的评价、对医疗救助改进的意见和建议、其他意见等。医疗救助的结案一般发生在医疗救助款到账、服务对象出院、服务对象因为某些原因放弃申请医疗救助的时候。结案阶段,医务社工需要做好离别情绪处理,协助服务对象顺利出院,做好服务对象医疗救助档案的整理和归档工作。

五、案例

对贫困肿瘤患者的经济援助

个案患者王先生因经济困难在医生的转介下接受医务社工服务。在进行初步接触和了解后,医务社工发现王先生在经济援助、病情缓解、心理干预等方面急需帮助,据此,结合患者的需求和实际情况,医务社工开展了一系列服务与帮助。

(一)服务内容

1.第一阶段:建立专业关系

对患者的基本情况进行大致了解,包括个体病情、心理情绪变化、家庭情况、经济情况等,在攀谈的过程中拉近距离,逐渐建立彼此信任的关系,进行基本需求的评估。

2.第二阶段:经济资源链接

针对患者最为突出和紧急的经济困境,医务社工在与医生及家属协商之后,帮助他链接相关的筹款平台,协助患者进行资金筹集,缓解经济紧张的压力。

3.第三阶段:心理疏导

患者因家庭情况困难,在病情查明以及治疗之初产生了一些非理性情绪,医务社工采取理性情绪疗法,构建患者的家庭支持网络,来帮助患者减轻情绪焦虑,度过心理危机。

4.第四阶段:构建社会支持系统

为了帮助患者更好地治疗和生活,重拾活下去的勇气和对未来生活的信心,头颈外一区医护团队和医务社工帮助患者联系新闻记者,对此事进行新闻报道,以此引起社会的关注,在筹集善款的同时,医务人员及社会爱心人士积极的话语也成为他战胜困难的强大助力。

(二)理论依据

1.社会支持理论

社会支持理论认为,一个人拥有的社会支持网络越强大,就能够越好地应对各种挑战。个人拥有的资源可以分为个人资源和社会资源。

个人资源包括个人的自我功能和应对能力,后者是指个人社会网络的广度和网络中的人所能提供的社会支持功能的程度。以社会支持理论取向的社会工作,强调通过干预个人的社会网络来改变其在个人生活中的作用。特别是对那些社会网络资源不足或者利用社会网络的能力不足的个体,社会工作者致力于给他们必要的帮助,帮助他们扩大社会网络资源,提高他们利用社会网络的能力。在此案例中,医务社工根据案主的个人家庭及社会资源,帮助他构建起社会支持网络,使他拥有继续生活下去的勇气和能力。

2.优势视角

优势视角是一种关注人的内在力量和优势资源的视角,意味着应当把人们及环境中的优势和资源作为社会工作助人过程中关注的焦点,而非关注其问题和病理。优势视角基于这样一种信念,即个人具备的能力及其内部资源使他们能够有效地应对生活中的挑战。

所以对于医务社会工作中的癌症患者,我们要相信他们是有能力的,即利用自身拥有的自然资源来改变自身的能力。医务社工的着重点就在于挖掘患者自身的优点,帮助患者认识到自己的优势,进而解决患者外在或潜在的问题。

(三)资源分析

1.人力资源

该病区有专业的医护团队,掌握着有关头颈患者的专业的医护知识,可以给患者的身体带来很好的健康支持;该科室和其他科室的医护人员都有一颗关怀和慈悲的心,他们成为患者解决经济困难的主力军;该病区配备有兼职社工及定期报到的心理实习生,可以及时链接双方的资源,跟进患者的心理情况。

2.政策支持

医院成立了专门的医务社工部,促成医务社工工作的落实和医务社工项目的开展;医院在各方面都提供了一定的政策支持,为个案实践的开展提供了较为充分的空间。

3.媒体资源

为了贯彻以人为本的思想,立足于患者最真实的需求,头颈外科协助联系了相关媒体平台,利用媒体的高传播范围和高传播速度的特点,为患者获得充足的社会资源提供了支持。

4.经济资源

为了更好地缓解患者的经济压力,解决患者的经济困难,肿瘤医院医务社工部链接了各类筹款平台,在经过患者及家属协商之后,根据患者的具体需求选择了可以为患者提供实际经济资源的平台。

(四)服务方案设计

1.需求评估

(1)经济需求:患者家庭经济情况差,是家庭主要劳动力,上有年迈患癌症的老人需要治疗,下有残疾的大女儿需要照顾,生病后由于不能工作,主要经济来源断了,勉勉强强靠妻子一人支撑起家庭的重担,可是后续治疗费用大,这让本已艰难的家庭更加不堪重负。

(2)心理需求:患者在刚患病的时候,常常产生不良心理情绪,如"为什么所有的灾难都降临到我们家,为什么所有倒霉事儿都被我们摊上了",因此一度十分消极。后期巨大的经济压力一度让他求助无门,自己的后续治疗、老人小孩的治疗和生活都需要用钱,这一切经常会使患者陷入一种颓废感之中,进而导致情绪的反复。所以,医务社工需要对患者进行心理疏导,提高其对于消极情绪的自我应对能力,这样有利于治疗和康复。

(3)家庭需求:案主家有6个人,养父母、患者妻子和两个女儿。患者住院前为网约车司机,妻子以打工为主,患者养父患有胃癌,养母2017年末确诊为尿毒症,大女儿患有脑瘫需要长期照料,小女儿5岁,现就读于幼儿园。患者和妻子是家庭的主要照顾者,患者住院后无经济收入,也无法照料养父母和女儿,所以家庭成员的照顾问题也是患者现阶段的一个难题。

2.服务目标

(1)长期服务目标:缓解患者的危机,提高患者的自我应对能力,使他更好地配合医生的治疗,提高在院治疗期间的生活质量。

(2)短期服务目标:帮助患者筹集善款,实现经济救助;缓解患者情绪的反复,提高自我应对能力;帮助患者建立社会支持网络,提高生活质量。

3.执行方案

执行方案设计如表4-3所示。

表 4-3　执行方案设计

阶段	过程
第一阶段： 建立专业关系	对患者的基本情况进行大致了解，包括个体病情、心理情绪变化、家庭情况、经济情况等 在攀谈的过程中采用沟通的技巧，如同感、鼓励、肯定等，拉近距离，逐渐建立彼此信任的关系 经过访谈和观察，针对患者的实际情况，进行危机情况界定和需求评估
第二阶段： 经济资源链接	联系社工部，通过社工部链接各类筹款平台，和医护人员及社工部探讨最合适、最能发挥实际效用的平台 和医生、家属进行协商，在双方知情同意之后，正式链接筹款平台，请兼职社工协助患者进行资金筹集，指导患者管理筹款账户、提前答谢、结束等 跟进筹款进度
第三阶段： 心理疏导	理性情绪疗法：由兼职社工介入患者心理问题，采用理性情绪疗法，改变患者的非理性信念。社工和患者一起学习艾利斯的理性情绪疗法，让患者明白非理性情绪对自己的影响，并从自己的治疗和在院生活中发现一些非理性信念，讨论如何消除非理性信念 优势视角：和患者探讨自己过往生活中的快乐、幸福，让患者觉察到是什么让自己觉得幸福，这些幸福的事情又是和谁一起完成的，进而让患者认识到自己的优势资源，认识到家人的支持和自己的潜在能力，减轻情绪焦虑，提高自我应对能力，度过心理危机 根据服务对象的家庭资料，与服务对象探讨对家庭的理解，分析家庭一直以来的支持和相互扶持，分享家庭的重要性，思考今后如何为了家庭的未来更好地治疗 鼓励和赞赏服务对象。社工应及时鼓励和支持服务对象，帮助他树立战胜病魔的信心
第四阶段：构建 社会支持系统	头颈外一区医护团队和医务社工帮助患者联系新闻记者，在患者和家属协商同意的前提下，对患者的家庭情况和困难进行新闻报道，以此引起社会的关注 医生、护理人员和医务社工转发扩散新闻，随时对社会的资金筹集进行关注

163

4.后期评估

1)过程评估

在建立专业关系阶段,医务社工对患者的家庭情况、心理状态、问题有了基本的了解,使需求评估更全面。在设计方案和实施阶段,医务社工有针对性地对经济和心理需求进行分别介入,经济上帮助链接了各类可行性资源,心理上通过一系列心理干预技巧恢复了患者的自尊和自信。在构建社会支持系统方面,医务社工运用了媒体这个手段,使患者看到社会上的人文关怀,看到希望,产生力量。

2)结果评估

案主评估:患者是通过医生转介的,较为配合,建立关系较为顺利。患者刚开始情绪较为消极和反复,通过社工的一系列介入,开展的理性情绪疗法和优势分析,患者认识到自己的不良情绪以及自己存在的潜能,他认同家庭在他治疗阶段是他最大的精神支柱,并开始期待和规划未来。患者现在有了自己的目标,他表示希望快点好,回到家庭成员身边。

社工评估:在服务的过程中,医务社工坚持以患者的需求为出发点,运用聆听、同感、尊重、接纳等技巧,和患者一起面对治疗期间的问题,给患者鼓励和支持,帮助他建立改变的信心,用积极的态度去解决和处理问题,最终达成服务目标。

(五)服务过程(三个阶段分别表述)

服务开展时间:2018年4月—8月。

服务开展地点:头颈外一区。

服务照片如图4-4所示。

(六)服务反思及总结

(1)医务社工应该让案主多思考,并主动提出解决问题的方法,提高他的自我觉察力和解决问题的能力,达到助人自助的目标。

(2)医务社工在具体实践过程中要灵活运用理论,将理论和具体实践结合起来,从而在患者的跟进中提供更好的服务。

(3)医务社工在针对患者开展个案服务的过程中,要遵循个别化,根据患者的具体情况、具体需求去解决问题。

(4)社工要合理运用个案工作技巧,包括沟通的技巧、解决问题的技巧等,灵活运用理性情绪疗法、优势视角等各种问题解决方法,帮助患者满足需求、解决问题。

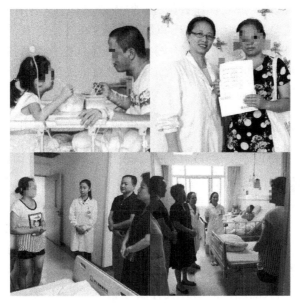

图 4-4　服务照片

第四节　医务社会工作介入安宁疗护

一、医务社会工作介入安宁疗护的相关背景

(一)国外医务社会工作介入安宁疗护的发展

临终关怀在国外发展的时间较早,在发展的过程中积累了丰富的经验。美国幕拉斯齐等学者认为在临终关怀服务中,社会工作者必须秉承尊重患者个人价值的理念来提供服务,不仅应为患者提供服务,也应该为家属提供相应的服务,甚至在病人离世前,也需要为家属进行长期的哀伤辅导服务。此外,协助病人及其家属了解财务信息和学会利用社区资源也是社会工作者的工作。英国的社会工作学者查理认为社会工作者在临终关怀服务中扮演了非常重要的角色。社会工作者要运用社会工作的专业知识和能力为病人链接资源,结合病人实际情况为他们做价值澄清、情绪评估、危机介入、目

标设定和道别仪式。美国教育学者谢尔顿认为，[①]社会工作者若要从事临终关怀工作，必须要系统地学习护理和法律知识，经过技能培训，能够熟练运用专业技巧。提升临终关怀的服务质量，可以通过提升沟通技巧、培训专业知识、完善机构设施设备、帮助病人争取情感和伦理支持等方面来实现，其中最重要的是提升沟通技巧。

（二）国内医务社会工作介入安宁疗护的发展现状

1988 年，天津医学院建立临终关怀研究中心，拉开了我国的安宁疗护事业的序幕，安宁疗护逐渐从国外进入国内。随后，一批安宁疗护医院和机构逐步在中国兴起。由于政府在临终关怀领域的资金支持过少，医院和机构缺乏资金建立足够的临终关怀病房。同时，提供安宁疗护服务的工作人员专业性不够。目前，我国也未出台安宁疗护的相关政策。目前，国外和我国港澳台地区的安宁疗护服务日趋完善，他们已建立符合自身体制及风俗习惯的模式。我国大陆地区的临终关怀服务相对落后，主要原因是缺乏适合我国国情和民情的临终关怀护理模式。影响临终关怀发展的主要原因是医疗费用高昂导致的资金压力巨大。经济学人智库《2015 年度死亡质量指数：全球姑息治疗排名》显示，中国大陆地区 2015 年临终关怀服务制度建设状况在全球的综合得分名列第 71 位，姑息能力名列第 64 位，人力资源名列第 70 位，护理质量名列第 69 位，由此可见，当前我国安宁疗护发展仍处于初步阶段。具体而言，我国大陆缺少临终关怀的相关政策和实施战略，也未形成多学科团队，社工角色边缘化，资金以个人募集为主，公共资金非常有限，阿片类止痛药必须通过处方获得，民众缺少对临终关怀的了解，供需缺口大，安宁疗护服务的覆盖率仅 1%，这些均严重阻碍了我国大陆地区安宁疗护服务的发展。

随着社会不断进步，经济水平日益增长，人们不再局限于追求高品质的日常生活，生命末期的生活质量也成为公众关注的重要内容。在这种情况下，安宁疗护服务逐渐兴起。安宁疗护体现人类追求更高的生活质量，也体现人类文明不断进步。在安宁疗护中，社会工作者从生命伦理学的角度看待安宁疗护，以寻找安宁疗护的生命伦理学为基础，帮助人们重视临终者的

---

① SHELDON F M. Dimensions of the role of the social worker in palliative care[J]. Palliative Medicine, 2000, 14(6).

主体地位和尊严,为克服安宁疗护困境寻找新方法。2017年1月,原国家卫生计生委办公厅印发《安宁疗护实践指南(试行)》[①]和《安宁疗护中心基本标准和管理规范(试行)》,明确提出安宁疗护工作应该由多学科团队共同进行,可以根据需要配置适宜的医务社会工作者(以下简称医务社会工作者)和志愿服务人员。2018年10月,国家卫生健康委办公厅印发《进一步改善医疗服务行动计划(2018—2020年)考核指标》,[②]提出将医务社会工作者制度单独列为一级指标,不仅要求医疗机构设立医务社会工作者岗位,还对志愿者服务时长进行了规定。此举大力推动了医务社会工作者成为安宁疗护多学科团队中不可缺少的一员,在安宁疗护具体实践中开始扮演着重要角色和发挥着不可替代的作用。

二、医务社会工作介入安宁疗护的基本路径

医务社会工作者基于"社会心理"的视角,运用社会工作的理念和技巧,开展情绪减压、死亡教育和经济援助等服务,帮助临终病人及病人家属改善生活质量,从而协调患者、家庭、医疗团队及社会多方的需求。医务社会工作介入安宁疗护的基本路径如下。

(一)面对病患群体,提供全人关怀

医务社会工作者为患者提供系统性的服务,整体上需要统筹患者的身体、心理、社会、灵性等各方面的需求,制订完整的服务方案,并联合安宁疗护团队中的其他人员实施照顾计划。具体来说,医务社会工作者从以下几个层面提供服务。

身体:患者临终生理方面会出现疼痛、恶心呕吐、呼吸困难、睡眠障碍等问题,医务社会工作者可与安宁疗护团队里的医生、药师共同缓解患者的不适症状。在环境设置方面,医务社会工作者可以根据患者的个性化需求进行调整,让患者感受到舒适和温馨。

心理:患者患病后出现身体以及生命的失控,自我照顾功能逐渐缺失,

---

① 国家卫生计生委办公厅. 关于印发安宁疗护实践指南(试行)的通知[EB/OL]. (2017-01-25).

② 中华人民共和国国家卫生健康委员会.关于印发进一步改善医疗服务行动计划(2018—2020年)考核指标的通知[EB/OL].(2018-10-16).

患者很难接受现状,容易出现焦虑、愤怒、沮丧、孤单、恐惧等情绪,对疾病和死亡感到恐惧和害怕会让患者处于巨大的心理失衡,产生失落、否认、恐惧、焦虑、孤单等心理状态。医务社会工作者应给予真诚温暖的陪伴、关怀、支持,为临终患者提供心理疏导和情绪支持,处理患者的不良情绪,缓解其情绪困扰和痛苦,协助他适应疾病进程并接受死亡是生命正常发展过程的道理,使其平和地度过人生的最后阶段,平静、无痛苦、有尊严地离世。

社会:患者患病后,角色和关系发生了巨大的改变,长期住院导致人际关系疏离,造成患者的社会孤立。医务社会工作者可以帮助患者调整角色转变后的生活,完成角色和生活的适应,鼓励患者与朋友多联系,促进其完善社交网络,解决人际关系间的未竟之事,建立以患者为中心的社会支持网络。

灵性:通过满足患者的灵性需求,帮助他重建生命意义和价值,达到"去者善终,留者善别"的目的。医务社会工作者根据患者对于死亡的认识、个人信仰、精神支柱等方面,完成生命回顾、"道歉、道爱、道谢、道别"四道人生、处理未尽事宜,总结和提升患者对于自我存在的价值感、生命的满足感,挖掘患者积极信念,明确自己的精神支柱,针对有宗教信仰的患者链接宗教资源,坚定信念及信仰会让患者更加舒适和放松。医务社会工作者的介入让病人可以表达自己对死亡的看法和理解,让患者对死亡多一些认识,降低对死亡的恐惧;医务社会工作者也会教家属如何与患者讨论死亡,以及筹备身后事。

(二)面对患者家属,开展全方位服务

面对遭受疾病疼痛折磨且即将离世的家人,家属承受着巨大的经济和心理压力,医务社会工作者需要对家属的心理社会情况进行评估,根据评估状况为家属提供情绪疏导、院内支持、资源链接以及预期哀伤等服务。医务社会工作者通过开展个案,帮助家属处理日常压力性事件导致的负面情绪,舒缓压力;召开家庭会议调节患者与家属之间对疾病治疗和现实问题的想法不一致造成的家庭矛盾冲突,以及医患之间信息不对等造成的医患沟通问题;开展支持性小组,为家属建立同辈群体间的互动机会。

临终患者离世后,医务社会工作者应为家属建立哀伤辅导档案,开展延续性的哀伤辅导,通过发放哀伤辅导手册,运用电话、网络缓解家属的哀伤情绪,定期开展专题讲座、丧亲者互助小组来协助家属度过悲伤期,鼓励家

属顺利回归正常的社会生活或者拓展新的社会活动。如果家属出现病理性的悲伤,经过社工服务仍然无法有效改善,出现严重抑郁或自杀行为时,医务社会工作者需要将家属转介给精神科医生,进行有效的治疗,避免社会心理疾病等严重问题的出现。[①]

(三)针对家庭,建立社会支持网络

安宁疗护患者的家庭也是医务社会工作者的服务范畴。患者生病导致家庭角色转换,患者和家属出现焦虑、恐慌等情绪,医务社会工作者应提供及时的疏导和关怀服务,从而维护家庭的正常运作;针对患者及其家庭的情感冲突,医务社会工作者应协助患者和家属相互倾听、进行有效沟通;医务社会工作者通过安宁疗护宣教活动为患者家庭提供生死教育,树立正确的生死观;医务社会工作者应开展支持小组的经验分享和相互的资源分享促进家属之间的相互交流,提供必要的和稳定的社会支持;医务社会工作者应维护患者家庭与医疗团体成员之间的良好沟通,建立互信的医患关系,最大限度地减轻病人家庭面临的困扰。

(四)面对医护人员,协调多元关系

安宁疗护团队是跨学科的合作,团队内部面临不同的价值观与利益关系的冲突,医务社会工作者应利用专业优势承担协调的功能,澄清角色界限,化解可能存在的矛盾冲突,凝聚团队力量,制订以患者为中心的照顾计划。团队在面对患者死亡与失落、医疗伦理、团队合作等议题带来的心理压力和悲伤时,医务社会工作者也需要为团队成员提供支持与辅导,帮助团队人员缓解压力,减少职业倦怠,从而更好地优化资源配置,将团队力量发挥到极致。

(五)进行个案管理,链接整合资源

终末期患者不仅有医疗需求,还有其他多样化的需求,如申请医疗保险、经济援助、政策咨询、器官捐赠和社区照顾等。医务社会工作者通过链接、整合医疗保障、国家救助政策、社会补给、法务咨询等多个方面的社会公

---

① 黄丽,王春燕,蒋涛,等.癌症终末期患儿家属的哀伤辅导及相关问题探讨[J].医院管理论坛,2020,37(12):69-70+40.

共服务资源和社区资源,搭建服务平台,促进多方合作,协助患者及家属申请和合理运用这些服务,实现多方信息的有效传递,从而最大限度满足患者及其家属的需求。

(六)引入志愿者服务,进行培训及管理

终末期患者被疾病困扰,可能会出现心理、职业、家庭、经济、社会等方面的问题,仅凭医务社会工作者很难在有限的时间里解决,因此需要引入志愿者服务。招募、培训和组织志愿者活动是医务社会工作可持续有效开展的基础,志愿者的加入能够丰富为患者和家属提供的服务的内容和形式,增加患者与外界接触的机会,扩宽患者的社会支持网络,从而更好地为患者提供安宁疗护服务。

三、医务社会工作介入安宁疗护的关键技术

基于"生理—心理—社会"模式和"全人照护"理念,安宁疗护是一个长期且复杂的过程,医护人员是高度专业化的团队,工作主要针对患者的疾病和症状。仅依靠医生或者护士无法满足患者和家属的整个生命末期的全部需求,需要医生、护士、药师、医务社会工作者、营养师等不同专业人员搭建多学科团队共同提供服务。在医疗层面之外,医务社会工作者在安宁疗护服务中提供社会心理层面的干预能够有效缓解患者和家属的不良情绪,提升患者的临终生存质量。医务社会工作介入安宁疗护的关键技术如下。

(一)家庭会议

家庭会议是一种安宁疗护团队向临终患者和家属传递与患者疾病相关信息、评估患者和家属的需求、给予情感支持、讨论照护目标和照护策略并达成共识的有效方法。家庭会议通常由医务社会工作者和医生、安宁疗护专科护士共同主持。召开家庭会议有助于促进和谐医患关系的建立、加强医患间的良性合作。同时,对患者及其主要照顾者进行教育有助于提高患者的治疗依从性,促进患者家庭成员之间的情感交流,提供"全人、全程、全队、全家"四全照顾,体现了对患者及家庭的人文关怀。

召开家庭会议常见的促进沟通技巧有以下几种。循环问题的目的是通过循环问题提升团体动力,邀请每个家庭成员参与对他人的评论,促进彼此之间的沟通互动。反思性问题的目的是邀请家庭成员共同思考现存问题存

在的假设以及可能会产生的后果,进行头脑风暴。策略问题的目的是将解决方案纳入问题的表述,以此引导家庭看到更可行的方案。总结家庭聚焦问题的关键在于主持人面对家庭会议中每个家庭成员的意见不统一时,需要保持中立,邀请成员把问题聚焦在关键议题,邀请家庭成员进一步讨论,从而解决问题。

注意事项:第一、明确召开家庭会议的时间节点,如病情告知、病情出现急剧变化或者患者家属在治疗方案上出现分歧时;第二、明确会议参与成员;第三、明确会议聚焦的问题,希望解决的医疗问题或者社会心理问题;第四、明确如果患者不能出席会议,会议结果是否与患者分享。

(二)人生回顾

人生回顾疗法是由布特勒首次提出的,也被称为生命回顾。人生回顾疗法主要是通过回顾人生的往事,使患者对自己的人生有新的认识,重新构架未被解决的矛盾和冲突并达到自我完整的效果,从而寻找到生命的意义,完成未了的心愿。针对临终患者的人生回顾,侧重于引导其回顾人生中的高光时刻,有利于提升患者的自我价值感,增强面对生活的信心从而提升患者面对当下的困境的勇气。患者回顾其人生低谷时,可抒发内心的负面情绪以及未尽事宜,有利于家属了解患者未了的心愿,帮助其实现心愿。引导患者进行人生回顾,能够缓解患者的孤独感和恐惧感,能够帮助患者接纳自己的现状,能够帮助患者和其家属坦然面对临终者即将死亡的事实。

注意事项:第一、人生回顾可以通过访谈的方式进行,也可以通过小组活动的形式开展;第二、人生回顾可以借助道具,如照片、画册或者电子视频开展;第三、人生回顾是有目标、引导性的回顾,可以回顾生命中有意义的往事、令人愉悦和难忘的时刻,并非所有事情都要面面俱到;第四、过程中需要观察患者的情绪状态,医务社会工作者需要及时引导和调整,尽可能引导患者关注积极的方面,提升信心应对困境,避免陷入不能自持的往事导致情绪低落。

(三)"四道"人生

"四道"人生是由台湾"安宁疗护之母"、台湾成功大学赵可式教授提出的理论。她认为生命末期的患者,心灵的需求其实比药物的需求更大。患者的家人在最后的日子里给予真诚关怀,用心陪伴,了解患者的真实需求,满足患者的愿望,相互"道歉、道谢、道爱、道别",能有效减少患者及家人的痛苦,使他们平静且无遗憾地面对和接受死亡;能拉近患者和亲人的距离,让即将分离的亲人不再觉得恐怖和无助,让彼此的关系在爱和怀念中得到永恒的延续。

注意事项:"四道"人生并不一定在临终时才做,由于面对死亡是相对漫长的过程,医务社会工作者可以引导患者趁自己意识清楚时开展。患者可以在化解恩怨情仇的同时,与亲朋好友道谢、道别,充满感恩、毫无遗憾地离开。"四道"不一定同时进行,可以根据时机分开进行。

(四)音乐治疗

音乐治疗是一种非药物疗法,通常有三种形式:第一种是接受式音乐治疗,即引导患者在聆听音乐的过程中调整身心;第二种是再创造式音乐治疗,即引导患者参与创作音乐和表演音乐;第三种是即兴演奏式音乐治疗,即演唱或者演奏简单的打击乐器。针对临终患者,适用于第一种形式的情况居多。医务社会工作者可以利用音乐体验的方法唤起临终患者对生命的渴望、对往事的回忆、对人生的体悟、对负面情绪的释放,同时能够对患者的生理机能进行调节,以此达到缓解疼痛的作用,提升患者的生活质量。

注意事项:音乐治疗的时间通常以 15 分钟左右为宜,不宜过长,最多不超过 20 分钟。

(五)"安心茶话屋"

"安心茶话屋"是美华慈心关怀联盟(Chinese American Coalition for Compassionate Care,CACCC)于 2014 年在美国提出的,通过使用安心卡(是在美国 Coda 联盟的离世愿望卡基础上结合扑克牌和对临终患者的实践,添加中文版本设计而成的一种愿望卡,用于讨论生命末期话题,适用于生命的任何阶段)开展的一种可以边喝茶、边谈生死议题的茶话会。茶话会的目的是提升参与者对死亡的认知,激励参与者善用余生,同时讨论在生命终末期时,个人如何选择医疗照护、如何考量生活品质的和选择后事的安排。安心卡共有 54 张牌,分为 4 种花色和 2 张特殊愿望卡,每种花色各有 12 张牌。红桃代表灵性需求,黑桃代表身体需求,方块代表财务需求,梅花代表人际需求。如果参与者没有在现有的牌中找到自己需要的牌,可以在特殊愿望卡上写上自己的临终心愿。安心卡是开启生命末期对话的工具,可以让家属、照顾者或医务人员了解患者在生命末期的意愿,是一个促进沟通的工具。安心卡能让患者在人生旅途最后的日子,活得更有尊严。

注意事项:健康的人也能通过安心卡,让家属理解自己在身体受到创伤或疾病威胁时的需求和意愿。"安心茶话屋"适用于开展团体工作,但是也可以使用安心卡以一对一或者以家庭为单位开展。

(六)哀伤辅导

哀伤辅导可以为丧亲者提供哀伤支持、平复哀伤情绪、转移丧亲者的注意力,使丧亲者关注个人的生活与未来,进而帮助丧亲者接受失去亲人的事实并逐渐回归正常生活。[①] 哀伤通常需要经历四个阶段:接受哀伤的事实、经历及表达情绪、适应逝者不在的环境和将注意力投入其他关系。四个阶段循序渐进,一环扣一环。医务社会工作者应先对家属进行需求评估,根据评估结果制订个性化的哀伤辅导计划。哀伤辅导计划通常包含主要压力来源和领域、潜在干预手段、切实可行的支持系统、恰当的安慰话语、对丧失哀伤浪潮的应对、对近期特殊纪念日(如逝者的忌日和生日、自己的生日、结婚纪念日等)的计划。

以 Bo's Place(美国休斯敦的丧亲辅导机构)为例,美国的哀伤辅导主要基于哀伤的六大治疗要素进行,即讲述、支持、认知或情感上的处理、对死亡的接受、持续性的黏合关系及制造意义。干预手段包括手工制作、交谈、建立应对技巧、运动、心理教育和写作等。治疗要素一:讲述,即引导家属讲出自己关于死亡的故事。医务社会工作者的干预手段主要是手工制作、交谈和写作等方式,引导家属给逝者写信,编写手机短信、邮件倾诉自己的思念及情绪。治疗要素二:支持,即让家属感受到来自他人的支持、饱含同理心的倾听,减轻家属的孤独感。医务社会工作者的干预手段主要是交谈、建立应对技巧、运动等。治疗要素三:认知或情感上的处理,即帮助家属通过自我表达来正视自己的想法、感受和痛苦的负面情绪。医务社会工作者的干预手段主要是建立应对技巧和心理教育,也可以引导家属通过手工制作的方式来表达自己的情绪。治疗要素四:对死亡的接受。患者逝世以后,家属很难接受亲人的离世,随着时间的流逝和无数重复性证据的提醒,家属不得

[①] 崔芳芳,李秋芳,赵毛妮.国内外哀伤辅导的研究进展[J].中华护理教育,2017,14(11):872-876.

不慢慢接受患者永远不会复活的事实。医务社会工作者的干预手段主要是手工制作、交谈和建立应对技巧，比如医务社会工作者邀请家属画出自己的过去、现在和未来，帮助其接受现实，回到当下。治疗要素五：持续性的黏合关系。医务社会工作者可以与家属建立可持续性的连接，让家属感受到稳定的支持，感受到患者以某种形式的存在和陪伴，能够与他人谈论逝者。医务社会工作者的干预方式主要是手工制作、运动和写作。治疗要素六：制造意义。这个过程比较长，通常与以上几个要素同时进行。制造意义包括两个方面：一是赋予逝者死亡的意义；二是寻找积极后果，比如拒绝僵化、生活弹性的提升、创伤后的快速成长。医务社会工作者的干预方式主要是手工制作、交谈和写作。①

注意事项：结合实际情况，如家属不愿意前往院内参加哀伤辅导小组，医务社会工作者可通过电话、网络、丧亲者线上互助小组等形式开展服务，鼓励家属顺利回归正常的社会生活，拓展新的社会活动。

四、医务社会工作介入安宁疗护的实际困境

目前我国安宁疗护领域比之前有了较大的发展，但是医务社会工作介入安宁疗护依然存在一些现实问题。

1. 缺乏政策支持和完善的行业标准

国家政策方面，安宁疗护医务社会工作者缺少相关制度法规的保障，对安宁疗护医务社会工作者的服务内容、服务标准、服务质量的考核缺乏统一标准及相关机制。

2. 专业人才队伍匮乏

我国目前在安宁疗护领域的医务社会工作者相对匮乏，专业人才培养不达标，临床急需安宁疗护领域医务社会工作者复合型专业人才，但是医务社会工作者的教育发展并不成熟，还处于探索阶段，缺少有效的人才输出。

3. 缺少财政资金支持

目前我国大部分安宁疗护服务暂时还未收费，安宁疗护中社工服务也缺少相应的收费标准，医院开展安宁疗护服务成本较高，不利于安宁疗护服务的积极推广。

---

① 周舒.美国哀伤辅导的服务流程和手段[J].中国社会工作，2020(13)：44-45.

4.死亡教育的缺失

中国人普遍认为死亡是不吉利的,受中国传统的人生观和伦理观的影响,民众对待死亡都是回避、否认和恐惧的态度,不利于开展安宁疗护服务。

传统医学以疾病治愈为目标将死亡视为医疗的失败,所以针对癌末患者也会进行积极治疗,让病人生存周期更长,却忽略了积极治疗给病人带来了极大的痛苦,给家属和社会增加了不必要的经济支出,医护人员对死亡的认知,也为安宁疗护的发展带来了阻碍。

五、推进安宁疗护发展的对策建议

(一)倡导宏观政策支持

民政部、国家卫生健康委员会等相关部门可出台相关政策,认同和重视医务社会工作者在安宁疗护中的专业性和重要性;出台安宁疗护社会工作服务的规范性指南,增强可操作性。在临床实务中,医务社会工作者要精练安宁疗护社会工作专业的实务工作理论和技巧,明确工作内容,建立标准化的工作流程,建立严格的行业服务标准,强化安宁疗护社会工作专业服务的规范与标准,从而提升专业认知度和专业权威性。

(二)重视安宁疗护的专才教育

安宁疗护服务对医务社会工作者有着严格的要求。医务社会工作者需要较强的理论和实务知识,不仅要具备专业的医务社会工作的知识与技巧,还要学习基础医学、医学心理学、医学沟通学、医学伦理学等知识。高等院校的社会工作专业应与医院紧密合作,课程设计应更多考虑医院和患者的实际需求,重点培养安宁疗护专业服务方向的医务社会工作者,注重医学的专才教育,为安宁疗护服务的开展提供更多的社工专业人才。

(三)加大政府对安宁疗护服务的投入

政府应加大财政投入,将安宁疗护纳入"医保"系统;明确安宁疗护社工服务的具体收费;通过发行彩票、企业捐助和个人参与等多个渠道筹集资金,鼓励社会资本进入安宁疗护服务领域,确保安宁疗护服务有持续的资金支持。

（四）大力宣传推广死亡教育

中国传统观念认为，死亡是难以接受的现实，甚至是避讳的，导致安宁疗护服务在社会大部分群体中的认同度不高。因此，向公众宣传安宁疗护理念很有必要。医务社会工作者要打破传统观念的桎梏，加强面向癌症患者、家属和社会大众的死亡教育与宣传。具体行动可以从社区和学校层面出发。

社区层面：医务社会工作者可以和社区共同举办死亡教育活动，降低居民对死亡的恐惧，帮助他们正确看待死亡。医务社会工作者和社区还可以通过开展安宁疗护宣传活动来吸引居民参与。医务社会工作者可以利用社区公共空间，介绍安宁疗护服务内容以及相关案例；成立社区安宁疗护志愿者团队，让社区居民亲自参与安宁疗护，更直观地感受和体会癌末患者、家属的痛苦和安宁疗护的作用。

学校层面：开设死亡教育课程，从孩子抓起，树立儿童对死亡的正确认知，可以通过让学生写墓志铭、列愿望清单等体验式活动，让学生直观感受到生命的重要性，启发他们思考死亡、热爱生命。

医务社会工作者应积极践行传播专业理念、开展安宁疗护知识宣教，让社会大众更了解"全人照护"理念，通过加强社会层面死亡教育与宣传，带动整个社会对安宁疗护的关注。

六、案例

个案管理模式下的安宁疗护社会工作

（一）案例背景

安宁疗护是指为疾病终末期或老年患者在临终前提供身体、心理、精神等方面的照料和人文关怀等方面的服务，包括控制痛苦和不适症状，提高生命质量，帮助患者舒适、安详、有尊严地离世。

2020年，湖北省肿瘤医院成为湖北省安宁疗护试点医院，中西医结合科成为安宁疗护试点病房。安宁疗护试点工作开展以来，湖北省肿瘤医院成立了安宁疗护MDT团队，其中社工是团队的重要组成部分，主要承担心理社会评估、医患沟通、情绪疏导、患者权利维护、社会支持系统维护、死亡教育和哀伤辅导等心理和人文关怀服务。

（二）案例简介

本案例的服务对象64岁、女性、肝癌晚期。服务对象2021年8月因"肝恶性肿瘤"进入湖北省肿瘤医院中西医结合科治疗,预期生存期为 6 个月,本人及家属均放弃积极治疗。2021 年 11 月,社工探访后,服务对象开始接受安宁疗护服务。服务对象的基本情况如下。

(1)生理状况。接案时,由于营养不良、肝腹水、双下肢水肿和肌肉萎缩等原因,服务对象大多数时间只能卧床。病情的恶化引发的一系列症状使服务对象躯体功能逐渐衰退。

(2)心理状况。长时间的住院、病情的恶化、持续性的疼痛、容貌的变化使服务对象时常出现做事没兴趣、提不起精神、空虚、强烈丧失和负罪的感觉,甚至出现希望能早点结束生命的想法。服务对象曾表达过不希望亲人以外的人来看望她,觉得自己已经不成人样了。

(3)社会支持状况。服务对象为某单位的退休领导,社会交往面较宽,朋友同事较多,原单位同事经常到医院看望她。服务对象的丈夫为某医院的退休医生,每天会到医院陪伴她。服务对象的儿子为某院校教师,已婚,育有一女,由于工作繁忙不能每日陪伴,但每周末均会到医院陪伴她。同时,服务对象与医生、护士、陪护及社工的关系均较为融洽。服务对象家谱图如图 4-5 所示。

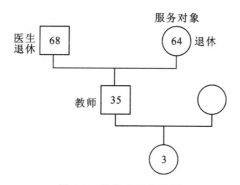

图 4-5　服务对象家谱图

(三)问题预估

1. 理论基础

(1)社会适应理论认为,个体一生不断面临新的情境,个体必须充分发挥自己的潜能,主动解决情境中面临的问题。成功的社会适应使个人在家庭、社会、人际关系,以及工作中不断发挥作用,并体验到舒适和满足感。但是某些人对新情境的适应通常伴随难以承受的压力,以及生理和心理上的功能障碍,这就是不适应。

本案例中,服务对象面临癌末的情境,挑战了他们惯有的应对策略,他们必须找到新的适应方式适应变化的处境以获得控制权。服务对象个体解决癌症相关特殊问题、找到新的应对方式的动态过程就是服务对象的疾病适应过程。

(2)优势视角理论认为,每个人都有自己解决问题的力量与资源,具有在困难环境中生存下来的抗逆力。即便是处在困境中倍受压迫和折磨的个体,也具有他们自己从来都不曾知道的与生俱来的潜在优势。

本案例中,服务对象处于生命末期,癌症引发的生理、心理及社会层面的问题折磨着她。发掘和利用服务对象个人、家庭及社会支持层面的优势资源能够帮助服务对象适应癌末的各种问题。

2.问题分析

(1)疼痛问题。心理痛苦温度计(DT)评分:7分(较为严重)。由于病情的持续加重,肿瘤侵犯其他组织器官、神经及周围组织导致服务对象出现爆发性疼痛。同时,营养不良、吸收障碍、长期卧床引发的恶心、呕吐、肌肉痉挛、关节疼痛也在持续折磨服务对象。医生虽已用芬太尼为服务对象进行止痛并具有一定效果,但是服务对象的疼痛症状仍在持续。

(2)睡眠问题。长时间、持续的病痛导致服务对象的精神状态越来越差,两周以来,入睡困难、总是醒着,睡得太多、嗜睡等问题困扰着服务对象。睡眠障碍反过来影响了服务对象的身体健康状况。

(3)情绪问题。广泛性焦虑量表(GAD-7):5分(较轻);抑郁自评量表(PHQ-9):5分(中度)。疾病的发展导致服务对象的外貌、行动能力、认知功能均出现不可逆损伤。躯体控制感的丧失,对死亡、对未来的焦虑使服务对象情绪压力较大。

(4)应对哀伤。预期死亡的到来让服务对象及其家属均出现一定程度的不适,如不知如何表达对彼此的关心与感恩、不知如何应对失去彼此的感受等。

3.优势资源

服务对象的优势资源如下:

①服务对象的智力和语言功能良好,社会工作者可以与其进行有效沟通;

②服务对象的家庭经济状况良好,可以获得舒适的医疗和看护服务;

③服务对象的社会支持系统完善,能获得持续、稳定的情感支持和照料。

（四）服务计划

1.服务目标

1）总体目标

总体目标为帮助服务对象提升应对疾病的能力，降低服务对象的精神压力，协助服务对象及其家属面对死亡、应对哀伤。

2）具体目标

具体目标包括以下几点：

①协助服务对象进行疼痛管理，提升服务对象对疼痛的耐受力；

②帮助服务对象提升睡眠质量，降低疲惫感；

③缓解服务对象焦虑、抑郁症状，促进情绪稳定；

④协助服务对象及其家属应对哀伤。

2.服务策略

本案例中，服务对象的需求较为综合，社会工作者运用个案管理的工作方法，以"社会适应"和"优势视角"为理论基础，构建服务框架，设定服务目标；运用叙事、音乐放松、正念、按摩等技术帮助服务对象适应身、心、社的变化，应对哀伤。

（五）服务程序

第一阶段：了解服务对象及家庭的基本情况、对疾病信息的认知情况，确认后续治疗方案，在此基础上评估服务对象的需求，建立专业关系。

第二阶段：运用音乐放松及叙事方式帮助服务对象缓解情绪压力，帮助服务对象认识疾病带来的丧失感。

第三阶段：运用音乐放松及叙事方式帮助服务对象缓解情绪压力，引导服务对象思考死亡；指导服务对象进行正念冥想练习，改善服务对象的疼痛及睡眠障碍。

第四阶段：运用音乐放松及叙事方式帮助服务对象缓解情绪压力，回顾生命中的重要时刻，促进服务对象的自我接纳；指导服务对象进行正念冥想练习，改善服务对象的疼痛及睡眠障碍。

第五阶段：运用音乐放松及叙事方式帮助服务对象缓解情绪压力，回顾生命中的重要关系，促进社会关系的和谐；指导服务对象进行正念冥想练习，改善服务对象的疼痛及睡眠障碍。

第六阶段：与服务对象道别；引导服务对象家属与服务对象道别；安抚服务对象家属的情绪，为其提供出院指导、丧失建议。

（六）服务实施过程

第一阶段（关系建立阶段）：社会工作者在查房的过程中发现服务对象，在征得服务对象的认同后，通过查阅病历，与服务对象的主管医生、家属沟通的形式全面地收集和了解了服务对象个人、家庭、社会关系、疾病、治疗方案信息，并借助社会心理评估量表收集了服务对象的心理状态信息。在了解以上信息的同时，社会工作者采用音乐放松、倾听技巧（鼓励、重复、澄清、释义等）与服务对象建立了信任关系，共同确定了后期的服务目标及计划，围绕服务对象的抑郁情绪、疼痛、丧失感、死亡观念及家属哀伤等社会心理方面的困扰展开工作。

第二阶段（应对丧失阶段）：社会工作者与服务对象在良好的信任关系的基础上开始运用音乐和叙事的方式共同探讨因疾病引起的丧失感，包括躯体功能不可逆的丧失、容貌的衰老、社会角色的失调（角色中断）等问题，帮助服务对象重新审视自身角色定位以适应新的角色与环境。

第三阶段（探讨死亡阶段）：社会工作者继续通过音乐帮助服务对象进行放松，随后通过叙事的方式与服务对象一同回顾了她年轻时的过往，并开始讨论彼此对死亡的看法。由于突发的坠楼事件，社会工作者评估了服务对象的精神状态。服务对象的家人表示服务对象曾经表达了"……我也想快点走，少受些罪，就是不敢……"的想法。社会工作者与服务对象借此次事件与服务对象进一步讨论了死亡，服务对象表达了"这件事对她的影响不是很大，偶尔会想一下如果是自己会怎么样，但也能理解这类人的做法，死其实不可怕，现在身体上的痛才是最要命的……"的想法。随后，社会工作者引导服务对象进行了正念冥想练习，帮助服务对象缓解躯体疼痛。

第四阶段（回顾价值阶段）：社会工作者按照习惯引导服务对象进行了音乐放松。随后，服务对象在社会工作者的引导下开始回顾生命中的重要时刻。服务对象回想起年轻时的恋爱经历、工作时期领导对自己的认可、自己最爱看的书、儿子看书的习惯、调皮的孙女……这些回忆串在一起，帮助服务对象找回了久违的价值感，社会工作者引导服务对象总结了自己这几十年的人生。服务对象表示这辈子没有遗憾。最后，在社会工作者的引导下，服务对象再次进行了正念冥想。

第五阶段（应对哀伤阶段）：服务对象的身体状况每况愈下，已由接案时可以自行下床发展到卧床不起、腹部积液严重、四肢无力、头发稀疏、面色发白、嗜睡的状态。社会工作者在服务对象状态稳定时来到病房与她和她的儿子进行了沟通。此次沟通仍以音乐开始。随后，社会工作者与服务对象一同回顾了与身边人的幸福时刻。社会工作者通过转述的方式将服务对象对儿子及丈夫的不舍、感恩、关心传递给服务对象的儿子。服务对象的儿子在病房紧紧握着她的手久久未松。最后,社会工作者引导服务对象再次进行了正念冥想。

第六阶段(处理离别阶段):服务对象弥留之际,医务社会工作者到病房为服务对象播放了一首她最喜爱的歌曲,用蘸着温水的纸巾为服务对象抹去了眼角的眼泪,最后一次为服务对象进行了头部和手臂的按摩。随后,社会工作者安抚服务对象的家属的情绪,将弥留之际道别的注意事项告知服务对象的家属。同时,社会工作者为家属提供了出院指导、丧事建议。

(七)总结评估

本案例中,社会工作者与服务对象、服务对象的家属进行了沟通与互动。个案服务过程中,社会工作者运用社会适应、优势视角理论为指导,通过音乐放松、叙事治疗、正念冥想技术为服务对象提供了专业服务,使服务对象在疼痛适应、抑郁情绪、价值感、意义感等方面均获得了不同程度的改善。具体评估方法及目标达成情况如下。

1)观察法

在个案服务过程中,社会工作者认真观察了服务对象及其家属的表现,包括服务对象的身体状况、对社会工作者的接纳程度、与社会工作者的互动情况,以及家属的情绪状况、依从程度、与服务对象沟通情况和照料情况等。

本案例中,社会工作者作为服务提供者、观察者,对每一次个案探访、服务过程均进行了自我反思与评估,从中观察、感受到服务对象状况的改善。同时,在服务对象有特殊情况时,如医生治疗、朋友探访,社会工作者会及时调整探望时间。

2)访谈法

社会工作者通过与服务对象本人、家属、医护人员、护工进行沟通,从社会工作者提供服务时长和频率、服务专业性、服务必要性、服务的有效性等几个维度评估了个案工作的开展情况。

本案例中,以上人员对社会工作者的工作均给予了满意的评价:服务对象表示"见到你心情就会好些",服务对象家属表示"感谢你关心她",护工表示"她有时候盼着你来",医护人员表示"她的身体状况虽然越来越差,但是情绪状况比以前好很多"。

3）目标检视法

对比个案服务前后服务对象行为表现变化情况（见表 4-4）可以了解服务的有效性。

表 4-4　服务前后服务对象行为表现变化情况

干预指标	服务前	服务后
疼痛	使用芬太尼止痛	芬太尼剂量未上升，开始运用正念应对初期疼痛
睡眠状况	两周内一半以上时间入睡困难、总是醒着，睡得太多、嗜睡	因病情发展，嗜睡、意识不清状况逐渐增多
情绪状况	常感到心情低落、抑郁、疲惫	会通过听音乐的方式调节情绪，病房里增添了自己喜欢的绿植，会通过口含陈皮改善胃口；在与社会工作者沟通时能表示情绪状态比之前（接案前）好很多，对自己的变化、即将到来的死亡都已看开，开始学着适应每日的"生活"
哀伤应对	不知如何与家人谈论自己的担忧、表达关心	愿意通过社会工作者与家人沟通自己的感受与想法，做好了后事安排

（八）专业反思

大多数癌症末期患者在可承受的医疗到达极限时，不得不面对死亡。在即将到来的死亡面前，尽可能减轻癌症带来的生理、心理、社会层面上的痛苦是安宁疗护团队对生命的敬意。在安宁疗护多学科团队里，医务社会工作者担任着重要的人文关怀角色。在安宁疗护服务的过程中，医务社会工作者需要具备较好的问题解决能力，要能够对出现的突发事件及时、正确地做出反应；更需要具备走近、理解服务对象身体、心理、社会关系层面上遭受的巨变。面对复杂多样的问题情境，从事安宁疗护的医务社会工作者需要具备较强的心理抗压能力、协调能力、专业技术能力和资源链接能力。

1．心理抗压能力

安宁疗护的服务对象是濒临死亡的患者，他们身体的各项机能逐渐衰退，容貌、体态变化往往给人强烈的冲击。疾病及治疗导致的情绪、情感的不稳定往往让普通人难以接受。疾病教育、心理疏导、医患沟通、经济援助、社会关系协调等问题叠加出现是常态,这就要求从事安宁疗护的医务社会工作者具备较强的心理调节能力和抗压能力。

2.协调能力

安宁疗护服务过程中,医务社会工作者是安宁疗护团队的组成部分,是医生、护士、营养师、心理咨询师、志愿者沟通的桥梁。同时,医务社会工作者还是服务对象与其家属、服务对象家庭与安宁疗护团队沟通的桥梁和润滑剂。医务社会工作者通过专业服务准确了解服务对象的需求并传递给安宁疗护团队,能够避免因为信任关系、信息差和理解偏差导致的医护人员与服务对象家庭的矛盾。

3.专业技术能力

安宁疗护工作面对的问题复杂多样,涉及政策、经济、医学、心理、社会等方面,同时安宁疗护工作还具有很高的技术门槛和执行标准。医务社会工作者需要付出很多的时间去学习和掌握多学科的知识和技能,如政治学、法学、医学、心理学、社会学等。

4.资源链接能力

安宁疗护工作的场域大多数时候是超越医院场域的。当服务对象面临经济问题时,医务社会工作者需要链接社保、社会救助资源。当服务对象面临复杂的家庭关系问题时,医务社会工作者需要链接民政部门、妇联、司法、社区资源。当服务对象面临心理问题时,医务社会工作者往往需要链接精神、心理咨询资源。因此,社会工作者需要具备较好的资源整合和协调能力。

第五节　医务社会工作介入卫生应急

随着"健康中国战略"全面推行,医学人文在卫生服务提供中的重要性逐渐凸显,医务社会工作在改进医疗服务、构建和谐医患关系方面发挥着不可替代的作用。从《进一步改善医疗服务行动计划(2018—2020年)》首次提出将社工制度纳入医疗服务体系,到"十四五"规划"畅通和规范市场主体、新社会阶层、社会工作者和志愿者等参与社会治理的途径",多项相关政策出台表明,医务社会工作迎来了良好的发展机遇,在全国的推广与发展已成必然趋势。医务社会工作的议题也从"是什么、为什么"转向"怎么做、如何做好"的问题。目前,医务社会工作的实践与研究多集中于常态下对儿童、妇女、老年人等特殊弱势患者群体的安宁疗护、医疗照顾服务等,关于医务社会工作介入公共卫生应急服务的研究较少。本书通过介绍新型冠状病毒肺炎疫情期间医务社会工作介入湖北省肿瘤医院接管的武昌区方舱医院东病区试点实践,总结了医务社会工作介入重大公共卫生应急服务的管理模式和工作流程,以明确今后医务社会工作介入公共卫生应急的管理重点。

一、医务社会工作介入重大公共卫生应急服务的管理实践

2019 年底,湖北省武汉市爆发新型冠状病毒肺炎疫情,随后席卷全国。武汉作为疫情"震中"地区,确诊和疑似病例持续维持高位。为缓解定点医疗机构的巨大救治压力,2020 年 2 月 3 日起,武汉先后建立 16 家方舱医院收治轻症患者。方舱医院筹建仓促,存在病区管理难度大、病患数量多、医患沟通不足、患者情绪不稳、医疗物资紧缺等问题。针对方舱医院面临的实际困难,湖北省医院协会医院社会工作和志愿服务管理专委会以湖北省肿瘤医院接管的武昌区方舱医院东病区为试点,通过湖北省社会工作联合会链接社工伴行志愿服务团队来提供线上、线下服务,探索医务社会工作介入公共卫生服务应急管理的新型工作模式。

(一)"1322"介入服务模式

在湖北省肿瘤医院接管的方舱医院病区,医务社会工作者始终围绕"减轻一线医务社会工作者负担,协助患者达到身心平衡,提升治疗效果"这个目标,开展医护协助、社会支持、资源整合三大板块的工作。医务社会工作者通过组建"线上＋线下"的服务团队,实施"舱内＋舱外"配合的服务方式,为方舱医院提供了专业连续性的医务社工团队服务,逐步形成"1322"介入服务模式。

1. 构建"线上＋线下"和"舱内＋舱外"服务团队

面对传染性强的新型冠状病毒,结合实际工作需求,医务社会工作构建了"线上＋线下"和"舱内＋舱外"多元联动方式的服务队伍,如图 4-6 所示。线上专业团队通过微信平台建群开展服务与管理,具体设置了支援团队管理组、行政工作组、资源工作组、患者工作组 4 大类线上服务团队,承担了舱内通知、线上教育、情绪支持等主要服务。每个线上服务团队设置 1 名群负责人和 2 名群助理,进行人员、时间、信息、氛围管理,维护群内秩序。线下服务团队由舱内外医务社工、舱外社区工作者组成。舱内社工直接对接舱内患者、医护,承担患者服务、医务协助,进行线上对接,解决实际问题。舱外

医务社工负责资源整合、患者的紧急服务、家庭照顾及出舱安排的对接。

"线上＋线下"和"舱内＋舱外"的医务社工服务团队信息互通,协调联动。线上社工团队将信息收集、梳理、传达至线下社工团队,做出实际管理调整,满足患者、医护需求。舱内社工与医务团队建立工作联系,衔接患者群体;舱外社工对接舱外人、财、物资源,解决"后顾之忧"。舱内外社工相互配合,使方舱医院的服务更加精准,增强了服务成效。

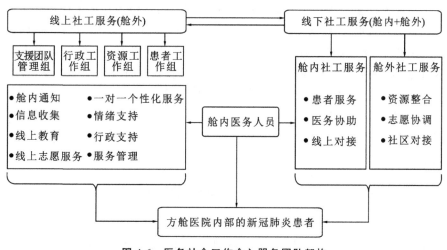

图 4-6　医务社会工作介入服务团队架构

2. 开展医护协助、患者康复、资源整合三大服务

围绕医务社会工作者介入工作目标,社工队伍立足于自身定位,共开展以下三类服务内容。

(1)协助方舱医院的医护人员开展日常管理。医务社会工作者与方舱医院医护管理团队建立临时合作机制,统一工作安排,确保管理信息和应对措施统一。

(2)提供社会支持,促进患者身心康复,稳定医务人员的心理状态。医务社会工作者关注医务人员、患者的心理情绪变化,评估心理状态,对情绪起伏大的患者、医务人员,及时通过微信和电话进行个案跟踪和援助;线下组织舱内集体活动,活跃康复氛围,缓解医患情绪。

(3)精准对接需求,整合各类资源。武汉封城期间,方舱医院物资紧缺,医务社会工作者联络志愿者、慈善基金、政府部门、社区等多方力量进行募集,以满足方舱医院的运行需求。同时,医务社会工作者可以开展部分舱外支持工作,对接社区,解决患者家属无人照顾的问题。在疫情中后期,医务社会工作者搭建了方舱与社区之间的良性沟通桥梁,辅助医务人员、社区做好患者出舱与居家隔离工作。

(二)基于 PDCA 循环的医务社会工作介入公共卫生应急工作流程

医务社会工作介入公共卫生应急事件的试点工作基于 PDCA 质量循环管理工具,整体形成了 4 个工作阶段,9 个工作流程,18 个核心措施,如图 4-7 所示。在医务社会工作介入方舱医院的初步工作阶段,医务社会工作者确定服务团队的总负责人,以保障各项措施的高效执行,通过明确服务目标和原则,商讨并制订服务方案;随后按照计划方案进入执行阶段,招募组建志愿者人才队伍,确定团队相应运行程序和制度,开展具体服务。检查阶段,医务社会工作者在服务实施之后监测与评估服务效果,收集反馈意见,并及时进行调整。处理阶段,医务社会工作者结束与患者的服务关系,开展社区对接或转介服务,对整个医务介入服务过程进行总结与反思,总结出可供借鉴的工作经验。

二、医务社会工作介入重大公共卫生应急的服务实践效果

在微观层面,医务社会工作服务团队在武昌方舱医院服务长达 32 天,38 名团队成员不分昼夜,从生理到心理全方位给予患者关怀与支持,其中 89.3% 的病区覆盖了医务社会工作服务。医务社会工作者链接了诸多资源,解了燃眉之急:联系捐赠眼罩 500 余个,解决了患者"睡觉难"的问题;为舱内的穆斯林病友联系清真餐;募集对讲机 6 部,提升了工作效率。医务社会工作者对医务人员、患者开展心理干预 240 余次,开展跑腿代购、药品购买等事项 143 起。问卷调查结果显示,85.3% 的患者认为得到了足够的照顾和关心,84.7% 的患者认为焦虑紧张情绪得到了缓解。其中,覆盖社工服务的病区患者外界支持感明显高于未覆盖区的患者。在宏观层面,医务社会工作介入方舱医院管理提升了整体服务水平,缓解了一线医护人员人手不足的压力,促进了医患双方的和谐,稳定了疫情初期患者的情绪,整体提高了防疫工作的效率。在湖北省民政厅慈善社工处的指导下,本次服务实践形成了方舱医院社会工作支援服务指引文件,在武汉其他方舱医院得到了推广和复制。国家民政部慈善事业促进和社会工作司对本次实践开展了专题调研,对医务社会工作介入方舱的管理模式和实际服务效果给予了高度肯定。

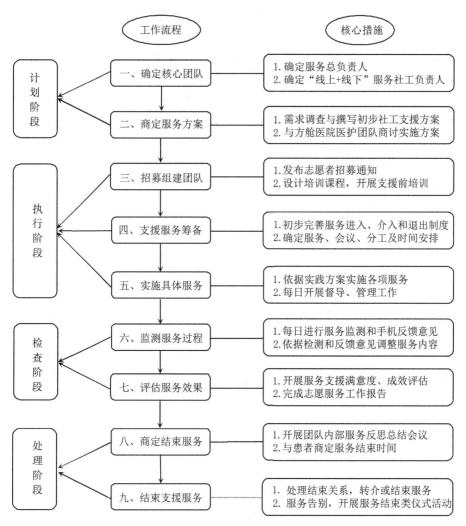

图 4-7 医务社工介入公共卫生应急实践整体工作流程

三、医务社会工作介入公共卫生应急工作的相关建议

(一)明确医务社工参与公共卫生应急工作的职责定位

明确职责定位是医务社会工作介入突发公共卫生服务中获取信任的基础和制度保障。目前,国家政策层面上并未建立医务社会工作介入突发公共卫生事件的管理制度,对医务社会工作介入公共卫生应急服务进行责权

厘定。同时，医院层面也应合理确定医务社会工作在院内应急管理组织中的角色定位。早在20世纪20年代，美国将社会工作纳入公共卫生服务模块，并明确规定了当代公共卫生服务中社会工作的职责：提供直接临床服务、病例管理、护理协调、公共卫生服务项目的研究、培训和预防。2010年，美国《平价医疗法案》将社会工作者定位为心理和行为健康服务的提供者、管理者。从本次试点工作经验来看，医务社会工作者在非常态下不仅承担了患者及其家属的心理干预服务，而且发挥了社会动员和资源链接作用，其职责和功能在应急状态下更为广泛和灵活。结合国内外实践经验，我们需确定医务社会工作者参与公共卫生应急的基本职责和管理制度。在此基础上，各医院应基于院内实际情况，在制度层面明确医院医务社会工作的具体功能与责任，畅通医务社会工作介入公共卫生应急工作运行渠道。

（二）积极运用PDCA管理工具，建立完整有序的应急介入机制

本次新冠肺炎疫情医务社会工作介入实践中，整个管理过程积极运用PDCA质量管理工具，应用计划、执行、检查、处理四个程序来管理介入过程，确保服务质量。突发公共事件通常具备特定的生命周期，会经历事前、事中、事后的动态性发展过程。本次实践虽运用PDCA质量工具使整个介入流程有序进行，但在公共卫生事件发生前的风险预警、应急预案准备等仍存在缺位问题。依据危机管理专家Robrt Heath提出的4R［缩减期（reduction）、预备期（readiness）、反应期（response）和恢复期（recovery）］危机管理理论，学者陈禹等提出建立医务社会工作卫生应急APTS过程介入机制，即风险评估（crisis awareness）、应急机制（emergency plan）、应急处置与心理救援（emergency treatment）、经验总结（comprehensive summary）。因此，医务社会工作者可以将PDCA质量管理工具与APTS过程介入机制结合，强化医务社会工作者的危机意识，建立心理预警监测，做好危机前的预案干预，在响应阶段不断进行执行、检查及处理，将每次医务社会工作介入公共卫生应急工作视为下次工作的起点，建立更成熟、完整的应急介入机制，提高运行效率与服务质量。

（三）创新服务方式，鼓励多部门参与非常态医务社会工作

以数字化转型扩大社会服务资源供给、以网络化融合实现社会服务均衡普惠是社会发展的必然趋势。作为社会服务的组成部分，社会工作服务

迎来信息化、智能化的发展机遇期。在此次医务社会工作介入公共卫生应急实践中,"医务＋社工＋志愿者"线上协作的新型工作模式避免了线下交叉感染,降低了COVID-19的传播风险,减轻了医护的工作负担。同时,实践发现,医务社会工作服务资金仍难以保障,仅凭社工机构情怀投入、志愿投入,运营模式缺乏可持续性。我们可借鉴国外发达国家解决医务社会工作资金不足的实践经验,设立社会工作再投资委员会,实行竞争性赠款计划,同时鼓励医疗机构、民政部门、社工专业机构、志愿者组织、公益慈善基金组织等多部门协作,建立非常态下医务社工服务购买模式,提高应急管理机制运行效率,保证医务社会工作介入服务的及时提供。

(四)推进专职医务社工队伍培养,提高人才队伍专业素养

医务社会工作介入方舱医院患者服务的实践中,参与服务的专职医务社工人员较少。自湖北省卫生健康委员会下发《关于加强医疗机构社会工作和志愿服务管理工作的通知》以来,全省加快医务社会工作推进速度,截至目前,共有36家医院成立了医务社工部。但从全国范围来看,设置社工部门的医疗机构比例仍较低,同时存在院内社会工作部的现有社工人员专业技能不高、专业人员配备不足的问题,部分医院的医务社工来自护理部门或行政人员转岗,或由护士长、护士兼任。在欧美国家,社工要通过社会工作教育和政策认证标准委员会举行的一项或多项许可考试,再进行为期2～3年的工作实践,以达到许可的临床水平。因此,针对我国现有医务社工人才存量不足、质量不高的问题,我们要进一步推进医院社工部门搭建、扩大专业社工岗位需求,加强现有医务社工与志愿者的系统培训,通过讲座授课、岗位实训加强专业理论知识与实际操作技巧的掌握,增强人才队伍专业性与权威性;解决现有社会工作教育制度与医务卫生制度脱节的问题,从根基上铺设医务社工专业人才队伍培养的长效机制,加强现有社会工作专业院校与医学院校办学合作,打通专业壁垒,整合教学资源,同时建立医务社工专职化人才认证考核体系,建设和培育一支专业型＋综合型＋实务型的医务社工队伍。

四、案例

(一)背景介绍

新型冠状病毒肺炎突袭全国,武汉属于重灾区,新型冠状病毒肺炎患者确诊和疑似病例持续维持高位。为全力救治,2020年2月3日晚间起,

189

武汉火速建立方舱医院,将大量轻症患者集中治疗,最大限度阻断了社会交叉感染的机会,为打赢抗疫战发挥了重要的作用。但是,因方舱医院筹建工作时间仓促,相关硬件设施和物资未完全到位,导致大量病人入住后给医务人员的管理带来了一定的困难。湖北省肿瘤医院社工部通过湖北省民政厅慈善社工处、湖北省社会工作联合会链接医务社工介入方舱,减轻了一线医务工作者的负担,为病人提供了有效的服务,对抗疫工作有十分重要的意义。

虽然尚没有系统的关于方舱医院患者社会心理特征的研究成果,但是此前的相关研究显示,传染病患者存在恐惧、迷茫、自卑、情绪低落、焦虑、抑郁、烦躁、易激动、自暴自弃等心理特点。调查发现,新冠肺炎患者的焦虑、抑郁和失眠问题非常突出,达 50% 以上,我们的服务对象正是这类人群。

(二)案例分析

服务对象:Z,男性,19 岁,大学生,于 2020 年 2 月 11 日因为新型冠状病毒肺炎轻症入住方舱医院治疗,他的爷爷因新型冠状病毒肺炎去世,奶奶在同济医院重症病房接受治疗,母亲和父亲离异,分别在酒店接受隔离。服务对象面对自身病情发展的恐惧、对奶奶病情的担心以及爷爷的离世,多重打击使他更孤僻,不愿意与病友交流,甚至拒绝接受治疗。面对这种情况,医生 H 将他转介给医务社工,希望医务社工能够运用科学的专业知识和方法,为他提供心理以及社会方面的支持和服务,以帮助他减轻压力、解决问题、挖掘潜能,重拾患者积极面对疾病的信心。

1. 生态系统分析

服务对象的家庭类型是联合家庭,服务对象与爷爷、奶奶和父亲共同生活,父母离异,母亲单独居住。此次疫情导致家人纷纷感染新型冠状病毒肺炎,爷爷因病去世,奶奶重病卧床,服务对象为轻症病例。服务对象性格较为坚强,疫情之前无忧无虑,但是家庭遭遇这一系列变故之后,他迅速成长,认为自己是这个家里唯一的年轻男性,有必要承担家里的重任。在奶奶未安排入院之前,他坚决拒绝入院接受治疗,看到奶奶被妥善安排后才放心入院。服务对象进入方舱后十分担心奶奶的身体,不愿意与他人接触,充满自闭、失眠、抑郁和激愤的情绪。

2. 需求评估

服务对象的问题和需求如表 4-5 所示。

表 4-5　服务对象的问题和需求

服务对象问题	服务对象需求
生理方面:新型冠状病毒肺炎轻症,发烧、头痛等症状	得到医生的救治,缓解身体的不适
心理方面:服务对象及家人均感染新型冠状病毒肺炎,爷爷因病去世,奶奶重症且情况不明朗,他担心新冠肺的治疗情况及后续对家人的影响,产生焦虑和拒绝接受治疗的消极情绪	调整好心情,缓解焦虑;建立理性情绪,消除非理性情绪,提升治疗的信心
情感方面:服务对象的父母离婚,他与父亲关系疏离,认为是父亲导致家人患病	改善与父亲的关系,使家庭关系和睦,得到父亲情感上的支持和鼓励

(三)服务计划

1.服务目标

服务目标有以下几点:

①为服务对象科普新型冠状病毒肺炎的知识,缓解疾病带来的恐慌心理;

②为服务对象进行哀伤辅导,帮助他度过悲痛期,减轻他精神层面的情绪负荷,协助他适应失落之后的外在环境;

③消除服务对象的非理性情绪,建立理性情绪,改善服务对象的心理状况;

④增进患者与家人之间的沟通交流,增强家庭支持系统的作用;

⑤帮助服务对象建立社会支持网络,提高服务对象接受治疗的信心和意愿。

2.服务策略

1)促使服务对象调动内外资源的策略

每个人身边都充满资源。服务对象不了解自己可以使用的资源,导致一些问题难以解决,需要医务社工从两方面采取介入策略:一是帮助服务对象运用自己的内在资源,达到改变的目标;二是帮助服务对象运用现有的外部资源,将服务对象系统与资源系统联系起来增强服务对象的社会功能。

2)进行危机介入的策略

危机介入是一种特殊的介入,帮助服务对象减轻紧张情绪,使他走出危机,恢复他的社会功能。

3)病友互助的策略

为有效帮助服务对象,医务社工有意识地运用引导、利用关系、利用环境等各种能够影响服务对象改变的力量。在此案例中,医务社工利用方舱的病友影响服务对象,促使他改变,融入方舱。

3.服务程序

(1)接案。服务对象由方舱内 H 医生转介至医务社工。医务社工了解服务对象的基本情况,尝试与服务对象建立专业关系。

(2)预估。医务社工与医护人员、患者进行线上沟通,了解服务对象的实际需求,进行预估。

(3)计划。医务社工根据预估情况,制订服务目标及服务计划,与服务对象签订社工服务协议。

(4)介入。医务社工运用社会工作专业方法进行干预,解决服务对象的实际问题。

(5)评估。医务社工评估服务效果,核对目标实施情况和进度。

(6)结案。医务社工在达成目标后与服务对象沟通结案,撰写结案报告。

(四)实施过程

1.第一阶段:接案、收集资料和预估

时间:2020 年 02 月 11 日—15 日。

目标:收集资料、评估问题、建立关系、明确目标、给予服务对象及家属心理情绪疏导、介入服务。

主要内容如下。

(1)2020 年 2 月 11 日,服务对象由医生转介给医务社工。医务社工与服务对象进行沟通交流,对他的基本情况进行了解,包括服务对象的病情、心理情绪状况以及家庭成员的情况等。

(2)服务对象在方舱内拒绝与任何人沟通和交流,比较自闭,医务社工与服务对象沟通,对方也置之不理。医务社工考虑到对方年纪较轻,在他的朋友圈看到他喜欢在得物(某 APP)买东西,专门下载软件,查找资料,寻找共同话题,使他打开了话匣子。医务社工采用倾听、同理心、共情等技巧与服务对象进行沟通交流,取得他的理解和信任,建立良好的专业关系。

(3)深入了解服务对象的问题和需求,对患者的需求做初步评估。

2.第二阶段:制订计划

时间:2020 年 02 月 16 日—29 日。

目标:评估需求、制定计划,运用叙事疗法进行介入,引导服务对象主动倾诉并在此过程中发掘他的需求。

主要内容如下。

（1）医务社工与负责服务对象病情的主治医生积极沟通，深入了解服务对象的病情，打消服务对象对病情的疑虑，鼓励服务对象积极与医生、医护人员积极沟通，与服务对象商定社工服务计划，达成一致并签订服务协议。

（2）2020年2月17日，医务社工了解到服务对象及家人都在方舱或者隔离酒店，家中的宠物无人看管，让他倍感担心，医务社工联系了武汉市小动物协会，委托志愿者上门代为照顾宠物，缓解了服务对象的焦虑情绪；服务对象连声对医务社工表示感谢，说自己从来没有想到社工除了关心自己还会想办法帮忙解决宠物的问题，双方的信任有了大幅提升。

（3）由于奶奶重症在接受治疗，患者对奶奶新冠肺炎的治疗效果不了解，经常考虑最坏的结果。服务对象每次听到好的消息就开始怀疑，听到不好的消息就悲伤难过。医务社工多次联系奶奶所住的医院了解情况，与服务对象进行沟通，帮助他了解相关医学知识和奶奶的具体病情，并且通过提供其他病人的康复案例鼓励服务对象，让他对医生和奶奶充满信心。同时，医务社工采用理性情绪疗法介入服务对象的心理问题，针对服务对象的非理性信念进行干预，让他认识并克服非理性信念，缓解心理压力。

（4）改善服务对象与病友的人际关系，与服务对象的病友沟通，向服务对象的病友说明服务对象的一些性格的基本情况，让病友了解服务对象的困境，给予服务对象更多的理解和关注；与服务对象本人沟通，让服务对象了解自身人际关系的困境，改善服务对象本人不良的人际交往模式。

3. 第三阶段：介入及跟进

时间：2020年03月01日—25日。

目标：建立社会支持网络，为服务对象及家属提供关怀和支持。

主要内容如下。

（1）帮助服务对象建立社会支持系统。医护人员、病友、医务社工都是服务对象社会支持系统的一部分。了解到服务对象极其关注奶奶的病情，医务社工对接同济医院重症病房，及时告知服务对象奶奶的病情，让他放心。他害怕自己女朋友知道自己的病情导致分手，社工与他和女朋友沟通，消除了服务对象的疑虑。此外，医务社工邀请服务对象积极参加方舱内的活动，甚至担任舱内志愿者，为其他病友提供力所能及的志愿服务。

（2）增强家庭支持系统的作用。服务对象与父亲有隔阂，虽然十分担心被隔离的父亲，但是从不联系。基于这种情况，医务社工专门联系服务对象的父亲，了解到双方缺少沟通，鼓励服务对象向父亲表达自己的想法和情感,促进亲子交流,增强家庭支持系统的作用。

(3)进行哀伤辅导——在微信群里,为服务对象的爷爷组织一场线上"追思会",让所有人通过语音的方式倾吐心声。服务对象哭喊:"爷爷,你说你要看到我大学毕业,看到我结婚,你还要抱孙呢。可是你再也看不到了。"

(4)根据优势视角理论,通过对服务对象的深入访谈收集到他的个人现状、存在的问题,让他认识到自身的优势,增加服务对象的自我认同感,帮助他找到信心,从对疾病和未来的焦虑中走出来。

4.第四阶段:结案

时间:2020年03月01日—25日。

目标:结案、协助服务对象重新拥抱生活。

主要内容如下。

(1)结案后,医务社工通过电话联系服务对象,进行随访,关心服务对象的近况,提供情绪支持,达到增强服务对象对未来生活的信心的目的。

(2)服务对象结束治疗,进入酒店隔离,隔离期间他主动担任隔离酒店里的志愿者,完成从被帮助到自助及助人的转变。

(五)案例评估

1.结果评估

在医务人员和医务社工的帮助下,服务对象的需求得到满足,个案目标基本达成。医务社工成功帮助服务对象缓解了情绪压力,改善了家庭关系、帮助他建立了新的支持系统,使服务对象的情况有了较大改观,减轻了非理性情绪的影响,树立了生活的信心。服务对象表达了对医务社工的感谢,表示将以乐观积极的心态面对未来。

2.过程评估

在建立关系阶段,社工运用同理、倾听、同感等技巧,拉近了与服务对象的关系。在介入阶段,运用心理干预技巧,让患者建立治疗的信心和理性情绪,积极帮助服务对象联系各类资源,帮助其有针对性地解决问题,使得服务对象的整体情况都有所改善。在结案和跟进阶段,巩固了患者在介入时期获得的改善和支持,在结案后根据服务对象的情况给予跟进,使得介入效果更加持久有效。

(六)专业反思

本次个案介入取得了预期效果,在个案结束后,医务社工有几点反思。

(1)在个案介入过程中,要根据服务对象的具体情况合理采用介入技巧。此次的服务对象较年轻,为了与他建立良好的关系,医务社工尽可能寻找他喜欢的话题,让他打开话匣子,让服务对象感受到自己是受到关心和尊重的,这样才能让个案进展得更顺利。在接案的过程中,医务社工要对服务对象的具体情况进行了解,有针对性地提供服务。

(2)与服务对象及家属建立相互尊重、相互信任的专业关系是开展服务的基础。方舱医院不同于咨询室约定俗成的专业关系,面对这种特殊情境,医务社工需要从关注服务对象的需求、帮助解决实际问题开始,运用真诚、共情、积极关注等技巧使患者感受到来自医护社工真诚的关心。

(3)在服务过程中,建立家庭支持系统和社会支持系统是帮助服务对象的重要途径,医务社工要善于发现服务对象身边的支持系统,积极合理地利用他身边的支持系统帮助服务对象。此案例中,医务社工借助方舱内的其他病人,帮助服务对象建立新的支持系统,帮助他融入环境,找回自我价值感。

(4)疫情期间,方舱医院内的服务对象可能会面临恐惧和焦虑、污名化和歧视、悲伤和丧亲、创伤和隔离等多种问题。医务社工面临大量的求助,工作压力和工作强度呈现几何倍增长。医务社工超负荷工作,在工作时需要不断照顾自己,对自我照护进行反思,保持健康和良好的作息规律,提升安全、冷静、联结和自我效能感。医务社工要与同事和支持系统保持积极的联系,创造更多的讨论和支持机会,减少孤立感,缓解工作压力,以更加饱满的精神状态投入工作。

(5)医务社工在方舱医院的实践,有助于推动行业发展和公共卫生体系的完善。医务社工的加入,缓解了一线工作人员因人手不足而承受的压力,促进医患双方关系的和谐,提高了方舱医院的整体服务水平。医务社工把握新冠疫情的机遇,在此次抗疫过程中凸显出的价值和作用,有助于推动医务社工整体发展;医务社工的实践为发展本土公共卫生社会工作理论提供了宝贵的经验基础;医务社工在方舱医院中的探索,对完善我国公共卫生应急管理体系具有启发作用。

参 考 文 献

[1] 中华人民共和国国家卫生健康委员会. 关于印发进一步改善医疗服务行动计划(2018—2020 年)考核指标的通知[EB/OL]. (2018-10-16).

[2] 中华人民共和国中央人民政府. 中共中央关于制定国民经济和社会发展

第十四个五年规划和二〇三五年远景目标的建议[EB/OL]. (2020-11-03)[2020-11-19]. http://www.gov.cn/zhengce/2020-11/03/content_5556991.htm.

[3] ENGEL G L. The need for a new medical model：a challenge for biomedicine[J]. Science，1977,196(4286).

[4] 孙牧红.世界卫生组织宣言（注）[J].中国心理卫生杂志,1986(06):282.

[5] 周湘斌,常英.社会支持网络理论在社会工作实践中的应用性探讨[J].中国农业大学学报(社会科学版),2005(02):80-85. DOI:10.13240/j.cnki.caujsse.2005.02.016.

[6] 工锦帆,尹梅.医患沟通[M].北京:人民卫生出版社,2013.2-3,14.

[7] 刘继同.构建和谐医患关系与医务社会工作的专业使命[J].中国医院管理,2006(03):15-18.

[8] 胡月.公立医院应对暴力伤医的危机管理研究[D].北京理工大学,2015.

[9] 晏雪鸣,郑平安.医患关系及纠纷的社会学轨迹寻绎[J].医学与社会,2006(07):43-46.

[10] 莫藜藜.医务社会工作[M].台北:台北桂冠图书股份有限公司,1998.

[11] 沈俊民.和谐医患关系 重视公共关系建设[J].医院管理论坛,2006(06):56-57.

[12] 吕静.我国城市医疗救助制度分析及其完善研究[D].首都经济贸易大学,2012.

[13] 王保真,李琦.医疗救助在医疗保障体系中的地位和作用[J].中国卫生经济,2006(01):40-43.

[14] 王凤华,尉真,王书文,等.通用过程模式下的困境患者医疗救助社会工作实践——以山东省立医院为例[J].中国社会工作,2017(18):30-35.

[15] 刘昆.医务社会工作介入贫困患者慈善救助的实务模式研究[D].南京大学,2019

[16] 朱泉桦,赵沛,潘婕,等.医务社工介入公立医院慈善救助模式探析[J].社会与公益,2021,12(01):54-58.

[17] 文颖慧,费汝倩,孙宇宁,等.医务社会工作与慈善医疗救助协同发展路径研究[J].卫生经济研究,2018(09):35-38. DOI:10.10455/j.cnki.33-1056/f.2018.09.012.

[18] 王媛,吴文湄.增权理论下的医务社会工作与医疗救助实践——以深圳

市儿童医院为例[J].社会与公益,2018(09):44-46.

[19] 黄洁闰.社会工作参与基金会先心病儿童医疗救助模式研究[J].现代商贸工业,2021,42(13):80-81.DOI:10.19311/j.cnki.1672-3198.2021.13.039.

[20] 李晓庆.社会组织参与医疗救助服务研究[D].西北大学,2019.

[21] 王建平,韩明友.医务社会工作介入医疗救助项目的问题分析及对策探讨[J].青年与社会,2020(28):133-134.

[22] 何兰萍,王晟昱,傅利平.合作治理视角下慈善组织参与尘肺病医疗救助模式研究——基于双案例的比较分析[J].社会保障研究,2018(05):73-86.

[23] 张寒冰.贫困家庭儿童医疗救助的社会工作介入初探[D].西北大学,2013.

[24] 马凤芝.社会治理创新与中国医务社会工作的发展(下)[J].中国社会工作,2017(18):8-13+19.

[25] 许淑华,陈瑞.城市"三无人员"医疗救助的社会工作介入浅析[J].社会工作(学术版),2011(03):72-74.

[26] 刘丹丹,陈伟菊.国内外临终关怀现状及相关分析[J].广东医学,2011,32(22):3011-3013.DOI:10.13820/j.cnki.gdyx.2011.22.017.

[27] 国家卫生计生委办公厅.关于印发安宁疗护实践指南(试行)的通知[EB/OL].(2017-01-25).

[28] 国家卫生计生委.关于印发安宁疗护中心基本标准和管理规范(试行)的通知[EB/OL].(2017-01-25).

[29] 唐咏.临终关怀与社会治理创新[J].社会工作与管理,2018,18(04):46-53+74.

[30] 吕秋丽,陈虹霖.医务社会工作实务中的伦理困境及对策研究——以癌症患者为例[J].社会工作与管理,2018,18(03):36-42.

[31] 黄晶.医务社会工作介入临终关怀的角色分析与探究[J].中国社会工作,2019(12):11-14.

[32] 邹然,谌永毅,黄旭芬.医务社会工作者在安宁疗护中的角色和作用[J].中国护理管理,2019,19(06):820-823.

[33] 秦佳琦,张蕾,路桂军,等.基于服务场景我国安宁疗护医务社工角色探讨[J].现代医院,2022,22(03):440-443.

[34] 史金玉.社会工作介入临终关怀的本土化路径初探[J].中国医学伦理学,2013,26(01):33-35.

[35] 周舒.美国哀伤辅导的服务流程和手段[J].中国社会工作,2020(13):44-45.

[36] 崔芳芳,李秋芳,赵毛妮.国内外哀伤辅导的研究进展[J].中华护理教育,2017,14(11):872-876.

[37] 黄丽,王春燕,蒋涛,等.癌症终末期患儿家属的哀伤辅导及相关问题探讨[J].医院管理论坛,2020,37(12):69-70+40.

[38] 席婷婷,齐少杰.医务社会工作的基本意涵、角色定位与实务体系[J].中国卫生事业管理,2020,37(05):397-400.

[39] 汪敏娴,牛志宏,杨伟国.公立医院内社会工作介入的时机和方式研究——以女性不孕症患者的管理为例[J].中国医院管理,2019,39(12):85 87.

[40] 蒋丽珍,吴青,洪丹蕾.医务社工协力重塑老年临终关怀伦理体系的途径[J].中国医学伦理学,2020,33(09):1125-1128.

[41] 毛懿雯,李颖.医务社工在安宁疗护团队中的作用[J].中国社区医师,2020,36(30):53-54.

[42] 陆俪平,王智慧,孙德俊.医务社工介入贫困慢性阻塞性肺疾病患者的健康教育工作[J].当代医学,2020,26(25):122-124.

[43] 钟巧,李晖,黄娟娟,等.PDCA循环质量管理工具的推广使用与效果评价[J].中国医院管理,2020,40(09):29-31.

[44] 陈禹,徐明静,张蕾,等.突发公共事件中医务社会工作介入机制研究[J].中国社会工作,2020(18):17-23.

[45] 张郧.养老机构突发公共卫生事件应急管理机制研究——基于PPRR视角[J].江淮论坛,2020(04):21-27.DOI:10.16064/j.cnki.cn34-1003/g0.2020.04.003.

[46] 中华人民共和国中央人民政府.七部门印发《关于促进"互联网+社会服务"发展的意见》[EB/OL].(2019-12-12)[2020-11-18].http://www.gov.cn/xinwen/2019-12/12/content_5460638.htm.

[47] 徐顽强,乔纳纳.我国医务社会工作专职化模式探索[J].中华医院管理杂志,2017,33(9):4.DOI:10.3760/cma.j.issn.1000-6672.2017.09.017.

[48] 谢迎迎,范明林.医务社会工作介入我国精神卫生服务的路径探讨[J].医学与社会,2019,32(01):89-92.DOI:10.13723/j.yxsh.2019.01.021.

[49] 柴双.政策推动下的医务社会工作人才队伍建设与发展[J].中国社会工

作，2019(30)：4-6.

[50] RUTH BETTY J，MARSHALL JAMIE WYATT. A history of social work in public health[J]. American journal of public health，2017，107 (S3)：S236-S242. DOI：10. 2105/AJPH. 2017. 304005.

[51] BACHMAN SARA S，WACHMAN，MADELINE，MANNING LETICIA，et al. Social work's role in medicaid reform：a qualitative study [J]. American journal of public health，2017，107(S3)：S250-S255. DOI：10. 2105/AJPH. 2017. 304002.

[52] National Association of Social Workers. Social work reinvestment act[EB/ OL]. （2019-05-01）[2020-12-17]. https：//www. socialworkers. org/ Advocacy/Policy-Issues/Social-Work-Reinvestment-Act.

[53] National Association of Social Workers，Health Care Standards Expert. NASW standards for social work practice in health care settings[Z]. Washington：2016.

[54] National Association of Social Workers. Medical and healthcare social workers[EB/OL]. [2020-12-17]. https：//www. socialworkers. org/ Careers/CE-Approval-Program.

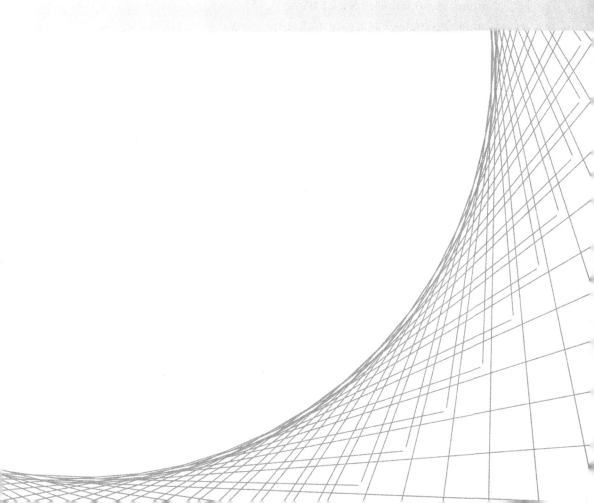

第五章 医务社会工作者的岗位胜任力

医务社会工作（medical social work）是社会工作的一个重要分支。通常来说，医务社会工作是在健康照顾体系中由社会工作者提供的专业化服务和服务过程，其基本职能是解决困扰病人及其家属的疾病带来的住院角色适应、经济求助、医患沟通等系列影响健康的个人、家庭和社会问题，提供专业干预服务，甚至延伸到为医务人员减压等服务，由医院扩大到家庭、社区，由临床医疗延伸到疾病预防、康复服务和健康促进服务，服务领域覆盖健康照顾服务的所有方面。因此，医务社会工作者应是全面复合型人才。本章主要从医务社会工作者的岗位胜任力要素、医务社会工作者的岗位职责、医务社会工作者的从业资格认证、医务社会工作者的继续教育与培训等方面进行探讨。

第一节　医务社会工作者的岗位胜任力要素

岗位胜任力是指个人能够胜任某个岗位需要具备的能力和素养。岗位胜任力有助于岗位管理者进行人力资源管理；多数学者认同，岗位胜任力是直接影响工作成效的个人条件和行为特征，包括知识、技能、个性、动机、价值观、态度、自我形象或社会角色等，能够将岗位中的绩效优秀者和绩效一般者区分开。① 同时，探索医务社会工作者的岗位胜任力，也将指引高校培养医务社工专业人才，还可以对一线医务社工自我的职业能力提升提供参考。

20世纪70年代，美国著名心理学家麦克利兰（D. C. McClelland）提出了岗位胜任力"冰山模型"理论。② 根据该模型，岗位胜任力由水平面以上的外显部分和水平面以下的内隐部分组成，如图5-1所示。外显部分指从事该岗位的知识和技能；内隐部分由自我概念、特质、动机组成。本节结合"冰山模型"阐述医务社会工作者的胜任力要素。

根据"冰山模型"理论，医务社会工作者的岗位胜任力由知识、技能（包

---

① 张兰霞，闵琳琳，方永瑞. 基于胜任力的人力资源管理模式[J]. 东北大学学报（社会科学版），2006（01）：16-19.

② MCCLELLAND D C. Testing for competence rather than for intelligence[J]. American Psychologist，1973，28（1）.

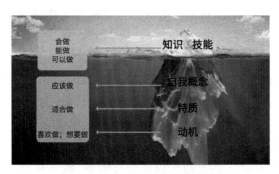

图 5-1　岗位胜任力"冰山模型"

括通用能力）、自我概念、特质和动机组成；知识是指医务社会工作者通过学习和培训掌握的相关理论、技术、资讯等；技能是依据相关理论开展工作的能力；通用能力一般是通识性的能力，支撑着专业行为可以正常展开；自我概念是指医务社会工作者与职业相关的价值观、态度等，还包括对与职业相关的自我形象的认知；特质指的是医务社会工作者的个性、品质等；动机是医务社会工作者从事职业的内在需求、期待，是保障持久从业的内驱力。医务社会工作者的知识、技能和通用能力构成了外显胜任力，自我概念、特质和动机构成了内隐胜任力。外显胜任力往往通过专业教育或者职业培训提升；内隐胜任力是个人相对隐秘且稳定的特质，受成长经历和个人生活影响。

在设计医务社会工作者的胜任力模型时，"冰山模型"给了我们启示：内隐胜任力是基准性素质，决定从业者是否适合从事医务社会工作；外显胜任力是鉴别性素质，决定一名医务社会工作者是否能将相关工作做好。

一、医务社会工作者的外显胜任力

医务社会工作者的外显胜任力由知识和技能两部分组成。

医务社会工作者要掌握的知识是成体系的，大体包括社会工作及相关专业的理论知识、技术、和科学资讯等。这些知识被医务社会工作者运用到和案主的专业关系中，成为医务社会工作者工作的依据。由于医务社会工作是围绕患者疾病和治疗展开的相关服务，医务社会工作者自然需要掌握足以支撑其工作的知识。

医务社会工作者需要掌握的技能，一般是指运用这些知识开展工作的具体方法或者能力。这些工作可以是临床工作，也可以是研究、倡导或者管理工作。同时，医务社会工作者总是和具体的人一同工作，还应该具备一定的与人打交道的能力。

(一)医务社会工作者的知识结构

医务社会工作是社会工作的一个重要领域。案主因为环境而产生的认知、心理和行为层面的不适应,需要社会工作的介入。医务社会工作的内在原理与其他领域是相通的,只不过外部环境的独特性体现在与疾病和治疗相关的层面。同时,患者有可能是儿童、青少年、老年人、妇女、残疾人,也可能面临家庭关系、社区融入等一系列问题,这就使得儿童社会工作、青少年社会工作、老年人社会工作、妇女社会工作、残疾人社会工作、社区社会工作、司法社会工作等社会工作的内容都会在医务社会工作实务中得到体现。因此医务社会工作者应该具备与社会工作相关的通识知识。

除此之外,医务社会工作者还需要有其他层面的知识储备。一方面,医院社会服务部和医务社会工作者是现代健康照顾体系的重要组成部分,与医生、护士、其他医疗技术人员携手合作,组成专业团队,扮演专业合作伙伴的角色。另一方面,患者在治疗过程中出现的众多适应性障碍与社会结构层面的资源状况密不可分,医务社会工作者需要充分了解相关的资源,为案主提供必要的支持,促进其积极改变。从社会工作者的使命来讲,患者常被视为失能群体或弱势群体,医务社会工作有责任与其他领域的社会工作共同致力于促进社会福利和社会正义。[①] 因此,医务社会工作者的知识结构还应当包括医疗工作基础知识、人文社科知识、社会政策知识、法律法规知识、地域文化知识等。

1. 社会工作专业知识

社会工作专业知识包括社会工作最初从其他学科领域借鉴的相关理论,也包括社会工作专业化过程中自己发展出来的理论。

(1)哲学:首先,无论是社会工作的相关理论,还是价值伦理,都可以找到一定的哲学基础,如人本主义奠定了社会工作的优势视角和增能理论等、实证主义催生了当今以证据为本的社会工作实施取向、权利主义和功利主义的权衡是应对社会工作伦理困境的重要依据;其次,很多具体的疗法有相当的哲学基础,如行为疗法或者认知行为疗法具有浓烈的实证主义色彩,意义治疗法与存在主义有着千丝万缕的联系;最后,案主的很多困惑是哲学层

---

① 刘继同.构建和谐医患关系与医务社会工作的专业使命[J].中国医院管理,2006(03):15-18.

面或者灵性层面的,医务社会工作者直接与案主讨论相关的哲学议题也有助于案主的成长。

(2)社会学:社会学要解决的基本问题是个人、家庭与社会(群体)的关系问题。医务社会工作者掌握相关的社会学知识有助于了解案主所处的社会环境、案主困惑产生的环境因素等。

(3)管理学:管理学与社会工作的关系突出体现在社会工作管理计划、组织、指挥、协调、控制、实施这一整套方法对社会工作机构,对社会工作实务进行管理,有效地实现社会工作目标。

(4)心理学:医务社会工作者重点关注的是案主因为疾病或治疗产生的社会功能或者心理社会层面的需求。是否适应角色转变、是否适应社会功能的改变是重要指标之一。我们强调"适应"二字的时候,往往就是聚焦在案主的认知、心理和情绪层面。因此,医务社会工作者需要具备一定的心理学知识去理解案主,运用恰当的心理学方法促成案主对外部环境的适应。

2.医疗卫生专业知识

医务社会工作者的主要服务对象是病人及其家属。医务社会工作者的独特职能与专业性体现在工作中他们需要与医生、护士、其他医疗技术人员携手合作,组成专业团队,扮演专业合作伙伴的角色。[①] 在为服务对象服务的过程中医务社会工作者扮演的是咨询者、教育者的角色。所以,针对所在机构的主要病种来源和服务对象的主要服务诉求,医务社会工作者必须知晓相应的医疗专业知识。那些具有社会工作专业背景的医务社会工作者一般缺乏对医疗体系和医疗知识的了解,嵌入发展遭遇壁垒,导致医务社会工作服务开展出现阻碍。[②]

(1)医务社会工作者要了解常见病、多发病、慢性病、传染病的基本知识,包括疾病的发生、发展、临床症状、并发症、治疗原则、预后初步判断,还要了解一些生理学、解剖学、免疫学、预防医学等学科的基础知识,用于服务过程中解答服务对象关于疾病的咨询。医务社会工作者要掌握生命体征的基本观察和应急处置技术、方法,如心肺复苏技术等,还要掌握服务机构或服务科室的病种分布特点、病人的服务诉求,以分析共性问题,制订介入计划和方案,合理安排资源。

---

① 郭永松,李平,张良吉,等.医务社会工作者的岗位设置与专业要求研究[J].中国医院管理,2009,29(03):13-15.

② 柴双.政策推动下的医务社会工作人才队伍建设与发展[J].中国社会工作,2019(30):4-6.

（2）医务社会工作者要了解主要病种的大概治疗费用、常见的药物费用、是否医保内报销等关于医学经济学方面知识。

（3）医务社会工作者要了解医院或者医疗机构的工作模式、规则和制度。医务社会工作者需要和医生、护士、医技人员或者卫生专家一同工作。医务社会工作者不仅不能对正常的医疗秩序造成阻碍，还应当思考如何在现有的规则和制度下更好地同跨学科团队中的其他成员合作。

（4）医务社会工作者要熟悉安乐死、脑死亡诊断、人工授精、器官捐献等医学伦理学方面的基础知识，密切关注了医务社会工作伦理和实务工作相关的问题。

3. 其他学科知识

医务社会工作者可以利用现有的福利政策为案主提供支持，也需要思考如何倡导更有利于患者的社会政策。这就要求医务社会工作者掌握必要的政策知识。掌握现行的卫生政策包括掌握医保报销政策、法律法规及医疗服务政策、慈善捐赠资源、"三无病人"的管理措施、低保人群的特殊照顾政策、慢性病和癌症病人重症的办理流程及需要提供的资料、商业医保的报销问题等。在实务中，各地在具体实施医保报销政策等方面可能会有不同的实施流程和管理规定。

医务社会工作的主要服务对象是人。每个服务对象的年龄、性别、受教育程度、职业等均会不相同，对人和社会问题的理解也会不同，因此个性化服务是必然要求。来自不同地域的人受地域文化、风俗、生活习惯的影响，甚至民族宗教信仰和道德价值观的约束也是有差别的。合格的医务社会工作者除了必须掌握社会工作专业知识和基本的医疗卫生知识外，还必须掌握其他人文社会科学知识，如心理学、管理学、法学、政治学、语言文化、历史、地理知识等。

良好的综合知识运用更有利于医务社会工作者对服务对象的介入。例如，掌握相关的法学知识，既有助于医务社会工作者在法律框架内开展工作，又有助于帮助服务对象解决问题。管理学关注的是个人与组织、个人与社会的关系，可以帮助医务社会工作者了解组织管理的相关知识、结构和文化。政治学是研究政府组织及其行为的科学，有助于医务社会工作者理解国家和社会的关系，了解政策制度的价值基础与目标导向。语言文化知识有助于医务社会工作者提高与服务对象之间的亲和力，也有助于医务社会工作者更好地理解和分析评估服务对象的实际可能存在的问题，帮助服务对象更好更快地解决问题。因此，医务社会工作者应当有扎实且丰富的知识储备,要勤于学习、不断学习。

(二)医务社会工作者的职业技能和通用能力

职业技能是指将专业理论、技术或者资讯运用到实际工作场景的能力,通用能力是指保障专业工作开展的一般性、通识性的能力,二者构成了从业者的综合工作能力。医务社会工作者的岗位职责要求医务社会工作者必须具备相应能力。在实际工作中,医务社会工作者不只要为病人提供服务,还要为病人的家庭和病人的社会关系成员提供服务;不仅要关注个体问题的解决,还要参与疾病的预防、医疗服务之外的健康照顾等工作。所以,医务社会工作者的能力非常重要。

美国社会工作者协会(NASW,1982)指出,一名合格的社会工作者应当具备如下的能力:①能清晰地进行言语或者文字的表达;②能承担教育者的角色;③能以一种支持的姿态回应案主的情绪苦恼或危机情境;④能示范专业关系的角色模型;⑤能解释复杂的心理社会现象;⑥能组织和分工;⑦能识别和获取助人资源;⑧能评估个人的成就与感受;⑨能参与和带领小组;⑩能承受一定的工作压力;⑪能处理冲突情境或争议的人格;⑫能引用社会与心理学理论到实务工作情境;⑬能确认有助于解决问题的资讯;⑭能实施研究计划。

对社会工作者的一般性能力要求,也为医务社会工作者的职业能力建设提供了参考。基于我国医务社会工作的本土化发展现状,医务社会工作者应当具备以下职业能力。

1. 提供直接服务的能力

临床工作能力对医务社会工作者提出最基本的一个要求是恰当地将知识、技术运用到具体的工作。这需要医务社会工作者具备扎实且系统的知识储备,基于实操不断地总结、反思,养成持续学习和接受督导的习惯。有时,恰当地运用知识的能力也需要具备一定的艺术性。

另外,医务社会工作者的服务对象首先是人,面对的是有困难的群体中有服务需求的个体和家庭等,首要职责是提供物质、劳务和身心等方面的服务和帮助。这就要求医务社会工作者除了要有良好的政治思想素质、健康的身体素质、品行端正的职业道德外,还要有工作时间上的安排、甘于奉献和利他主义的情怀、面对困难不退缩的敬业精神。

在直接服务的过程中,医务社会工作者还应当具备在一些特殊情境下处理危急议题的能力,即危机干预能力。

在我国的医务环境中,医务社会工作者的职能之一就是帮助医院协调医患关系。当前,我国的医患纠纷的成因呈多元化态势;医患纠纷一旦产生,不仅会影响医患双方的情绪和正常沟通,影响患者治疗依从性,耽误患者正常的诊疗计划,也会产生损害医护合法权益,甚至人身安全的风险,极端情况下会出现群体性或暴力性事件。医务社会工作对医患纠纷的介入是用专业的知识和科学的方法,通过提供各种辅导和服务,协助患者、家属与医方进行有效沟通,促使医疗服务更人性化地满足患者的需求,高度体现以人为本的现代医学精神,从而有效地预防和解决医患纠纷,最终构建和谐的医患关系。

在实务工作中,医务社会工作者常常会遇到其他危机事件需要及时处理。医务社会工作者的心理承受能力、专业处置能力,如何取得对方的信任非常关键。危机事件包括病人因罹患绝症、重症,家庭矛盾等问题不配合治疗或企图自杀;突发的公共卫生事件引起民众恐慌等。面对危机事件,医务社会工作者既要及时安抚服务对象的情绪,又要妥善采取措施,防止新的意外情况的发生。

医务社会工作者的个人危机介入能力包括危机源的判断、可能产生的后果分析预判。危机介入的时机、方法和策略对危机处置结果都会产生影响。

2.统筹资源的能力

外展是指医务社会工作者通过查房等发现服务对象,对服务对象可能存在的问题进行初步确定,预判能否解决问题的过程。在实务工作中,医务社会工作者的服务对象的主要来源包括自己查房主动发现、服务对象主动求助、其他医务人员转介。面对潜在的服务对象,医务社会工作者要判断服务对象的问题是否属于机构的服务范畴,是否属于医务社会工作专业工作范围,自己是否有能力帮助服务对象解决,是否需要其他同伴和临床医护人员、志愿者等团队的协助。如果均不符合,医务社会工作者要判断是否需要及时转介给其他上级社工或其他能够为其提供服务的机构等。如果均符合,医务社会工作者需要征求服务对象的同意,并与服务对象签订服务协议,将潜在的服务对象转化为事实上的服务对象。如果服务对象的问题不在自己的能力范围内,医务社会工作者需要在征求服务对象同意的前提下,将服务对象转介给其他社工伙伴或其他专业服务机构。

3.分析和评估的能力

医务社会工作者通过深入了解服务对象的实际情况,收集相关信息,排除干扰因素,对有效信息进行分类归纳,先按能够提供服务和不能提供服务将服务对象分为两类。能提供服务的事项可按先轻、后重,先急、后缓的原则排序,制订相应的服务实施计划和方案。在实际工作中,分析和评估常常相互交叉进行。每实施一个阶段计划后,医务社会工作者均需要重新评估工作效果、继续实施的可行性、需要改进的地方、专业反思等。

4. 沟通协调的能力

医务社会工作者在为服务对象服务时的首要任务是沟通,充分运用社会工作者的沟通技巧,如聆听、接纳、尊重、信任、引领、回应、影响等沟通会谈技巧和服务对象做好充分沟通。医务社会工作者还要和服务对象的家庭成员沟通,必要时还要与服务对象的工作单位的领导、同事,生活中的朋友等沟通。沟通时,医务社会工作者要将相关信息及时传递给服务对象,协助服务对象理清思路、做出选择。

在实务工作中,医务社会工作者还要与科室负责人、社工团队伙伴做好沟通协调,及时反映问题,交流个人意见等,以争取领导的支持和同事的帮助。

医务社会工作者要与机构其他医务人员做好沟通协调,处理好与医务人员的关系,与外界沟通,链接更多的、有需要的社会资源的支持。

医学本身就是一门沟通的艺术,正如美国医生特鲁多所说:"有时去治疗,常常去帮助,总是去安慰。"医务社会工作者在与他人的沟通上的介入途径通常是基于系统且科学的受训背景、运用一定的沟通理论和技术,结合生活场景下的艺术化技巧的。

5. 组织管理的能力

医务社会工作者需要借助一定的项目、活动来实现对患者的人文服务,这需要医务社会工作者具备一些对于项目和活动的组织管理能力。医务社会工作者能够在"助人自助"的专业理论指导下,设计和实施各种人文项目或活动。通过对共性问题或者共性服务的诉求,医务社会工作者可以服务项目管理形式来开展活动。医务社会工作者通过组织病人服务团队、老年服务团队、大学生志愿服务团队、医护人员志愿服务团队等,让更多的志愿者加入为病人服务的工作。针对癌症病人的住院角色适应问题,医务社会工作者可组织有针对性的院前健康科普教育、院中心理团队辅导、院后康复团队训练等。对于一些因病返贫、因病致贫的病人家庭,医务社会工作者可以积极组织志愿募捐活动,组建社区支援网络等,充分利用各种社会资源为病人提供帮助。[1]

6.倡导和研究的能力

倡导是指从服务对象的立场,呼吁有关部门、社会组织更多地关注服务对象的境遇,为存在的共性问题的有效解决创造条件,通过开展理论和实务相结合的研究,积极探索医务社会工作的新模式、新方法,呼吁社会力量建立更多公益基金,求助贫困病人家庭,反映医疗服务领域面临的突出问题,提出解决思路和对策建议,总结交流和分享经验,在提升自身的服务能力的同时,倡导更多志愿者参与,努力构建适合本土化特色的医务社会工作体系。医务社会工作制度的设立和实施,必将导致一种新的医学人文关怀模式的建立,并创新医学人文关怀理论与实务体系。以人为本,助人自助才能真正实现医学人文关怀的专业性、广泛性、协作性。

二、医务社会工作者的内隐胜任力

医务社会工作者的内隐胜任力由自我概念、特质和动机构成。

自我概念是指一个人的态度、价值观和自我印象,也可以理解为社会工作者如何看待这个专业、个人价值观如何影响职业行为、如何看待自己是一名医务社会工作者的;特质可以理解为一个人的性格、品质或者针对环境表现出的稳定的应对模式;动机是指医务社工希望从这份工作中获得什么,是工作的内驱力。

在"冰山模型"中,外显的部分或许是可以通过专业教育或者职业培训习得的,但是内隐的部分是医务社会工作者在个人成长过程中形成的相对稳定的层面。严格来说,价值、个性、应对模式等无法武断地说出对错。中国有句古语:"论迹不论心,论心无完人",即指我们只需要评价一个人行为的实际影响,而不必纠结于其背后的动机,否则每一个人都有不好的地方。社会工作本身就是倡导价值和文化多样性的专业,因此对社会工作者的内隐胜任力提出非黑即白的要求是不公平的。

不过,需要承认的是,内隐胜任力确实可能会对医务社会工作者的职业行为产生不易觉察的影响。保守型的医务社会工作者和具有新思想的群体一起工作可能是一件极其辛苦的事情;权威型的医务社会工作者可能无意识地剥夺案主自决的权利或者不恰当地评判案主;从业动机更加功利的医

① [1]黄俊,李亚.医务社会工作者的角色定位初探[J].法制与社会,2009(36):238-239.DOI:10.19387/j.cnki.1009-0592.2009.36.129.

务社会工作者或许很难长久地在行业中发展下去。

因此,或许存在一些更加适合的内隐胜任力匹配医务社会工作的岗位,使从业者能够达到更好的服务成效,或者在职业发展的过程中相对轻松一些。从业者了解这种更理想的状态后,不必全盘否定自己或者强行改变,但是依旧可以保持敏锐的觉察力,通过一些方法调整,使自己更能胜任当下的工作。

(一)自我概念

自我概念需要医务社会工作者个人更加认同这个职业。首先,医务社会工作者要相信医务社会工作存在的价值和成效。其次,医务社会工作者需要认同医务社会工作改变社会的基本原理和过程。再次,医务社会工作者需要认同自己在专业发展过程中是承担重要角色和使命的。最后,医务社会工作者需要认同,专业的发展是一个缓慢且坎坷的过程。这样的认同会使自己在专业角色中避免更多观念冲突。

医务社会工作者的个人价值和社会工作的价值相契合会使自己的工作轻松很多,如认同个人具有改变的潜能、认同人与社会之间相互承担责任的同时也保持合适的边界、认同专业助人者应当对人的多样性文化背景保持尊重和接纳等。在一些具体的服务中,当医务社会工作者的个人价值与专业价值相冲突时,医务社会工作者可以考虑拒绝开案、转介或者向自己的督导寻求帮助。

(二)特质

医务社会工作者的工作是与人打交道,如何与案主建立信任、稳定和安全的关系至关重要。甚至有时候,促成案主改变的正是案主体验到了一种"矫正性"的专业关系本身。[①] 维持这种状态的专业关系,需要社会工作者具备一定的个人体质。

Maluccio(1979)在研究社会工作者服务成效时发现,社会工作者和案主都认同,社会工作者需要具备如下四种特质:接纳、有趣、温暖和支持。[②] 此

---

① 克拉拉·E·希尔. 助人技术——探索、领悟、行动三阶段模式[M]. 胡博,等译. 3 版. 中国人民大学出版社,2013.

② MALUCCIO A N. Learning from clients: Interpersonal helping as viewed by clients and social workers[J]. Free Press,1979.

前,Combs 等(1971)也发现,社会工作者的自我觉察也很重要,社会工作者普遍认为,当自己具备认同他人、能胜任、值得信赖、被需要、有价值这五点特质,就可以成为合格的专业助人者。[①]

综合前人的研究,台湾学者林万亿总结了当下社会工作者比较理想的个人特质,她还指出,这些特质如果是在接受专业训练之前就具备,即"上天所赐",如果通过学习可以掌握大部分,则在社会工作领域"不虚此行"。

医务社会工作者应具备的个人特质如下:

①具有关怀他人的社会责任感,尤其是对社会弱势群体;

②对于工作的阻碍保持乐观进取的心态;

③对他人保持温暖和善的态度;

④具有向他人分享的勇气,在适当的时候自我披露;

⑤尊重和接纳来自多元文化背景的人;

⑥真诚可靠;

⑦积极的自我觉察和自我肯定;

⑧成熟的性格和敏锐的洞察力,有助于迅速发现问题的症结;

⑨保持理想化情怀的同时也能够务实地实施;

⑩懂得变通和保持灵活性。

综合已有的研究,没有被指出的特质是"思辨"或者"反思",这在目前医务社会工作刚刚起步的状态下不可或缺的。针对自己的专业行为,时常反思不当之处、是否给案主造成二次伤害、如何避免或者优化,都是医务社会工作初学者提升职业水平的重要一环。对于成熟的医务社会工作者,始终认为自己的助人过程毫无纰漏、自我感觉良好是一件非常危险的事情。

(三)动机

正如前文所言,助人的动机是从事医务社会工作的内驱力。当下,社会工作领域存在待遇不高,社会认同度低,职业发展环境不平衡、不完善等因素,使社会工作对从业者来说是一个充满挑战的行业,造成的人员流失也很明显。[②] 在日常的工作中,医务社会工作者也会面临来自业务本身的挫折:

①　COMBS A W. Helping Relationships: basic concepts for the helping professions[J]. Allyn and Bacon,1971.

②　王宜凯. 青岛市社会工作服务机构发展的现状、影响因素与促进建议研究[D]. 青岛大学. 2019. DOI:10. 27262/d. cnki. gqdau. 2019. 000491.

案主的阻抗、和跨学科团队其他成员磨合出现阻碍、资源有限、服务成效不显著等。如果缺乏强烈的内驱力,医务社会工作者将很难维持长久的职业发展。

医务社会工作者应当认同,本职业具有浓烈的利他主义色彩,促进案主的改变和公平正义的同时,可以实现个人价值,并因此带来精神层面的满足。这应当是比较理想的从业动机。

当然,医务社会工作者也应当对自己的专业背负一定的使命感。目前,社会工作在我国还有巨大的成长空间,如果社会工作者意识到自己当下从事的是一份"拓荒者"的职业,自己也有责任对社会工作的发展做出积极的贡献,也将有助于强化持久的职业动力。

第二节　医务社会工作者的岗位职责

一、医务社会工作者的职责定位

医务社会工作的服务宗旨提倡助人自助、以人为本、持续改善、全面照顾、重点关怀。

服务理念是以专业价值观为指导,遵循助人自助的社工理念,透过专业化、规范化、标准化的社工服务,使服务对象在身体、心理、社交及灵性上得到全面、优质、持续的照顾,提高服务对象的生活品质和生命质量,最终使服务对象能够正常回归家庭、回馈社会、反哺社会。

服务目标通常包括以下几个方面:

①帮助就诊病人获得所需资源,争取病人拥有的权益;

②帮助就诊病人熟悉医疗机构的就医流程、住院管理规章制度,改善病人的就医环境及生活环境等;

③帮助有困难的病人增强能力来克服生活中的困难,协助病人解决面临的问题;

④为就诊病人及其家属提供医保等相关医疗政策咨询,帮助其了解影响病人就诊和生活等方面的有关社会政策,协助其完成所需的尽能性事务;

⑤协助一些病人积极参与医患沟通活动、社会活动等,促进与他人的互动,帮助其适应住院角色,增强其早日康复的信心;

⑥为科室员工、医务人员等提供咨询,使其轻减工作压力,能正确面对和适应工作需要;

⑦积极探索、建立多样性医疗互助资源的理念,为医务社会工作服务创造更多的发展空间和可能性。

工作原则通常是以遵循专业伦理规范为基础,坚持"助人自助"的原则,充分考虑受助人的需求及其主体性,运用尽可能有效的方法帮助受助人满足其需要、摆脱困境。医务社会工作是帮助人们解决困难、增强生活能力、促进人们福利的服务活动,不以营利为目的,其本质是一种助人活动,其特征是提供服务。

二、医务社会工作者的角色定位

从医务社会工作者的工作职责范围来分析,医务社会工作者的角色定位主要包括以下几个方面。

(1)诊断与评估者:诊断与评估病人及其家庭的需要和存在的问题,对住院或者正在接受门急诊治疗的病患及其家属,运用心理—社会诊断等模式对其面对的问题做出评估,评估疾病对病人及家属日常生活、工作和情绪的影响,制订合理解决问题的计划,筛选高危群体,制订相应解决问题的计划或实施方案。

(2)咨询与辅导者:采用社会工作专业的方法和技巧,为病人和家属提供服务咨询与辅导(包括临床医疗、住院角色适应、社会适应、心理辅导、危机干预等),协助病人及家庭识别障碍,进行辅导治疗,增强病人的自我调适能力,帮助病人克服情绪障碍等困难,以促进病人及家庭在行为、态度、情绪、环境等方面的改变,达到全部恢复或者部分恢复原有功能的目标。

一般问题患者及家属通过评估后,有计划、有步骤地介入辅导。住院或者正在接受门急诊治疗的病人,可能因为疾病的突发变故,给个人系统和家庭系统带来不同程度的损害而妨碍个人能力和家庭功能的发挥。医务社会工作者要针对有严重心理问题或有其他不良行为隐患的病人及早做出判断并适时提供危机干预处置,必要时可转介给相应的专业处置机构或部门。

(3)资源链接者:为病人及其家庭寻求和安排社会资源,帮助病人及家属寻求所需要的资金、实物、服务资源等,协助病人及家属完成程序的申请,必要时,协助病人及家属利用相关媒体获得必要的资源来解决问题。

医务社会工作者可以为已经完成在本医疗机构治疗的患者寻求需要的其他服务,如协助联系康复医院、为"三无患者"联系救助站、为弃婴联系福

213

利院、为完成治疗的适龄儿童联系学校等。资源链接者也被称作"经纪人角色"。

（4）多专业协调与合作者：与医疗机构内部或者社区机构的工作人员联系，与病人及家属讨论如何采用有效的方法获得预防疾病、照顾病人的相关服务，讨论病人的社会心理功能。

（5）政策与服务倡导者：在医疗机构层面，通过与医护人员或工作人员联系，讨论可操作性的促使医疗机构内部对病人服务的政策、措施、服务流程等方面的改善，推动医疗机构内相关组织工作的改善（包括组织架构、工作流程的修正），以符合病人和家属的最佳利益；在社会层面，通过调研等形式，积极探讨、调整为病人服务的政策、办法，甚至影响法律法规的制定等的可行性，为上级管理部门提供制定或修订政策依据。

（6）研究者：研究是社会工作的一项重要实务技巧。研究者的工作主要包括对医务社工服务内容个案、小组、活动所做的持续的效果评估，总结经验，提升医务社会工作者的实务水平；总结临床服务技巧，根据本医疗机构收治常见病、多发病病种病人的需求特点，积极探索与医疗机构实际情况相符、操作性强、可推广的医务社会工作模式和工作方法；总结医务社会工作实务经验和实务研究成果，推进本土化医务社工服务的健康可持续发展。

在实际工作中，从不同的角度来分析，医务社会工作者的角色定位不全相同，也不单一承担着一种角色，常常是多种角色并存。

（1）对于病人，医务社会工作者的角色定位是咨询者、支持者和教育者。[①]

教育者角色主要承担院前教育、院中教育、院后教育。

院前教育通常是在社区、学校、广场等公共场所，开展讲座、活动、义诊等，通过电视、报纸、微信公众号等新媒体积极宣传疾病的治疗和预防、基本药物使用方法、家庭保健和康复知识、倡导健康的生活方式、健康体检项目的选择、医疗保险相关知识等。

院中教育通常是在病人入院时，为病人提供医疗费用的咨询，有助于病人选择适合自身的治疗方案；通过积极引导、教育，纠正病人对疾病的错误认知，帮助病人正确面对疾病，调整适应的期望值；帮助病人树立正确的疾病观、健康观，降低或祛除病耻感，使病人明白当前医疗技术的局限性以及

---

① 肖慧欣,黄子杰.医务社会工作者的角色及审美要求[J].辽宁医学院学报(社会科学版),2009,7(01):30-32.

疾病的未知数,积极配合医生的治疗。

院后教育主要包括疾病的预防康复治疗技术咨询与培训、倡导健康的生活方式、出院后复诊计划的制订、疾病治疗后遗症的观察与治疗、常用药物不良反应的跟踪观察及家庭处置措施等。

支持者在病人来院就诊期间,为病人提供住院办理程序、医院各科室的具体方位、相应疾病的主治专家、相应疾病的最佳治疗方案等信息。支持者通过积极主动地向病人提供必需的信息以及与病人的及时沟通,可以在第一时间了解病人所需,也为病人与医务社会工作者建立良好的信任关系提供重要平台。对于有困难的病人,支持者可以及时了解并确认真实情况,协助病人向社会及相关部门申请医疗援助,共同为病人筹措医疗费用;为因疾病导致心理困扰的病人提供心理辅导,经常与病人沟通、交流;促进病友间(如肿瘤、糖尿病、高血压等慢性病病人间)搭建交流平台,协助建立病友互助小组,使他们在住院期间及出院后能互相帮助、互相引导,最终能更好地认识、适应并治愈疾病。

(2)对于病人家庭,医务社会工作者的角色定位是计划制订者和指导者。

医务社会工作者通过与病人家属接触,了解病人的家庭环境,发现与发病有关的家庭、社会、心理因素,以及家属在病人住院期间对其患病的态度和行为,帮助家庭制订病人完整的康复计划以及建立良好家庭环境的计划,纠正家庭对病人患病的非理性思维和行为,帮助病人恢复家庭关系,指导家庭共同实施计划。

(3)对于医疗机构来说,医务社会工作者的角色定位是行政管理者、协调者和谈判专家。

作为行政管理者,医务社会工作者要协助处理医院的日常行政工作,如参与医院医疗政策的制定、医疗计划的实施以及服务质量的监督和控制等工作。对于与病人发病有关的社会、心理及家庭因素,医务社会工作者处于沟通服务与被服务的中介地位,可以把病人的有效信息提供给医务人员,从而提高医院医疗活动的针对性和有效性。医务社会工作者是医患沟通的桥梁,可以及时平衡信息的不对称,协助化解双方的误解和矛盾,适时进行危机干预,协助处置医疗纠纷,在医患双方的谈判桌上充当专家。[①]

---

①　王献蜜,胡艳红.医务社会工作者在医院中的功能[J].中华女子学院学报,2011,23(05):119-124.

（4）从社会宏观层面来看，医务社会工作者的角色定位是政策的倡导者和沟通者。

医务社会工作者介入相应社会福利事业，呼吁整个社会共同关注，达成共识；积极倡导政府建立健全社会保障制度以及公共卫生政策，保障人人享有健康权，促进卫生事业的发展。同时，医务社会工作者还应积极联络、沟通和敦促社区医疗保健服务资源的合理利用以及改进，促使这些资源在满足病人需求中发挥更大的作用。

因此，医务社会工作者在不同的时间、不同的实务处置过程中常常会扮演多种多样的专业角色，但其功能均是发挥自身专业素质，充分为病人及家属做好服务。医务社会工作者的角色图如图5-2所示。

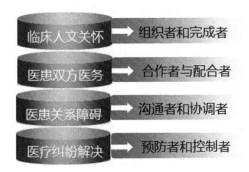

图5-2 医务社会工作者的角色图

三、医务社会工作的岗位职责

医疗机构应根据本机构的功能定位制定符合本机构服务需求的医务社会工作的岗位职责，以充分其效能作用。

（一）部门的岗位职责

部门的岗位职责包括以下内容：

①在分管院长的领导下，负责医院医务社会工作的组织、协调和开展；

②负责辅助临床科室，向有需求的病人和家属等提供专业的社会工作服务，促进医患沟通，协调医患关系；

③负责开发和链接社会资源，参与社会资源的募集工作，帮助有困难的病人申请和争取资源；

④负责社会工作服务项目的设计、组织、开展，拓宽服务渠道，提升服务内涵；

⑤负责协调院内外各类资源,开展多种形式的健康宣教、咨询等公益性社会活动;

⑥倡导医院、患方和社会三方互动,努力构建适应医院发展和病人需求的良好医务社会工作机制;

⑦配合医院不同科室的医疗团队及其他专业人员,参与或辅助病人完成医学治疗计划,为病人提供精神、心理及社会层面的帮助;

⑧负责社会工作专业学生的医院实习培训、督导、管理和评估等工作;

⑨负责兼职医务社工的招募、培训和管理工作;

⑩对与健康和医疗有关的社会问题、服务对象的需求等进行研究与政策倡导,促进医务社会工作的发展;

⑪完成医院领导交办的其他各项工作。

(二)医务社会工作部负责人的岗位职责

医务社会工作部负责人的岗位职责包括以下内容:

①在分管院长的领导下,负责医务社会工作部的组织管理工作,包括日常行政管理工作、编制和实施医务社会工作部工作计划等;

②负责制定和完善部门各项规章制度、工作流程及规范,指导与督促落实;

③负责科室员工的培训、督导及考核;

④负责院内外有关部门或机构、慈善团体及爱心人士的资源协调及联络工作,负责合作事宜的洽谈商议;

⑤积极拓展医务社会工作领域,负责新开展服务项目的审核、督导及评估等;

⑥负责制订学生实习计划并组织实施;

⑦负责组织与协调兼职社工的培训、督导与评估;

⑧负责带领科室人员完成医院交办的其他工作。

(三)专职医务社会工作者的岗位职责

专职医务社会工作者的岗位职责包括以下内容:

①严格遵守医院的各项规章制度,尊重、关爱病人,主动、热情、周到、文明地为病人服务;

②协助主任进行医务社会工作部和科室设备设施的日常维护及管理工作;

③综合运用医务社会工作专业技术和工作方法,结合医疗卫生服务特点和医院实际情况,积极开展形式多样的医务社会工作;

④主动观察和发现服务对象的需要,接受服务对象的直接求助及由院内外转介的个案,对个案进行评估并及时给予处置意见;

⑤运用个案和(或)小组工作等专业的工作方法,为服务对象提供及时服务,按照工作流程,进行心理、社会评估,制订服务计划并实施,对个案及服务进行评估和总结,根据个案需要,进行结案、转案或转介;

⑥参与开发和链接社会资源,帮助困难患者及群体;

⑦参与具体服务方案的制订,为服务方案的完善提供专业建议,对服务方案的实施给予专业指导,对兼职社会工作者的个案服务、小组活动、项目的开展提供资源支持;

⑧定期对兼职社工工作进行指导和辅导,协助兼职社会工作者完成工作,组织疑难个案讨论或研究,保障兼职社会工作者的服务品质;

⑨协助参与对兼职社会工作者进行督导、培训、考评,参与兼职社会工作者招募工作;

⑩定期收集病房资料,进行总结归档工作;

⑪参与社会工作专业实习生的带教工作,对实习学生进行专业督导,参与实习工作的考核评估。

(四) 兼职医务社会工作者的岗位职责

兼职医务社会工作者的岗位职责包括以下内容:

①严格遵守医院的各项规章制度,尊重、关爱病人,主动、热情、周到、文明地为病人服务;

②在社工部的指导下,负责所属片区及临床科室个案服务的接案、执行、建档工作;

③主动发现患者需求、筛选并处理个案,评估患者的社会属性及心理状况并及时进行干预;

④配合医务人员对诊疗提出建议,开展健康教育,协助医护人员制订患者出院计划,积极预防医患纠纷;

⑤丰富病人的住院生活,积极设计开展主题小组活动;

⑥协助病人及家属合理利用医院服务并链接社会资源;

⑦为病人和家属提供心理疏导与情绪支持,舒缓其心理压力;

⑧积极参加医务社会工作相关技能培训,提高医务社会工作服务技能,

增强服务品质；

⑨完成社工部布置的相关社工服务工作。

（五）初级医务社会工作者的岗位职责

初级医务社会工作者的岗位职责包括以下内容：

①严格遵守医院的各项规章制度，尊重、关爱病人，主动、热情、周到、文明地为病人服务；

②在部门负责人和上级社工的指导下进行工作；

③负责科室设施设备日常维护及管理工作、资料建档整理工作；

④运用医务社会工作专业技术和工作方法，结合医疗卫生服务需求特点和医院实际情况，积极开展形式多样的医务社会工作服务；

⑤在上级社工的带领下参加查房，主动观察和发现服务对象的需要，接受服务对象的直接求助及由院内外转介的个案，对个案进行预评估并给予处置意见；

⑥运用个案和（或）小组工作等专业的工作方法，及时为服务对象提供服务，按照工作流程，进行心理、社会评估，制订初步服务计划并实施，对个案及服务进行评估和总结，根据个案需要，进行结案、转案或转介；

⑦参与开发和链接社会资源，帮助困难患者及群体；

⑧参与兼职社会工作者的具体服务方案的讨论或制订，为服务方案的完善提供专业建议，对兼职社会工作者个案服务、小组活动、项目的开展提供支持和帮助；

⑨协助参与对兼职社会工作者的督导、培训、考评，参与兼职社会工作者的招募工作；

⑩定期收集病房资料，并进行总结归档工作；

⑪参与社会工作专业实习生的带教工作，对实习学生进行专业督导，参与实习工作的考核评估；

⑫积极参加岗位培训和职业继续教育培训，加强学习，不断提高自身素质和服务能力。

（六）中级医务社会工作者的岗位职责

中级医务社会工作者的岗位职责包括以下内容：

①严格遵守医院的各项规章制度，尊重、关爱病人，主动、热情、周到、文明地为病人服务；

②在部门负责人和上级社工的指导下进行工作；

③指导助理社会工作者开展专业工作，帮助其提高专业工作水平和能力；

④综合运用医务社会工作专业技术和工作方法，结合医疗卫生服务需求特点和医院实际情况，积极开展形式多样的医务社会工作服务；

⑤定期带领初级社会工作者参加查房，帮助其外展服务对象，主动观察和发现服务对象的服务需求，接受服务对象的直接求助及由院内外转介的个案，对个案进行评估、处置；

⑥运用个案和（或）小组工作等专业的工作方法，及时为服务对象提供服务，按照工作流程，进行心理、社会评估，制订服务计划并实施，对个案及服务进行评估和总结，根据个案需要，进行结案、转案或转介；

⑦积极开发和链接社会资源，帮助困难患者及群体；

⑧指导兼职社会工作者等制订具体的服务方案，为服务方案的完善提供专业建议，对兼职社会工作者个案服务、小组活动、项目的开展提供支持和帮助；

⑨负责兼职社会工作者的招募工作，并对兼职社会工作者进行督导、培训、考评；

⑩负责社会工作专业实习生的带教工作，对实习学生进行专业督导，参与实习工作的考核评估；

⑪积极参加岗位培训和职业继续教育培训，加强学习，不断提高自身素质和服务能力。

（七）高级医务社会工作者的岗位职责

高级医务社会工作者的岗位职责包括以下内容：

①严格遵守医院各项规章制度，尊重、关爱病人，主动、热情、周到、文明地为病人服务；

②熟练运用社会工作专业理论、方法、技巧和相关政策法规，提供高质量的专业服务，解决复杂疑难的专业问题；

③发挥专业骨干作用，组织设计、实施和评估社会服务方案或项目，提升服务管理水平；

④对助理社会工作者、社会工作者等社会工作从业人员开展专业督导，帮助其解决专业难题，提高职业能力；

⑤积极开展社会工作政策、理论与实务的研究，总结提炼社会工作实务

经验,创新社会工作专业方法,针对具体社会问题的解决及有关政策的制定提出建设性意见建议;

⑥积极开发和链接社会资源,帮助困难患者及群体;

⑦负责部门教学和社会工作专业实习生的带教管理工作,对实习学生进行专业督导,对实习工作进行考核评估。

第三节 医务社会工作者的从业资格认证

医务社会工作是社会工作最具专业性的领域,从业人员的资质直接影响服务成效,也是保障专业服务能力的重要因素。医务社会工作关注患者的社会属性,强调人文关怀,有利于弥补单纯生物医学模式的不足,为综合性解决医患难题开辟了有益渠道。医务社会工作者需要有效运用专业知识、技巧、方法帮助服务对象走出困境,也需要直面医疗机构内生老病死现象带来的冲击。在高强度的工作压力下,自身过硬的专业素质和能力是必不可少的。

结合全国和湖北医务社会工作发展实际,目前医务社会工作者应具备的资质主要分为学历和职业资格两个方面。学历主要指社会工作以及相关专业,如社会学、心理学等专科及以上学历;职业资格主要指社会工作者职业资格证书。对新上岗的医务社会工作者而言,二者具备其中之一即可。从各地实践来看,虽然还没有普遍推行准入制度,但随着医务社会工作服务的深入开展以及行业规范的逐步建立,对医务社会工作者资质的要求在不断提高,尤其是对从业人员应持有社会工作者职业资格证书的呼声日益强烈。2022年4月湖北省医院协会医院社会工作与志愿服务管理专业委员会的调查结果显示,在社会工作者职业资格证书持证率方面,广东省为73.7%,湖北省为34.2%,差距明显。可见,鼓励更多从业人员参加社会工作者职业水平考试、具备社会工作者职业资格已经成为推动湖北医务社会工作行业高质量发展的迫切需要。

一、社会工作者职业水平考试概况

(1)考试的设立。2006年7月20日,原人事部、民政部联合出台《关于印发〈社会工作者职业水平评价暂行规定〉和〈助理社会工作师、社会工作师职业水平考试实施办法〉的通知》(国人部发〔2006〕71 号),设立社会工作者职业水平考试。从 2008 年起,国家先行实施助理社会工作师、社会工作师职业水平考试。2018 年 3 月 6 日,人力资源社会保障部、民政部联合出台《关于印发〈高级社会工作师评价办法〉的通知》(人社部规〔2018〕2 号),对高级社会工作师的评价工作做出明确规定。从 2019 年起,国家开始实施高级社会工作师职业水平考试。社会工作者职业水平考试已成为评价社会工作者职业水平的主要方式和社会工作者取得相应职业资格、水平的主要手段。

(2)考试内容。助理社会工作师考试科目为"社会工作综合能力(初级)"和"社会工作实务(初级)",均为客观题。考生须在 1 个考试年度内通过全部应试科目,方可取得助理社会工作师职业资格证书。

社会工作师考试科目为"社会工作综合能力(中级)""社会工作实务(中级)"和"社会工作法规与政策"。"社会工作实务(中级)"为主观题,其他科目均为客观题。考生须在连续 2 个考试年度内通过全部应试科目,方可取得社会工作师职业资格证书。

高级社会工作师实行考试和评审相结合的评价制度。参加考试合格并通过评审,方可取得高级社会工作师资格。高级社会工作师考试科目为"社会工作实务(高级)",为主观题。高级社会工作师考试对达到考试合格标准的人员,颁发高级社会工作师考试成绩合格证明。该证明自颁发之日起,在全国范围内 3 年有效。高级社会工作师评审工作由高级社会工作师评审委员会承担。全国社会工作者职业水平评价办公室组建全国高级社会工作师评审委员会。具备条件的省、自治区、直辖市由当地民政部门提出申请,经同级人力资源社会保障部门同意后也可组建高级社会工作师评审委员会。省级民政部门、人社部门每年度在其官方网站发布评审通知或公告。高级社会工作师评审工作按照个人申请、单位推荐、资格审核、专家评审的基本程序进行。评审通过并公示无异议后,颁发由人力资源社会保障部统一印制、人力资源社会保障部和民政部共同用印的中华人民共和国社会工作者职业水平证书(高级社会工作师)。该证书在全国范围内有效。

(3)报考条件。中华人民共和国公民,遵守国家法律、法规,恪守职业道德,并符合下列条件的,均可申请参加相应级别的社会工作者职业水平考试。

参加助理社会工作师考试的人员,应具备下列条件之一:

①取得高中或者中专学历,从事社会工作满 4 年;

②取得社会工作专业大专学历,从事社会工作满 2 年;

③社会工作专业本科应届毕业生；

④取得其他专业大专学历，从事社会工作满 4 年；

⑤取得其他专业本科及以上学历，从事社会工作满 2 年。

参加中级社会工作师考试的人员，应具备下列条件之一：

①取得高中或者中专学历并取得助理社会工作师职业水平证书后，从事社会工作满 6 年；

②取得社会工作专业大专及以上学历或学位，从事社会工作满 4 年；

③取得社会工作专业大学本科学历，从事社会工作满 3 年；

④取得社会工作专业硕士学位，从事社会工作满 1 年；

⑤取得社会工作专业博士学位；

⑥取得其他专业大专及以上学历或学位，其从事社会工作年限相应增加 2 年。

参加高级社会工作师考试的人员，应具备下列条件：拥护中国共产党领导，遵守国家宪法、法律、法规，热爱社会工作事业，具有良好的职业道德；具有本科及以上学历（或学士及以上学位）；在通过社会工作者职业水平考试取得社会工作师（中级）资格后，从事社会工作满 5 年，截止日期为考试报名年度的当年年底。

助理社会工作师考试报名条件中的"社会工作专业本科应届毕业生"解释为"社会工作专业本科应届毕业生和已经取得社会工作专业本科及以上学历（学位）的人员"；专业工作年限计算截止日期为考试当年度的 12 月 31 日；持香港、澳门、台湾地区或者国外高等学校学历或者学位证书报考的，其学历、学位证书须经教育部留学服务中心认证；符合报名条件的香港、澳门及台湾居民可以申请参加社会工作者职业水平考试。

申请参加高级社会工作师评审的人员应同时符合以下基本条件。一是高级社会工作师考试合格证明在有效期内。二是所在单位出具了同意参加高级社会工作师评审的推荐意见。三是取得社会工作师资格后，近五年来社会工作从业经历符合以下条件之一：①运用社会工作专业理念和方法，平均每年完成不少于 20 个直接服务案例，平均每年从事社会工作专业督导时间不少于 75 小时，服务案例和专业督导情况应有完整记录；②运用社会工作专业理念和方法，平均每年完成不少于 10 个直接服务案例，平均每年从事社会工作专业督导时间不少于 150 小时，服务案例和专业督导情况应有完整记录。四是取得社会工作师资格后，其社会工作业绩和贡献符合以下条件之一：①主持或作为主要参加者完成 3 个社会工作服务项目，第三方绩效评价均为优秀;②主持或作为主要参加者完成 1 项省级及以上或 2 项地市级社会工作研究课题;③作为主要起草人参与 1 个省级及以上或 2 个地市级社会工作政策、标准、工作方案的制定工作,所提出的意见、建议被主管部门采纳;④在实践过程中探索形成的社会工作专业方法、模式或案例等,在行业内有较大影响,获得同行广泛认可,具有重要推广使用价值。

(4)考试安排。考试报名时间见各省级人社部门、民政部门联合印发的社会工作者职业水平考试通知,该通知可在各省级人事考试网查询。报名时间一般安排在每年 3 月中上旬,考试时间一般安排在每年 6 月中旬,具体安排见中国人事考试网在每年年初发布的全年考试安排。高级社会工作师的具体评审时间见各省级民政部门、人社部门每年发布的评审通知。

2022 年 9 月 8 日,中共中央宣传部举行"中国这十年"系列主题新闻发布会,介绍新时代民政工作有关情况。民政部副部长詹成付介绍,党的十八大以来,基本社会服务加快发展,助力了群众生活品质的不断提高。社会工作专业人才队伍持续壮大,全国持证社会工作者达 73.7 万人,比 2012 年增长近 9 倍。近年来,湖北省每年报考社会工作者职业水平考试的人接近 4 万人。2022 年度湖北省报名参加社会工作者职业水平考试的人为 38 198 人,共有 10 618 人通过考试(其中助理社会工作师 9277 人、中级社会工作师 1326 人、高级社会工作师笔试合格人数 15 人)。截至 2022 年底,湖北省共有 36 461 人取得社会工作者职业资格证书,其中助理社会工作师 30 160 人、中级社会工作师 6284 人、高级社会工作师 17 人。

二、社会工作专业岗位设置的相关政策要求

1. 国家及湖北省的有关政策

(1)2016 年 10 月 18 日,民政部、财政部、人力资源和社会保障部、原国家卫生计生委等 12 部门联合印发《关于加强社会工作专业岗位开发与人才激励保障的意见》(民发〔2016〕186 号)。主要精神:根据群团基层组织、城乡社区以及相关事业单位、社会组织的性质与特点,适应不同领域专业社会工作发展的实际需要开发社会工作专业岗位,完善社会工作专业人才薪酬待遇与激励保障措施。医院、学校、殡仪服务机构、人口计生服务机构等需要开展社会工作服务的单位,要将社会工作专业岗位纳入专业技术岗位管理范围。各地要支持引导城乡社区以及相关事业单位、社会组织明确社会工作专业岗位等级,建立相应的社会工作职级体系,不断拓宽和畅通社会工作专业人才的职业发展空间。实行国家社会工作者水平评价类职业资格与相

应系列专业技术职务评聘衔接,通过考试取得国家社会工作者职业资格证书人员,用人单位可根据工作需要,聘用(任)相应级别专业技术职务。聘用到高级专业技术岗位的人员,应具有高级社会工作师职业资格证书;聘用到中级专业技术岗位的人员,应具有社会工作师职业资格证书;聘用到初级专业技术岗位的人员,应具有助理社会工作师职业资格证书。

(2)2017年12月29日,原国家卫生计生委、国家中医药管理局联合印发《关于印发进一步改善医疗服务行动计划(2018—2020年)的通知》(国卫医发〔2017〕73号)。主要精神:医疗机构设立医务社工岗位,负责协助开展医患沟通,提供诊疗、生活、法务、援助等患者支持等服务。有条件的三级医院可以设立医务社工部门,配备专职医务社工,开通患者服务呼叫中心,统筹协调解决患者相关需求。

(3)2018年10月16日,国家卫生健康委办公厅出台《关于印发进一步改善医疗服务行动计划(2018—2020年)考核指标的通知》(国卫办医函〔2018〕894号)。在针对医疗机构的考核指标中,多项指标与医务社会工作相关。医务社会工作者配备情况占3分,计算公式为设立医务社工岗位得60%、设置专职岗位得满分;护理延伸服务占4分,计算公式为提供基层卫生机构护理服务延伸服务(老年护理、康复护理、安宁疗护、慢病管理的护理指导或培训进修),提供3种以上得满分、提供2种得80%、提供1种得60%、未提供不得分(需提供相应的制度及记录);患者心理疏导情况占2分,计算公式为有制度、有执行得满分,有制度、无执行或有执行、无制度得60%,无制度、无执行不得分,患者心理疏导是指针对住院病人,医院提供患者心理状态初筛,且根据需求提供心理指导;医务人员心理疏导情况占2分,计算公式为有制度、有执行得满分,有制度、无执行或有执行、无制度得60%,无制度、无执行不得分,医务人员心理疏导是指针对医务人员,医院根据需求提供心理指导或压力舒缓等服务。

(4)2014年3月14日,湖北省委组织部、省民政厅、原省卫生计生委等18厅局联合印发《湖北省关于加强社会工作专业人才队伍建设的实施意见》(鄂组发〔2014〕2号)。主要精神:按照精简效能、按需设置、循序渐进的原则,在乡镇街道、城乡社区、相关事业单位和公益慈善类社会组织等开发设置社会工作岗位;完善社会工作专业人才职业水平评价制度,将在专业技术岗位工作并取得职业水平证书的社会工作专业人才纳入专业技术人员管理范围;在事业单位社会工作专业技术岗位工作的社会工作专业人员,执行相应专业技术人员工资待遇;建立完善社会工作专业人才职业晋升机制,逐步提高他们的社会地位、职业威望和职业生涯发展空间,激发他们的工作热情和创造活力。

(5)2017年9月19日,湖北省民政厅、省财政厅、省人力资源和社会保障厅等12厅局联合印发《湖北省关于加强社会工作专业岗位开发与人才激励保障的实施意见》(鄂民政发〔2017〕29号)。主要精神:建立健全社会工作专业人才培养、使用、评价、激励等政策制度;在乡镇街道、城乡社区、相关事业单位和公益慈善类社会组织等开发设置社会工作岗位;完善社会工作专业人才职业水平评价制度,将在专业技术岗位工作并取得职业水平资格证书的社会工作专业人才纳入专业技术人员管理范围;教育、公安、司法、卫生计生等部门以及工会、共青团、妇联、残联等群团组织要做好各自领域的社会工作专业岗位开发与人才激励保障工作。

(6)2019年1月2日,湖北省卫生健康委印发《关于加强医疗机构社会工作和志愿服务管理工作的通知》(鄂卫办通〔2019〕4号)。主要精神:三级医疗机构应设立医务社会工作部门,配备专职工作人员,开设患者服务中心,统筹协调解决患者诊疗之外的需求;有条件的医疗机构可设立医务社工岗位,负责协助开展医患沟通,提供诊疗、生活、法务、援助、心理疏导、临终关怀等患者支持类服务;加快推进医务社工人才队伍建设,逐步建立和完善培养、准入、使用、评价、流动、激励机制;建立以医务社工岗位职责为基础,以品德、能力和业绩为导向的医务社工人才评价机制;在实践的基础上,搭建为医务社工人才服务的平台,积极将医务社工人才纳入专业技术人才管理体系。

(7)2020年5月21日,湖北省人力资源和社会保障厅印发《关于建立第二批专业技术类职业资格与职称对应关系的通知》(鄂人社职管〔2020〕1号),规定通过全国社会工作者职业水平考试,取得社会工作者职业资格的专业技术类职业资格证书的人员,可直接对应相应系列和层级的职称,两者享受同等效力。

(8)2021年3月22日,湖北省民政厅、省人力资源和社会保障厅联合印发《关于加强全省民政事业单位社会工作专业岗位设置管理工作的通知》(鄂民政发〔2021〕15号),对民政事业社会工作专业岗位设置的适用范围和岗位职责、岗位设置要求、岗位设置比例、岗位名称及聘用条件进行了规范,并明确其他行业事业单位根据相关规定设置社会工作专业岗位的,参照本通知执行。

2. 湖北省事业单位社工岗位设置的具体规定

湖北省民政厅、省人力资源和社会保障厅《关于加强全省民政事业单位社会工作专业岗位设置管理工作的通知》（鄂民政发〔2021〕15号）明确了湖北省事业单位社会工作专业岗位设置的具体要求。

岗位设置要求：按照鄂人〔2009〕3号文件关于岗位类别设置和结构比例的要求，通过岗位调整、合并转换等方式，在事业单位专业技术岗位核定总量范围内，设置社会工作专业技术岗位。取得社会工作者职业资格证书的专业技术人员的职业资格直接对应相应系列和层级的职称，两者享受同等效力。负责社会工作业务管理、具体组织推进社会工作服务开展的管理岗位可设置为社会工作管理岗位。

岗位名称：高级专业技术岗位名称为高级社会工作师一级岗位、高级社会工作师二级岗位、高级社会工作师三级岗位，分别对应副高级专业技术岗位五至七级。社会工作中级、初级专业技术岗位名称及对应等级，按鄂人〔2009〕3号文件已明确的规定执行。

聘用条件：聘用在社会工作专业技术岗位的，除必须具备国家和省规定的学历、资历、外语水平、计算机水平等专业技术岗位基本任职条件外，还须持有相应等级社会工作者职业资格证书。岗位的聘用和晋升按省人社厅有关规定执行。

3. 北京市医务社工岗位设置的有关规定

2018年4月20日，原北京市卫生和计划生育委员会、市中医管理局联合印发《进一步改善医疗服务行动计划（2018—2020年）实施方案》，明确要求医疗机构设立医务社工岗位，负责协助开展医患沟通，提供诊疗、生活、法务、援助等患者支持等服务。三级医院可以设立医务社工部门，配备专职医务社工，开通患者服务呼叫中心，统筹协调解决患者相关需求。2020年10月22日，北京市卫生健康委员会、市民政局、市人力资源和社会保障局等6部门联合印发《关于发展医务社会工作的实施意见》（京卫权益〔2020〕4号），明确2020年在部分综合性医院，儿科、精神卫生、肿瘤、康复、老年等专科医院以及社区卫生服务中心试点开展医务社会工作；2020年至2022年逐步在全市医疗卫生机构推进医务社会工作，医疗机构设立医务社会工作岗位，鼓励有条件的医疗机构设立医务社会工作部门，配备专职医务社会工作者；到2025年，全市医疗机构医务社会工作全覆盖；坚持按需设岗，根据单位特点合理设置工作岗位。医疗机构设立医务社会工作岗位；有条件的医疗机构可设立医务社会工作部门或二级科室；公共卫生机构可探索设立医务社会

227

工作岗位。医务社会工作岗位纳入专业技术岗位管理范围。三级综合性医院每300张床位可配备1名专职医务社会工作者,儿科、精神卫生、肿瘤、康复、老年等专科医院每200张床位可配备1名专职医务社会工作者,鼓励医疗机构根据工作需要增加人员配置。二级及以下医疗机构、公共卫生机构根据工作需要配备专职医务社会工作者,建立社会工作者职业资格与专业技术职称对应关系。对于取得社会工作者职业水平证书的人员,用人单位可根据工作需要聘任相应级别专业技术职务。正式在编医务社会工作者,根据国家有关规定确定工资待遇;以其他形式从事医务社会工作的专业人才,由用人单位综合职业水平等级、学历、资历、业绩、岗位等因素并参考在编同类人员合理确定薪酬标准,同时按照国家有关规定办理社会保险和公积金。医务社工的人员来源包括公开招聘、部门转岗和购买服务等方式。公开招聘的人员一般应具有社会工作或相关专业本科及以上学历,取得社会工作者职业水平证书,上岗前需参加医学相关知识培训。部门转岗则允许医疗、护理等专业人员通过专业培训后转入医务社会工作岗位,上岗后应在约定时限内取得相应级别社会工作者职业水平证书。对于购买服务,坚持以公开招聘和转岗为主,各单位也可通过链接公益项目、购买服务项目等方式,充实医务社会工作队伍。人力成本可纳入购买服务范围。

4.上海市医务社工岗位设置的有关规定

2012年2月13日,原上海市卫生局、市教育委员会、市民政局、市人力资源和社会保障局联合印发《关于推进医务社会工作人才队伍建设的实施意见(试行)》(沪卫人事〔2012〕80号),明确按照精简效能、按需设置的要求,结合医院的特点,合理设置医务社工岗位。三级医院可根据自身规模与服务领域独立设置社会工作部或作为其他内设机构的二级科室,其他医疗机构应明确医务社工岗位的管理部门,逐步确定不同医疗机构医务社工专业岗位设置范围、数量结构、配备比例和任职条件,并纳入专业技术岗位管理范围。医务社工配置,综合性医院每300～500张床位配备1名专职医务社工,儿科、精神卫生、肿瘤、康复等专科医院每100～300张床位配备1名专职医务社工。医务社工一般应具有社会工作或相关专业大专及以上学历,取得社会工作者职业水平证书,并需参加医学相关知识培训。2020年1月10日,上海市市场监督管理局发布《医务社会工作基本服务规范》(DB31/T 1205—2020),该标准于2020年3月1日正式实施。标准明确,二级及以上医院应设立社会工作部,配备专职人员及专业督导,具有独立行使管理与服务职能,其他医疗卫生机构应设置社会工作岗位。医务社会工作者应具备国家承认的社会工作专业专科及以上学历或者具备国家颁发的社会工作者职业水平证书。在二级、三级医院,每300～500张床位至少配备一名医务社会工作者;一级医院或社区卫生服务中心至少配备一名医务社会工作者;在专科医院,每100～300张床位至少配备一名医务社会工作者。

5. 医务社会工作督导设置的有关规定

北京市在《关于发展医务社会工作的实施意见》中指出,要逐步完善督导培育及管理体系,培育本土化医务社会工作督导队伍,但未明确具体设置要求。上海市《医务社会工作基本服务规范》明确,医务社会工作督导应从事临床医务社会工作五年以上、具备国家承认的社会工作专业硕士及以上学历且具有三年以上工作经验,或者具备国家颁发的社会工作者中级及以上职业资格证书且具有三年以上工作经验。鉴于医务社会工作的专业性较强,医务社会工作督导的资质条件不能过低,相关工作年限及学历、持证等要求有逐步提高的趋势。

总体而言,我国医务社会工作发展仍处于初级阶段,医务社会工作者的从业资格认证还局限于北京、上海、广州、深圳等少数大城市,医务社会工作服务相关国家标准也还在研制中。从工作实际来说,医务社会工作者应是复合型人才。目前对医务社会工作者的资质要求虽然主要偏重于社会工作方面,强调要熟练掌握一般的社会工作知识和方法、取得社会工作者职业资格证书,并加强社会工作继续教育,但因其服务的场景主要在医疗机构,服务人群主要是身心存在各种问题的患者及其家属,医务社会工作者应学习医学、心理学等领域的相关基础知识,取得相关职业资格或能力培训证书,还应知晓医疗保险、医疗救助、慈善救助等相关政策要求。从人才队伍属性来说,医务社会工作者是医务工作者的一部分,服务于医疗目的,还需要了解医院的规章制度,熟悉医院的就医流程,知晓临床科室的治疗内容及特点,有效融入医院的整体文化氛围。已成立医务社会工作部门或科室的医院,应对该部门或科室的人员、岗位、职能等统一规范、科学管理。

对于湖北省,前期一些试点单位在社会工作岗位开发与设置方面做了一些有益尝试,但宏观上目前政策尚不明晰,急需相关部门联合出台医务社会工作专业岗位设置专门政策,明确具体要求和操作细则。一方面,要加大社会工作专业岗位设置力度,明确配备比例要求,有条件的医疗机构要设立医务社会工作部门或二级科室。另一方面,要在坚持以公开招聘和转岗为主的基础上,不断加大购买服务力度,建强医务社会工作者队伍,并按照有关规定兑现待遇、强化激励保障。同时,相关单位要继续链接和利用社会公益慈善资源,加强与慈善组织合作,为医务社会工作者专业能力、继续教育提升提供有力支持。

第四节　医务社会工作者的继续教育与培训

2012 年,中央 19 部委颁布《社会工作专业人才队伍建设中长期规划(2011—2020 年)》,提出到 2015 年,通过进修、实习、短训、函授、自学考试等形式,使社会工作专业人才基本掌握社会工作专业理念、理论、知识、方法和技巧,具备岗位所需的专业能力;到 2020 年,实现所有在岗社会工作服务人员系统接受良好的专业教育和培训。医务社会工作是整个社会工作的重要组成部分,也是相对而言专业性最高、技术要求最强的一个分支。具有专业理论知识、技能和价值观的医务社会工作者是开展医务社会工作的保障。因此,医务社会工作者的教育尤为重要,不仅是决定医务社会工作执业队伍专业程度的关键,也是影响执业质量、职业发展的重要因素。

一、医务社会工作者职业教育的意义

医务社会工作从业人数逐年增加,但不同地区、不同医院准入要求及标准不同。医务社会工作者专业背景多元,主要分为两大类:社会工作专业教育背景,驻点医院开展医务社会工作;医学相关专业教育背景,转岗专职或兼职从事医务社会工作。目前,医务社会工作者以非社会工作专业教育背景人员为主。据不完全统计,2021 年医务社会工作从业人员有 3394 名,其中专职 685 名(20.2%),社会工作专业教育背景 618 名(18.2%)。以上两类主要从业人群都因为各自背景的单一性而存在一定的执业困难。医护人员转岗医务社工后,工作之初对于医务社会工作概念陌生,服务理念、方法、技能不专业;无合适途径接受能力培养、实务训练和潜能拓展方面的在职教育与培训,造成工作手法陈旧单一,易形成职业倦怠感。社工系实习生在医院实习中表现为医学知识缺乏,无法在短时间内以专业身份与服务对象接触和互动;对医疗机构认识不足,个体能力培养缺失,无法开展协作、协调、统筹等跨部门工作,缺乏独立开展个案、小组等基础专业工作的能力;不会运用相关实务技巧进行个案和小组服务,对于主要的心理学和行为学治疗方法不熟悉;对于现有卫生政策和政策发展掌握不足或缺失,无法根据政策给

予服务对象合理的意见和建议。医务社会工作在我国还处于初期探索阶段，尚未形成一个完整、独立的知识结构和成熟的教学及课程体系，这是阻碍医务社会工作专业核心能力培养的一个重要原因。

继续教育和培训成为弥补医务社会工作从业人员不足的有效途径：开展岗前培训、项目培训、专业督导、继续教育，使医务社会工作者掌握专业方法、应用专业技能、熟悉服务流程，不断提高医务社会工作者的专业能力，确保提供优质、规范的社会服务。

二、专职医务社会工作者的岗前培训

岗前培训，是对专职人员正式进入医院社工岗位之前或三个月之内的培训，教授完成工作必需的知识和技能。医务社会工作者与其他领域的社会工作者的区别在于对有关疾病有所认识，熟悉疾病对个人、家庭和社会造成的影响，可以运用社会工作的专业知识、技能、伦理来协调患者和医院的需求。当前，国内很多医院已建立社工部，设置医务社工岗位，采用政府购买服务、医院内部聘任、慈善项目引入等三种主要的医院社会工作模式。医务社会工作者的教育背景、职业资质、工作经验、聘用单位各有不同。为促进医务社会工作者融入医疗卫生服务体系，开展跨学科、跨专业沟通，发挥出协同医疗服务的专业作用，需要对医院新入岗的社会工作者进行统一培训，围绕岗位胜任力，使其明晰服务目标、工作原则、角色定位，更好地适应岗位环境，开展专业服务。

（一）岗前培训的内容

岗前培训是从岗位适配性出发，针对新入岗医务社会工作者开展系统化培训，提供实践和模仿训练，包含以下内容：

①驻点医院的历史文化、医疗体制、行政管理、规章制度、环境设施、就医流程；

②服务单位的医疗工作、专科特色、团队分工、服务规范、布局设置；

③服务对象的角色适应、心理及情绪反应、需求及权益保障、群体文化与习俗；

④岗位职责制度、工作流程、服务规范、职业操守、考核办法；

⑤岗位行政事务，包括会议管理、文书资料管理、资产管理，财务管理制度与流程，内部信息系统和权限；

⑥职业防护、公共卫生防疫、消防安全、紧急意外事件应急预案和演练；

231

⑦根据医务社会工作者的教育背景和职业经历,侧重性进行岗位服务所需社会工作或医学基础知识、技能、态度的培训和教育,包括资料研读、典型案例讲解和危机干预,个案、小组、社区、病房探访、病友项目等不同形式服务实践等。

（二）岗前培训的组织

医务社会工作者参加医院新职工岗前培训,考核合格后上岗,同时开展培训评价和成效评估,适时调整培训内容与形式,实现共性化提升与个性化转变相结合。鉴于医务社会工作的专业性和实操性需要,医院可以安排新入岗医务社会工作者轮岗跟随不同岗位的医务社会工作者、接触不同类型的服务对象,学习了解个案的各个阶段和面临的各种情境;也可以为新入岗医务社会工作者指定导师,让新入岗医务社会工作者跟随资深医务社会工作者进行为期三个月甚至一年的一对一指导。

三、兼职医务社会工作者的项目培训

如果按照国际惯例要求(专职社工和床位的标准配备1:100的比例)来衡量医务社会工作者需求数量的话,我国医疗环境需求与医务社工服务在数量上存在严重失衡。为弥补专职医务社工配备不足,一些医院构建全职医务社工和临床兼职医务社工联动服务模式,遴选临床科室主要负责人(医生、护士)作为兼职社工,开展专兼联合的服务项目,根据项目开展的医务社会工作内容,对兼职医务社工进行针对性培训,确保服务对象获得有效的社会服务。

项目培训,是对兼职人员正式从事医务社会工作之前的培训,教授实现项目目标必需的知识和技能。临床医务人员兼职医务社工的,主要开展住院适应、需求评估、健康教育、个案筛查(情绪、经济问题等)、服务转介、出院安置等工作,从任务适配性着手,针对新加入人员开展兼职培训,包括职责分工、工作流程、服务规范,以及项目服务所需社会工作基础知识、方法、技巧和理念的培训。

培训内容:根据遴选出的兼职医务社工的职业经历、服务内容,制定培训计划,由专职医务社工进行授课、考核,合格者颁发聘请证书;开展正式督导和服务评价,持续优化培训组织、服务介入和项目管理。

四、医务社会工作者的继续教育

继续教育是面向学校教育之后所有社会成员，特别是成人的教育活动，是终身学习体系的重要组成部分。继续教育的目的是通过对专业技术人员的知识和技能进行补充、拓展、更新和提高，进一步完善知识结构，提高创造力和专业技术水平。对医务社会工作者开展继续教育，不仅能为医务社工岗位提供全方位的支持服务，有效提升医务社工岗位胜任力，还有助于医务社工改善服务品质、管理工作成果、发展职业规划。

(一)继续教育的内容

医务社工服务的场景主要在医疗机构，服务的对象主要是身心存在各种问题的患者及其家属。健康中国建设需要面向全人群提供全方位、全周期、系统连续的健康服务。医务社会工作已经纳入公立医院高质量发展和医疗救助服务制度。当前，人民群众的健康需求日益增长，伴随医学模式的转变、医疗服务智能化、医学技术现代化、医疗保障一体化，这对于医务社会工作提出了更高的工作目标和服务要求。为适应临床医疗发展并满足非临床需求，医务社会工作者除了学习医学、心理学、伦理学等相关基础知识和技能，取得相应职业资格或能力培训证书外，还需通晓医药卫生、医疗保障、社会福利、慈善事业等有关政策与法律法规，适应跨学科沟通、协调与合作，适合团队组织与领导，应对冲突与管理危机，不断改善知识储备体系，提升专业胜任力，在"医务人员为主、专业社工为辅"的医疗团队框架中，实现协同发展、共同进步。

(1)丰富执业知识。执业知识包含社会工作学科知识(哲学、社会学、管理学、心理学)、专业发展信息、社会福利政策、法律法规、医药卫生知识(医学通识、疾病常识、诊疗流程、医疗法律法规、医疗卫生体系、卫生政策、医疗保障制度、行业发展)、人文社科知识(历史地理、语言文化、政治经济)、研究方法等。

强化医务社会工作者特有的知识，尤其是医学相关的知识，可以提升医务社会工作者在服务对象及合作者眼中的专业度，从而在根本上提高患者、医疗机构乃至整个社会对医务社会工作职业的认可、接纳与重视。以医务社会工作者依法合规链接社会资源支持患者为例，医务社会工作者需要掌握医疗领域慈善捐赠相关政策法规、制度流程。公立医院接收慈善捐赠管理涉及的法律法规、文件公告众多，从卫生、民政、财政、审计、税务、海关等多个体系进行了约束。地区公立医院还受地方法规、规章约束,既往发生的事情还受当时法律法规约束。为鼓励面向医疗卫生机构的捐赠,加强捐赠过程的行为规范,促进医疗卫生事业发展,2015 年,原国家卫生和计划生育委员会、国家中医药管理局联合颁发《卫生计生单位接受公益事业捐赠管理办法(试行)》,规定公立医院可以接受用于医疗救治费用减免、公共卫生服务和健康教育、人员培训和培养、学术活动、科学研究、设施设备建设等 7 个方面的公益事业捐赠。此后,一些公立医院也相应制定了本单位接受捐赠的管理制度,加强了内部管控机制建设。医务社会工作者要熟悉医保政策,合理评估患者,充分满足需求。我国基本医疗保险覆盖面广,但目前基本医保政策和医疗救助政策主要保障患者基本医疗保险"三大目录"范围内的医疗费用报销,即基本医疗保险药品目录、诊疗项目目录、服务设施目录。目录对某些疾病的药品和医疗服务项目尚未纳入,如特定的恶性肿瘤或罕见病,出现许多重特大疾病在就医时往往需要超范围使用治疗药品和医疗服务项目的情况。以住院实际支付比例为例,职工医保最高,2021 年为 84.4%。罹患重特大疾病的贫困人群可能无法从现有保障制度中获得足够补偿,出现个人自付过高、需要医疗费用资助的情况。2021 年 10 月,国务院办公厅印发《关于健全重特大疾病医疗保险和救助制度的意见》,提出支持医疗救助领域社会工作服务和志愿服务发展,丰富救助服务内容,提倡综合救助,除资助医疗费用以外开展服务帮扶,对政府医疗救助进行补充。医务社会工作者的介入将推动救助行为更精准有效。

(2)提升实务技能。提升实务技能包括培训专业理论、工作方法(个案、小组和社区)、专业技巧,接受正式督导,分析疑难案例,辅导专业督导,开展实务研究等。

从专业理论来讲,生态系统理论是社会工作专业服务常用理论之一,可以引导医务社会工作者考虑患者的社会环境以及患者家庭的因素,意识到患者对疾病转归、事业发展,以及家庭经济负担等多方面的担忧。赋权理论也是社会工作的重要理论之一,引导医务社会工作者在与患者沟通过程中重视患者的参与,建立新的医患关系思维。

医务社会工作的专业技能大多来自社会工作领域,主要包括三方面的技能。

①个案工作技能,包括聆听及提升动机技巧(如表达专注、复述、查证、鼓励及支持)、引领技巧(如邀请、澄清、对焦、摘要、提供资料)、反映技巧(如反映内容、反映感受、反映经验)、影响技巧(如建议、教育、自我披露、演

绎、对质)等。

②小组工作技能:一方面是小组中领导的技巧,包括积极倾听、反射、澄清和提问、总结、微型演讲和提供信息、鼓励与支持、基调的设定、塑造和自我流露、眼睛的应用、声音的应用、识别同盟者、多元文化的理解等;另一方面是小组中讨论的技巧,包括总结、集中焦点、关切、保证公平参与、阻拦与支持、质询以及回应等。

③社区工作技巧,包括社区分析技巧(如文献分析、参与式观察、访问、社区普查)、关系建立与问题介入技巧(如筹划工作机构的规模、筹集办公经费、选择办公地点、工作人员组织、建立人事管理制度、深入基层、加强地区联络)、社区组织工作技巧(如社区宣传技巧、社区领袖培训的技巧、居民活动组织技巧、社区志愿队伍的培训技巧)等。

(3)提升工作能力。提升工作能力包括培养锻炼沟通、会谈、演讲、文书写作、思辨、组织、整合、调查、评估、统计、电脑操作、软件应用、外语、应急能力等。

医务社会工作者的主要工作能力包括团队合作能力、独立工作能力和人际关系处理能力等,要求未来的执业者能独立开展各类服务、协调院内外资源、处理部门间关系和人际关系。公立医院是我国医疗服务体系的主体,是一个庞杂且繁复的事业单位。在现行医疗政策下,医务社会工作处于相对边缘的地位,医务社会工作者的融合与介入还不具备坚实的基础。医务社会工作者需具备足够的工作能力,在开展服务的同时,营造良好的工作氛围,并参与医院内部管理和医院外部公共关系。

以沟通来说,结合社会工作中人际沟通的技巧,能力可以从以下沟通的原则与方法进行培训:树立尊重理念,培养共情能力,重视倾听训练,锻炼沟通技巧,运用语言符号、身体符号、环境符号。沟通技巧包括支持性技巧、引领性技巧、影响性技巧等。

(4)优化专业态度。优化专业态度包括开展思想政治、职业道德、伦理价值、团结协作、心理承受等培训。

优化专业态度是以社会主义核心价值体系为基础,按照马克思主义指导思想、中国特色社会主义共同理想、以爱国主义为核心的民族精神、以改革创新为核心的时代精神和社会主义荣辱观的基本要求,开展社会工作专业人才职业道德守则和专业行为规范教育。2011 年,18 部委印发《关于加强社会工作专业人才队伍建设的意见》,指出积极开展社会工作专业人才队伍职业道德教育,强化社会工作专业人才的社会责任感和职业认同感;加强社会工作专业人才队伍作风建设,促使他们践行以人为本、为民解困、为民服务的工作理念,培养扎根基层、注重实践、务实进取、甘于奉献、诚信友爱的良好作风。

此外,医务社会工作者作为患者医疗服务团队的一员,背负着双重职业伦理的责任。"当一个从业者面临两个或两个以上相互冲突的价值时,伦理困境就可能会产生"。由忠诚的冲突、患者知情权、患者自主决定、辅助生殖技术等引发的伦理困境,随着医务社会工作服务领域的扩展,都不可避免地出现。医务社会工作者应培训解决伦理困境的指导原则和社会工作价值序列,学习医务社会工作专业伦理,包括关怀伦理、人道伦理、美德伦理、生命伦理、健康伦理、正义伦理,正确履行责任和义务,需要在实践中不断强化和应用。

（二）继续教育的组织

为保障医务社会工作服务素质和专业发展,稳定医院医务社工人才队伍和服务专业性推进,医院需要重视医务社工专业服务的延续性,以提升临床实务为目标,建立医务社工的继续教育机制,制订年度培训计划,根据医务社工从业资质(学历背景、职业资格)选择继续教育的类别,结合实务职责范畴选择继续教育的层级,注意系统性、广覆盖、多形式,持续跟进,确保所需培训及时完成。医院可采用线上线下学习相融合的形式,组织医务社工小组讨论、实务工作坊、训练营、医务社会工作资料研读、文献阅读会、业内专家讲座、医务社会工作项目(案例)大赛、省市级继续教育项目等各类会议和活动;也可联合高校、社会团体、民非机构等开展培训,发挥各自优势,从理论灌输、专业督导、实操训练、角色体验、生涯规划等不同层面,以讲解、观摩、实操等不同形式开展医务社会工作继续教育,在弥补医务社会工作者先天不足的同时,满足岗位胜任需求,促进专业发展。

五、开展专业督导

督导是社会工作专业训练的一种方法,是由机构内资深的社会工作者,对机构内新进入的工作人员、一线初级工作人员、实习学生及志愿者,通过一定的程序进行持续的监督、指导,传授专业服务的知识与技术,以增进其专业服务技巧,进而促进他们成长并确保其服务质量的活动。督导可以在一对一的基础上实现,由一位督导者和一位被督导者面对面定期进行讨论会议。督导也可以在一个小组中实现,由一个督导者和数位被督导者,以小组讨论的方式,定期进行讨论会议,或者由具有相同需求、观点或技术的工作者以个别互惠、团体讨论的方式进行。常用的督导方法有讨论、计划、日志回复、模拟示范、问题解决、直接督导、现场指导及共同工作等。[①]

督导相关元素包括督导者、被督导者、督导过程。督导者是机构中从事督导工作的人，通常由那些受过专业教育、具备丰富的工作经验、具有一定行政领导能力的资深社会工作者担任。除了能力上的要求，督导者的开放性、对督导行为的投入承诺、坦诚、能够欣赏和给予鼓励也是一个好督导者的重要特征。被督导者是社会服务机构中受督导训练的人员，常见的被督导者包括接受过专业教育的新进社会工作人员、正在接受专业教育的社会工作实习学生、未接受专业教育的社会工作从业人员和非专业志愿者。督导作为一种专业活动，表现为一种学习的互动过程，它通过督导者与受督导者之间保持规律且定期的会议来进行，二者分享彼此的问题、关怀、观察、思考、实务上替代性技术的选择。

督导具有行政、教育和支持三项功能。行政功能指督导执行有关工作计划、工作安排、工作指导和工作绩效评估等管理工作，以确保工作人员完成项目订立的服务目标。教育功能指督导者协助工作人员增进工作知识、技能，增加他们解决问题的办法以及运用社会资源的能力。支持功能指督导者对工作人员在工作中产生的心理压力、情绪波动及思想困惑进行疏导，提供精神上的支持。每种功能针对的问题和预达成的目标都不同，需要根据情况来组合。由于中国医务社会工作处于发展初期，督导的功能组合不仅表现为督导者基于问题和被督导者特征所做的专业选择，也体现在项目管理者基于资源整合目标形成的管理决策。

从督导者与被督导者的相互影响的过程看，督导过程可分为督导前期、开展期、工作期和终结期四个阶段。督导前期是督导者与被督导者建立关系的基础期，这个时期最重要的任务是相互熟悉。督导者通过直接面谈，了解被督导者所受专业教育、工作经验、以往的经历等。在这个阶段，督导者也需要让被督导者了解自己，包括自己的背景、工作方法等。开展期的重要任务是建立互相信任和双方同意的督导形式，聚焦将要完成的督导工作。具体来说，督导者要和被督导者一起分享督导的目的，清楚描述双方的角色、期望与要求，并征求被督导者的意见。工作期是督导过程的最重要阶段。在这个阶段，督导者要与被督导者分享实践经验与感受，解疑释惑、指

---

① 时立荣.社会工作行政[M].北京:中国人民大学出版社,2015.

导工作,支持被督导者做好服务和规划专业发展。在终结期,督导者应总结在督导过程各阶段讨论过的事情,回顾被督导者的学习过程和优劣势,帮助被督导者巩固督导成果。[1]

在实践中,机构的督导已经发生了许多变化,如有些医院鼓励独立作业方式将督导减到最低程度,有些医院在新员工走上岗位时特别强调督导。但无论变化如何,督导仍然被看作一个机构行政结构和功能的关键元素。高水平的督导往往与有效的机构督导政策相关,如明确督导是什么以及为什么要开展督导活动、制订督导计划并有保密制度和投诉机制,明确谁负担督导责任和提供督导活动,督导活动获得机构高层认可。[2]

六、加强医务社会工作者实务培训

(一)发展岗位专科化,促进医务社会工作者专业化

医院应建立专技岗位培训督导制度,细分专业人才,进行分层培养。医务社会工作者应结合所服务专科的特点,融入医疗团队,参与专科诊疗,开展特色服务。医院应设置实务课程,组织专科轮转,开展专科研究,从专业知识、文书撰写、工作实操、项目组织等方面对医务社会工作者进行考核和评估,同时对医务社会工作者服务效能、职业道德进行综合评价(定性与定量评价、自评与他评结合)。实行按岗实务分级授权管理,医务社工职责范畴与从业资质(教育背景、职业资格、能力培训)、考评结果相适应。

(二)开展职业继续教育,促进医务社会工作者职业化

医院应建立医务社会工作者培训基地,按初、中、高级人才梯次结构分级培养医务社工人才。国际社会工作学界一般认为,一个具有专业资格的社会工作专业人才,必须是经过相当长实习过程训练的社会工作学生,实习时间应为 800 小时。建立医院实务教学基地,对社会工作专业学生进行医院角色体验、实操训练、实习督导和考核评估等;开展医务社工督导示范,对新入岗医务社会工作者进行驻院培训、专业督导、职业发展辅导和能力评价等;成立医务社会工作研究中心,对医务社会工作研究生和计划申报高级医

---

① 陈为雷.社会工作行政[M].北京:中国社会出版社,2010.
② [美]雷克斯·A·斯基德莫尔.社会工作行政——动态管理与人际关系[M].张曙,等译.3版.北京:中国人民大学出版社,2005.

务社会工作者开展专科培训,社会服务项目运作辅导,社会工作政策、理论与实务研究指导和行政管理提升等。制定医务社会工作者职业能力标准,汇编医院服务案例分析,组织开展医务社会工作者专业知识和技能的考核评价,为医务社会工作者的继续教育、能力培养和考核以及服务专业性测评,提供参考和依据。医院可整合国家和地方各类医务社会工作平台,建设师资资源库和专家顾问团,为医务社会工作服务机构的发展和人员的专业培训提供学习渠道和师资力量。

(三)推动终身学习,促进医务社会工作者同质化

专业自主学习与继续教育对专业能力的稳固与提升非常重要。医院应完善医务社会工作继续教育制度,将医务社会工作者纳入医院专业技术人员继续教育管理范畴,不断提高医务社会工作者的素质和服务能力。终身学习的形式和渠道多种多样:阅读专业文献、关注公众号、开展问题调研、主动经验总结等,不定期抽查自学内容和成果,交流讨论,识别反思;互通有无,取长补短。医院应支持、推荐、组织医务社会工作者参加相关领域各级各类的经验交流、政策学习、实务探讨、研究分享、志愿服务等,规定每年需要完成的学时和学分标准,完成情况可作为工作考核、薪酬待遇和职业晋升的评审参考。

参 考 文 献

[1] 民政部.社会工作专业人才队伍建设中长期规划(2011—2020 年)[EB/OL].(2012-04-26)[2022-12-13].https://www.mca.gov.cn/article/gk/ghjh/201204/20120415302325.shtml.

[2] 张一奇,孟馥.医务社会工作浅析[J].现代医院管理,2009,7(06):20-23.

[3] 孟馥,丁振明,张一奇.浅析医务社会工作职前及在职教育中的缺项[J].福建医科大学学报(社会科学版),2012,13(03):31-34+71.

[4] 李检阅.医务社工核心能力培养模式探索[D].湘潭大学,2021.DOI:10.27426/d.cnki.gxtdu.2021.001991.

[5] 齐建,王志中,王素明.对我国医务社会工作教育的本土化思考[J].山西

高等学校社会科学学报,2018,30(06):39-41+54. DOI:10. 16396/j. cnki. sxgxskxb. 2018.06.009.

[6] 何平,张梦玲,滕健,等."医务社工＋兼职社工"联动服务机制的实践探索[J].中国社会工作,2021(27):17-20.

[7] 季庆英.夯实医务社会工作专业基础,助力医疗服务高质量发展[J].中国社会工作,2022(01):21.

[8] 陈楚倩,程国斌,张蕾,等.基于服务场景的中国医务社工角色探讨[J].医学与哲学,2020,41(23):40-42+53.

[9] 国家医疗保障局. 2021 年全国医疗保障事业发展统计公报[EB/OL]. (2022-06-08)[2022-12-13]. http:// www. nhsa. gov. cn/art/2022/6/8/art_7_8276. html.

[10] 文颖慧,费汝倩,孙宇宁,等.医务社会工作与慈善医疗救助协同发展路径研究[J].卫生经济研究,2018(09):35-38. DOI:10. 14055/j. cnki. 33-1056/f. 2018.09.012.

[11] 梁爽,杜勤,孙振军.医务社会工作助力青年医师医学人文素养提升的路径探讨[J].中国医学伦理学,2020,33(02):223-226.

[12] 刘斌志.医务社会工作的含义及其课程建构[J].南方医学教育,2008(01):1-3.

[13] 沙依仁,江亮演.社会工作管理[M].台北:五南图书出版公司,2004.

[14] 成都市民政局. 18 部委印发《关于加强社会工作专业人才队伍建设的意见》的通知(中组发〔2011〕25 号)[EB/OL]. (2012-07-24)[2022-12-13]. http://cdmzj. chengdu. gov. cn/cdmzj_gb/c121950/2012-07/24/content_39ce41e5ee624f438a1e7ede595bc09e. shtml.

[15] 张晨,高达峰.重序或嬗变:新医学模式下医务社工生命伦理的修正逻辑[J].中国医学伦理学,2020,33(09):1108-1115.

[16] Frank M. Loewenberg, Ralph Dolgoff. Ethical Decision for Social Work Practice[M]. New York:F. E. Peacock,1988.

[17] 孙建丽.论医务社会工作中的价值观冲突和伦理困境[J].医学与哲学(人文社会医学版),2008,29(09):36-38.

[18] 张婷婷,王彩霞.医务社会工作伦理价值探析[J].中国医学伦理学,2017,30(01):109-112.

[19] 肖慧欣.职业化背景下的医务社会工作教育模式[J].考试周刊,2007(25):127-128.

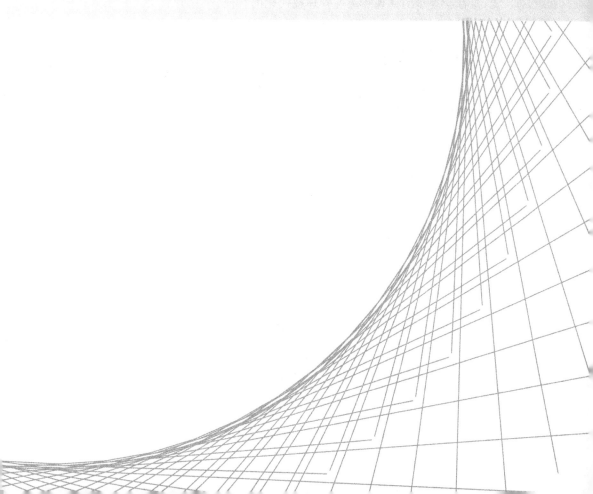

第六章　医务社会工作者的管理与评估

"医务社工制度"成为医疗机构"进一步改善医疗服务行动计划"的一级考核指标奠定了医务社会工作在医疗机构不容忽视的重要地位。医务社会工作的质量管理与评价为医务社会工作者提供了更多的就业岗位,也有利于直接推动医务社会工作者在医疗机构内的嵌入式发展,巩固其重要地位,进一步推动社工专业自身的发展与提高,还有利于促进医务社工相关服务的规范化、专业化水平的提升。

第一节　医务社会工作的质量管理与评估

一、我国医务社会工作质量管理的挑战

医务社会工作的发展是深化医药卫生体制改革和医学科学发展的需要,是社会进步的体现和医院管理现代化的特征。[①] 医疗社会工作服务在中国的发展虽然在宏观上有了一些有利的环境,但也面临诸多挑战。

(一)医务社会工作制度体系缺乏[②]

国外社会工作发展史表明,社会工作的诞生、发展与社会福利和社会保障制度密切相关。制定相关政策和法律法规是开展医务社会工作的重要保障。中国的社会福利与社会保障制度尚在不断完善,医务社会工作制度正是完善与细化过程中的产物。随着社会新型治理理念的渗透,宏观制度建设是一个永恒的议题,而医务社会工作的专业发展也依赖于强有力的制度支撑。[③] 尽管《国务院办公厅关于推动公立医院高质量发展的意见》等一系列政策的出台对医务社会工作的发展取得了初步的政策支持,但在医务社工岗位/科室设置、执业资格、职业晋升、服务内容、服务标准等方面,均未形

---

① 吴任慰.现阶段我国发展医务社会工作的探讨[J].福建医科大学学报(社会科学版),2003(02):38-40.

② 张一奇.论我国医务社会工作的高质量发展[J].中国社会工作,2021(18):13-15+19.

③ 谢春艳.健康中国背景下医务社会工作参与构建整合型健康服务的探讨[J].中国社会工作,2017(27):7-11.

成系统性的制度安排。① 结合健康服务体系建设的要求,明确医务社会工作者从事健康服务的"合法身份",需要政府大力推动医务社会工作的制度体系建设。

(二)医务社会工作的专业价值有待提高

医务社会工作若能最大限度地发挥其专业价值,对于提升医疗卫生服务领域的幸福感和获得感、彰显人文关怀、满足人们个性化的健康需求具有重要且深远的意义,②③也是实施健康中国战略的需要。我国医务社会工作目前的发展还处于经验探索期,内外部的诸多制约因素还有待突破。保障专业人才、链接外部资源等彰显专业价值的方面更处于"瓶颈"期。社会针对医务社会工作者的培训未成体系,更是极大地影响了社工专业助人功能的有效发挥。

(三)医务社会工作的社会知晓度不足

医务社会工作专业是西方的舶来品,其背后的哲学思想、价值观念与西方文化有着千丝万缕的联系。我国医务社会工作是作为"附属服务"存在的非医疗服务,具有双重职业特征,再加上医务社工专业发展的内生动力不足,社会大众普遍对其认识和了解不够。国家卫生健康委员会的一项调查研究表明,社会成员对医务社会工作的认同和知晓不够是普遍现象,医务社工专业的宣传和普及任重而道远。

(四)医务社会工作者的服务水平还无法适应社会的复杂需求

目前,我国在职医务社工总数较少,服务经验不足,服务质量参差不齐,医院科室设置多且复杂,这就要求医务社会工作者必须具备较高的学习能力和应变能力,不能将医务社会工作的工作重点放在某一专病领域,从而导致全而不精的知识和技能不能完全满足患者、医院、政府、社会等多层次、多样化的需求。目前,全国各大高校开设的医务社会工作课程理论与实践脱节,课程设置的系统性不足,学生既得不到专业的理论指导,更缺乏充分的

---

① 季庆英.夯实医务社会工作专业基础,助力医疗服务高质量发展[J].中国社会工作,2022(01):21.

② 李松珊,崔瑞兰,江丽丽.健康中国战略下医务社会工作的主要功能与实现路径[J].社科纵横,2020,35(08):82-85.DOI:10.16745/j.cnki.cn62-1110/c.2020.08.015.

③ 盖小荣,彭华,王秋俐,等.北京协和医院医务社会工作的实践[J].中国医院,2018(05):4-5.

实务指导。医务社会工作服务水平尚不能满足复杂变化的社会需求。

中国的社会福利体系框架仍在构建中,医务社会工作者只有与其他专业人员一起,不断提高专业能力和服务质量,开拓社会资源,形成跨专业的协作团队,才能对需要帮助的病人和家属真正起到有效的帮助作用。作为现代医疗卫生服务体系不可或缺的一环,医务社会工作在自身发展过程中,需要把服务质量的管理与评估作为长期重要抓手。

二、医务社会工作质量管理的定义和内容

医务社会工作质量管理的理念、模型与方法可以借用管理学相关知识与理论,其核心目的在于提升医务社会工作服务质量、完善医疗服务、彰显医疗人文、促进医患和谐、满足社会的需要、夯实医疗模式转型的基石。

(一)医务社会工作质量管理的定义

医务社会工作质量管理既包括服务质量方针的制定、质量目标的确定、质量规划、质量控制、指挥和控制社工服务输出等组织的一系列协调活动,也包括服务质量目标的达成活动。[①] 医务社会工作的质量管理可以借鉴全面质量管理(TQM)模式,整合社会工作服务自身的专业特性,对社会工作服务机构、全体员工、服务全过程进行质量管理。在全面质量管理模式中,"T"是指在质量不断提高的过程中,全机构、全体成员共同参与,运用各种手段控制质量形成的全过程,并对服务质量进行系统的保障和改进;"Q"是指品质,指的是充分满足需求和期望的明确或隐含的服务;"M"是指管理,各级管理人员要充分协调,增强组织能力,才能提高服务质量。

(二)医务社会工作质量管理的内容

1. 全过程的质量管理

服务对象需求的出现到需求的满足这整个过程的每个服务环节都会影响医务社会工作的服务质量。医务社会工作者要充分利用 PDCA 等质量管理工具进行前馈控制,防患于未然。在接案阶段,医务社会工作者需要明确案主(服务对象),这是保证服务质量的基本前提。此外,医务社会工作者要注意面谈技巧,通过合理的沟通方法与案主建立信任关系,达成协议。预估

① 杨宪国.全面质量管理,社会工作服务质量提升之策[J].中国社会工作,2018(04):48-49.

是介入开始之前的事先评估,是开始计划的准备阶段。在预估环节,医务社会工作者要做到与医务人员、家属等充分沟通,对服务对象的基本情况进行综合分析,做到了然于胸,做出合理估计,为制订计划夯实基础。在计划阶段,医务社会工作者要结合服务对象的基本情况和需求,制订详细的服务计划。此时需要特别注意的是,目标一定要和服务对象(案主)共同商讨制定,目标要具有可行性并尽可能具体、可量化,否则不利于评估。介入环节是整个医务社会工作最重要的环节,是计划付诸实践的过程。进入介入阶段意味着医务社会工作者需要提供具体的服务,极为考验医务社会工作者的知识储备和经验技能。医务社会工作者要牢记以案主为主的理念和原则,尊重案主的个性化和经济效益,甄别选取直接、间接、综合三种介入方法实施介入并记录在案。评估阶段最重要的是要评估服务需求的满足和服务目标的达成情况、服务的花费是否合理、工作者的服务水准是否合格等,贯穿于整个服务过程。结案阶段是整个服务过程的最后一个阶段,需要拟定结案时间、巩固既有成果、撰写结案报告,进行反思和总结[1]、跟踪随访。

2. 全员的质量管理

除了整个服务流程的各个环节都会影响服务质量外,实施医务社会工作服务的每位医务社会工作者的工作质量都会对终末质量产生不同程度的影响。[2]因此,为满足人民群众对健康的个性化需求,提供高水准的医务社工服务,应注重全员参与的质量管理。首先,要加强医务社会工作者的专业素养,除了要加强医务社工领域准入的行业门槛,严格医务社工资格准入外,还需要加强人员的素质教育和培训,让医务社工的专业属性得到更好的提升。其次,要将质量责任纳入对应的社工服务流程、部门和岗位,做到权、责、利相统一,形成严密的质量管理工作体系,同时通过激励惩戒机制、赋权与能力提升等促进全员参与质量目标管理的实现过程。政府也要积极参与,主动承担起为医务社会工作"赋权定责"的责任,以制度保障医务社会工作"在其位、谋其职、尽其责",发挥其在健康服务方面的专业优势,激发医务社会工作者发挥重实务、重联动的特点,走出医疗机构,走进百姓生活。

---

① 邓忭明,林岱.持续质量改进在妇幼保健院医院感染质量管理中的应用[J].中国卫生标准管理,2021,12(16):130-133.

② 向军.分析基层卫生院护理质量管理现状及对策[J].中国农村卫生,2021,13(20):11-12.

3. 全机构的质量管理

医务社会工作要在机构内部做到领导重视、组织落实、制度完善,以服务质量为中心,开展全机构的质量管理。[①] 首先,要加强机构的组织管理。医务社会工作组织管理是指对内部组织架构、关系、活动等进行一系列理性管理,以实现医务社会工作服务目标。科室管理、岗位管理、人员管理、医务社工服务机构各层次质量管理活动都有明确的内容。从质量决策、质量方针目标、质量计划、质量规范的制定,到遵守质量规范、严格执行质量方针和服务指南,医务社会工作者和专业监督人员要对各科室质量管理的关键环节进行把关,不断提高服务质量。其次,要加强机构的信息档案管理。医务社会工作的信息化建设是提高管理效率和系统绩效的品质保障。医务社会工作者要从信息系统使用权限、信息系统开发和信息安全三个方面规范机构的信息管理。同时,医院要构建科学的档案管理制度体系,规范医务社工档案制度的范围和流程,规范医务社工档案的执行权限和档案管理的分类,提高档案信息的利用效率,注重档案管理的连续性和科学性,将档案管理的事后模式转变为医院医务社工项目信息资源培育和管理的即时模式,充分实现医务社会工作者在医院发展和文化建设中的应有作用。[②] 再次,要加强机构的财务管理。医务社会工作者必须了解医疗机构的财务状况、与资源相关的财务活动、对组织(医务社会工作部门)发展进行匹配的财务规划,根据部门收支结构,以及成本分析和监控预算功能,了解医务社工项目运作、资源衔接、服务效率和效果等,使医务社工服务的推行更具合理性和说服力。最后,医务社会工作宣传管理力度还需加强。[③] 社会对医务社工专业的认同度较低是制约我国医务社工专业化发展的重要因素,能够帮助提升医务社工认同度的媒体和手段是合理宣传的重要途径。除了政府层面的推广普及,医务社会工作者也要成为自己的"发声者",策划制作以健康普及为主题的节目,借助"大健康"理念的普及,让市民在认同健康理念的同时,认同医务社会工作者的专业服务和专业价值。

---

① 汪小红. 全面质量管理理念在骨科护理中的应用[J]. 中医药管理杂志,2018,26(16):137-138. DOI:10.16690/j.cnki.1007-9203.2018.16.075.

② 王枞枞、陈岱云. 医院志愿者组织建设与管理[J]. 黄冈职业技术学院学报,2013,15(06):104-109.

③ 盖小荣,彭华,王秋俐,等. 北京协和医院医务社会工作的实践[J]. 中国医院,2018(05):4-5.

三、医务社会工作质量评估

（一）医务社会工作质量评估的含义

医务社会工作质量评估是以质量管理学、医学伦理学等理论为指导，运用科学的评价方法和技术，对医务社会工作的介入结果进行系统评价，了解、总结、评价介入过程的有效性、介入方法的科学性、介入目标的达成情况的系统性工程。[①] 医务社会工作质量评估是医务社会工作过程中必不可少的一环，贯穿于医务社会工作的全过程。[②] 医务社会工作者可以通过评估发现服务过程中出现的问题，提高服务质量，加强内部管理，获得更多资源。[③] 医务社会工作质量评估具有持续性、互动性、科学性、系统性、知识引领性等特点。

（二）医务社会工作质量评估的目的

医务社会工作质量评估本质上是一种科学的研究活动和具体实务的有机组成部分，评估的目的在于考察服务的目标是否达成、整个服务与医院总体政策的一致性与协调性等。适时合理地评估可以对医务社会工作者进行监督，提供服务方向；帮助医务社会工作者进行反思和总结，促进其成长和发展，提高服务能力；帮助服务对象看到自身发展，提高康复信心；促进医务社会工作学科的整体发展，扩大专业知名度和社会影响力。

（三）医务社会工作质量评估的方法和技巧

医务社会工作质量评估的方法大体上可分为定性与定量两种，旨在发现问题、总结经验。评估时要遵循可行、实用、便捷的原则。定量研究方法主要为问卷调查法；定性研究方法有访谈法、个案研究法、焦点小组法等。评估工具有基线测量、目标实现程度量表等。

1. 基线测量[④]

基线测量是为了评估介入前后的变化，并以此判断介入目标达成的程

---

① 顾东辉.社会工作评估[M].北京：高等教育出版社，2009.
② 邵亚萍.社会服务评估发展问题及对策思考[J].社会福利（理论版），2016（09）：35-39.
③ 姚进忠，崔坤杰.绩效抑或专业：我国社会工作评估的困境与对策[J].中州学刊，2015（01）：73-78.
④ 库少雄.社会工作评估——单样本设计[J].北京科技大学学报（社会科学版），2004（03）：6-9.

度,确立基线作为衡量介入行动效果的标准基线,在介入之初测量服务对象的状况。应用范围:通过对服务对象介入前后的观察和研究,对服务提供前后的变化进行比较,对个人、家庭、小组或社区的工作介入情况进行评估。基线测量的基本程序:①基线(基期)的建立;②进入介入期进行测量;③对照分析。

2. 测量任务完成情况

测量任务完成情况即探究服务对象的任务完成情况和工作人员的工作任务完成情况。测量任务完成情况可用5个等级标尺。

3. 衡量目标达成程度

(1)目标查询表:罗列所要达到的目的。

(2)单项目标量度。方法:根据服务对象的具体情况,按照轻重缓急分别制定若干个目标,然后用一个大家都认可的标尺来衡量服务对象的个化目标的实现情况。

4. 测量介入影响

(1)衡量服务对象的满意程度:一般都是口头或书面的。

(2)差别影响评分:先由服务对象自我陈述介入的影响,报告自己发生了什么变化,然后对介入本身带来的变化和其他因素带来的变化进行分析和区分。

(四)医务社会工作质量评估的模式和内容[1][2]

1. 医务社会工作质量评估的模式

形式性评估和总结性评估是医务社会工作质量评估的两大模式。形式性评估又称为过程评估,关心的是正在进行的工作中的一部分如何影响产出的结果。形式性评估的对象是正在进行的社会服务,重点在借此提出改进工作计划或方案的具体意见,以具体积极的建议,帮助社工方案的推行和改善。形式性评估的评估者是社会工作部门人员。总结性评估又称为效果、结果评估,关心的主要是服务的产出与效果。总结性评估的评估者是案主或者提供服务的社工以外的人,比如督导、主管或外来的顾问专家,以第三方立场做出客观评价。

---

① OWEN J M. Program evaluation: forms and approaches[M]. Taylor and Francis,2020.

② 彼得·罗希. 项目评估:方法与技术[M].邱泽奇,等译.6版.北京:华夏出版社,2002.

2.医务社会工作质量评估的内容

医务社会工作质量评估的内容主要分为临床评估、方案评估和机构评估。临床评估是指对个案或小组工作的评估。在对个案进行评估时，评估的重点是社会工作者与案主共同设计的目标是否达成；在评价服务的过程时，重点应放在影响目标达成的行动方案中的不同要素上。方案评估是一个综合性的评估，主要评估整个方案是否达成预期目标，执行过程是否符合方案的设计宗旨，从而确定方案是否值得继续。评估机构可以判断机构功能的有效性和服务的绩效。在医务社会工作中，机构考核方案包括患者病情和需求、社会工作的职能与目的、耗费的时间与资源的使用情况、服务介入的结果4个方面的内容。

（五）医务社会工作质量评估的过程 ①②③

医务社会工作质量评估可分为3个阶段：①开始准备阶段，包括接受委托、明确考核目的和重点、提出考核问题、制订考核方案；②实施阶段，包括进场、收集素材、分析素材；③总结和应用阶段，包括考核报告的撰写情况。

（1）开始准备阶段。这个阶段的首要任务是明确委托对象和评估目的。评估可能会有三种不同类型，即独立评估、合作评估和赋权评估。独立评估是指在接受委托后，对评估设计、实施、报告撰写等全权负责，由被评估项目的出资方和执行方以外的第三方或机构外的评估方负责；合作评价是指评价人员配合被评价项目方共同完成评价设计，并共同执行评价工作；赋权评估是一种特殊的合作考核，考核人员除了与被考核项目方合作考核外，为了提高服务，也积极支持项目方的发展，增强自己的考核能力。在这个阶段，评估人员还需要明确评估焦点和提出评估问题，需要从提出评估研究策略、进行评估设计、确定时间进度与经费预算等问题、签订评估协议四个方面来制定评估计划。

（2）实施阶段。评估人员首先需要建立信任关系，然后重估评估计划和文献回顾，最后收集和分析资料。重估评估计划需要收集包括各种项目介绍、统计资料、会议记录、工作日志、内部文件等在内的项目信息资料。

①　JOHNSON L C,YANCA S J. Social work practice:a generalist approach[M]. Allyn and Bacon,2004.

②　HEPWORTH, D. Direct social work practice theory and skills[J]. Direct Social Work Practice Theory & skills,2009.

③　ALLEN P. Social work with children and adolescents[J]. Meares,1995.

（3）总结和应用阶段。在此阶段，评估人员的主要工作是撰写评估报告和应用评估结果，对整个评估过程做最后的总结和分析。评估报告内容应至少包括评估开展情况、项目及执行的基本情况、评估结论及建议等。评估结果一方面可用于与评估委托方或被评估方沟通，以评促改；另一方面可以通过发布评估报告进行政策倡议和呼吁。

第二节　医务社会工作的行业标准和服务规范

　　本节以湖北省医务社会工作服务规范研制过程为例介绍医务社会工作的行业标准和服务规范。

　　医务社会工作自 1921 年在中国起步以来，已有近百年的发展历史。医务社会工作实务是医务社会工作者在医院、医疗机构和医疗照顾处境中从事的专业服务活动。[①] 在这百年发展的历史中，医务社会工作实务的发展，从最初萌芽阶段到现在的"高质量"发展阶段，已经形成中国特色的发展路径，尤其是在某些领域或为某些病人服务的过程中形成了一定的服务模式和服务方法。1921 年，北京协和医院建立社会服务部，成为中国首个开展医务社会工作实践的医院。2000 年，上海浦东新区东方医院成立国内第一个医务社工部，之后，我国北京、上海、深圳、湖北等发达省市的大型医院相继设立医务社会工作部，开展医务社会工作。由于历史原因，我国的医务社会工作实务层面的发展还存在借鉴西方的做法。鉴于此，制定符合我国国情的医务社会工作的行业标准显得尤为重要。不同的省份之间的经济、文化等不同，医务社会工作的实务方法也存在差别，因此，建立湖北省医务社会工作服务规范显得尤为必要且急迫。

一、湖北省医务社会工作服务规范研制的背景

（一）国外医务社会工作行业发展情况

　　医务社会工作起源于英国，发展于美国。美国开展医务社会工作服务的历史悠久，早在 1894 年，纽约 The Post Graduate 医院的小儿科首先聘用

---

① 刘岚,孟群.当前我国几种医务社会工作实务模式比较[J].医学与社会,2010,23(02):36-38.

社会工作者进行医务社会工作服务。1918年,美国成立的医务社会工作人员协会揭开了医务社会工作专业化和职业化的序幕。经过近百年的发展,美国医务社会工作者已经成为一个职业,并且专业化程度非常高。如今在美国,许多医院根据医院规模按比例配置医务社会工作者,和医生、护士一样是医院的雇员。目前,为了更加规范和完善专业服务,美国对医务社会工作有严格的资质认定和从业要求。二战以后,马来西亚的社会工作得到迅猛发展,当时的社会工作者最关注的议题是公共健康。在此背景下,医务社会工作不仅受到政府重视,而且一直在健康和福利领域发挥着重要作用。澳大利亚、俄罗斯等国家、地区的医务社会工作都经历了类似的从萌芽到成熟的过程,在社会福利、社会服务领域扮演着重要角色。在当今社会发展中,医务社会工作的发展方向更加多元化,如肿瘤学社会工作、肾脏学社会工作等。医务社会工作者不仅数量持续增加,而且受更加专业的训练。可以说,目前在国外许多国家,大多数医院都成立了社会工作部,医务社会工作已经成为一个很重要的领域。

(二)港台地区医务社会工作行业发展情况

从20世纪80年代开始,香港的医院被要求按一定的配比配备医务社会工作者,如今,香港所有公立医院须按100张床位配一名医务社工的比例配备医务社会工作者,并执行由行业协会(香港社工协会)年度注册的制度,也制定了统一医务社工个体等级评定制度。到目前为止,香港约有500～600名医务社会工作者,这些医务社会工作者被要求具有本科及以上学历。[①]1983年,台湾地区医务社会工作协会成立;1999年,协会开展第一届医务社会工作师甄审工作;2005年开始,协会全面参与全岛医院评定标准制定工作。如今,在台湾地区,100张病床就有1名医疗社工师。同时,协会确定了社会工作专业制度。从以上内容可以了解,港台地区开展医务社会工作的条件里包括医务社会工作相应的法律法规、团体的规范和资质的认定。

(三)国内医务社会工作行业发展情况

近年来,就医务社会工作在国内的发展来看,虽然与民政系统相比,医务社会工作的发展相对滞后,但是这几年,在政府、基金会和相关机构的支

---

① 孟馥,张一奇,王青志.从我国港台地区经验谈大陆医务社会工作发展[J].现代医院管理,2014,12(04):38-41.

持下,医务社会工作有了一定的发展。2007年7月,原卫生部人事司发布的《医务社会工作者调查与政策研究》显示,全国各地医务社会工作制度建设呈现"星星之火,散点分布"的布局状态。从政策层面看,2021年9月,国家卫生健康委和国家中医药管理局联合印发《公立医院高质量发展促进行动(2021—2025年)》,在"实施患者体验提升行动"中提出,建立健全预约诊疗、远程医疗、临床路径管理、检查检验结果互认、医务社工和志愿者等医疗服务领域十项制度。2022年8月,国家卫生健康委编制印发了《"十四五"卫生健康人才发展规划》,提到要开发社区健康工作者和医务社工,动员社会力量参与社区卫生健康工作,开展人文关怀和提供社会支持。可以说,经过20多年的发展,我国医务社会工作已被广大医疗机构、患者了解,社会大众对于医务社会工作服务的品质也有了更高的要求。如今,中国医务社会工作实务多种多样、蓬勃发展、如火如荼,全国各地呈现一派繁荣景象,尤其是广东、上海、北京、福建、山西、湖北、四川、吉林、广西等地状况喜人。

总体来说,全国各地、各类医疗卫生机构开展的医务社会工作服务通常是自己设计、自己摸索、自己实践的,理念、想法、服务设计、范围、方法技巧、运行方式、服务实践和管理体制均差异巨大。当然,各地也在朝着标准化方向发展,并已有诸多进展。2015年9月23日,《广东省佛山市南海区医务社会工作服务标准》正式发布,成为国内发布的首个医务社会工作服务地方标准。2020年1月10日,上海市发布《医务社会工作基本服务规范》地方标准。2020年7月13日,江苏省社会工作协会一次性发布三项医务社会工作相关的团体标准,分别是《三级综合医院医务社会工作服务指南》《急救医务社会工作服务规范》《高血压患者医务社会工作服务规范》。2020年10月22日,北京市卫生健康委员会、北京市教育委员会、中共北京市委社会工作委员会、北京市民政局、北京市财政局、北京市人力资源和社会保障局联合印发《关于发展医务社会工作的实施意见》。

(四)湖北省医务社会工作行业发展情况

2018年,原湖北省卫生计生委印发《湖北省进一步改善医疗服务行动计划(2018~2020年)》(鄂卫生计生发〔2018〕9号),规定"医疗机构设立医务社工岗位,负责协助开展医患沟通,提供诊疗、生活、法务、援助等患者支持等服务。有条件的三级医院可以设立医务社工部门,配备专职医务社工,开通患者服务呼叫中心,统筹协调解决患者相关需求。医疗机构大力推行志愿者服务,鼓励医务人员、医学生、有爱心的社会人士等,经过培训后为患者提供志愿者服务"。同年,湖北省医院协会医院社会工作和志愿服务管理专委会正式成立,确定省内48家医院为委员单位,并建立健全规章制度,形成管理长效机制,积极推动医务社会工作和志愿服务工作的开展。2019年,湖北省卫生健康委员会发布《关于加强医疗机构社会工作和志愿服务管理工作的通知》(鄂卫办通〔2019〕4号),明确要求三级医疗机构应设立医务社工部门,配备专职工作人员,有条件的医疗机构可设立医务社工岗位。同年3月,湖北省卫生健康委员会印发《关于确定湖北省第一批医务社工试点医院(科室)名单的通知》(鄂卫办通〔2019〕51号),遴选确定了第一批36家试点医院和16个试点科室,开始在省内进行医务社会工作试点。2020年,在湖北省卫生健康委员会的指导下,湖北省医院协会印发《关于申报湖北省医务社工示范医院(科室)的通知》,开展湖北省医务社会工作示范医院(科室)创建活动,并制定了详细的创建标准。

目前,湖北省共有四十多家医院成立了医务社工部,专职医务社工超过100人。医务社工以跨区域、跨团队(医生、护士、个案管理师、社工、营养师、康复师、药师、管理人员)全程协作管理方式,从院前准备、院中治疗、双向转诊、出院追踪随访到远程健康管理等环节,为患者及其家属提供连续性整合照护的全程服务,为医护人员提供适时的医疗服务支援性或协助性工作并协调医患关系。随着湖北省在医务社会工作领域的关注和投入逐渐增加,社会组织的服务成效、利益方投入成本收益、社会公众的就医体验、国家医疗服务"高质量"发展等问题逐渐凸显。如何对医务社工的服务质量进行评估、保证服务质量成为湖北省医务社会工作发展的关键问题。湖北省医务社会工作服务规范的研制,除了要符合上述相关法律法规、产业政策的要求,与相关国家标准、行业标准相协调,还要具有本土发展条件。湖北省肿瘤医院、武汉儿童医院的发展模式已成为湖北省公立医院开展医务社会工作的代表,其专业工作方法不仅包括院前、院中和院后各个服务期,也包括探访、个案、小组、社区、志愿服务、慈善资源统筹与管理在内的多元服务方式,这几年的发展都取得了一定的成效,获得了各利益方的一致好评,也梳理了服务方法和模式。

因此,湖北省社会工作联合会牵头,联合湖北省医院协会、武汉博雅社会工作服务中心、华中师范大学社会学院、湖北省肿瘤医院、武汉市社会工作联合会、湖北省标准化与质量研究院,提出湖北省医务社会工作服务规范研制工作,要求此项工作借鉴国内外先进经验,在湖北省医务社会工作发展现状的基础上,通过实地调研,研制符合湖北省医务社会工作发展的服务

253

规范。

二、湖北省医务社会工作服务规范研制的意义

从理论层面来看,成效评估是提高医务社会工作服务质量的有效途径之一,但是成效评估要参考一定的服务标准,因此研制湖北省医务社会工作服务规范是医务社会工作服务不可或缺的一部分,可以从人员要求、人员配备要求、服务内容、服务流程、服务方法等方面制定统一的规范和标准,通过服务规范提升服务质量,促进医务社会工作专业化发展。

从宏观层面来看,研制湖北省医务社会工作服务规范能够指引社工机构、医院、相关职能部门等规范服务流程,提高服务质量,有助于推进湖北省清廉医院建设目标,实现到 2025 年底,群众就医满意度大幅跃升、医德医风明显改善。

从微观层面来看,将医务社会工作引入医疗机构和整个卫生系统是改善医患关系、增强医疗人文服务的重要举措;医务社会工作者直接服务于医疗服务过程中有需要的个体和家庭有助于缓解和改善受助群体和家庭因疾病引起的有关心理、家庭、社会融入等问题;医务社会工作者为医护人员提供适时的减压服务、医疗服务支援性或协助性工作并协调医患关系有助于缓解医护人员的职业倦怠。与此同时,医务社会工作的发展需要在人员要求、人员配备要求、服务内容界定、服务开展流程、服务方法等方面有统一的规范和标准,通过医务社会工作标准化带动服务提升,促进医务社会工作的专业性。

自 2012 年武汉市公立医院医务社会工作启动以来,截至 2022 年,湖北省共有 40 多家医院成立了医务社工部,湖北省医务社会工作呈蓬勃发展的趋势,服务理念由"生理—心理—社会"转变为"全人健康",即生理、心理、社会及灵性层面的全面健康状态,服务项目逐渐增多;2022 年湖北省医协组织"湖北省医务社工示范项目申报"评选活动,这意味着湖北省医务社会工作服务的发展从探索期开始进入成长期。此时,湖北省医务社会工作服务规范的研制,成为一种有效的技术管理方法,成为推动湖北省医务社会工作服务走向规范化、科学化的重要途径。

基于以上理由,湖北省编制具有湖北省特点的《医务社会工作服务规范》:第一,总结提炼过往医务社会工作服务的经验,达成医务社会工作的专业基本共识,有助于促进医疗卫生行业对医务社会工作的了解,进一步推进医务社会工作的行业发展;第二,明确医务社会工作服务内容、流程、方法等

方面的要求,为湖北省医务社会工作的开展提供依据与规范化指引,也为医务社会工作的管理提供技术支持;第三,通过提高医务社会工作服务质量,提高患者的就医体验,提升医疗质量。

三、湖北省医务社会工作服务规范研制的过程

(一)文献梳理和经验总结

湖北省通过收集和整理大量文献资料了解其他国家和地区医务社会工作服务标准研究经验,包括美国社会工作者协会《社会工作实践中健康照护领域的标准》、中国香港社会服务素质标准、中国台湾新医院评鉴标准、《广东省佛山市南海区医务社会工作服务标准》、上海市《医务社会工作基本服务规范》、江苏省《三级综合医院医务社会工作服务指南》和全国各地医务社会工作行业发展经验等,总结归纳出医务社会工作服务标准的常见方法和服务路径,然后结合湖北省政策研究专家和医务社会工作发展现状,设计湖北省医务社会工作服务规范研制的理论框架。标准的内容参考广州、上海的经验,结合湖北省本地医务社会工作实务层面的实际能力进行研制。

(二)实地调研

一是实地参观医务社工开展的服务,主要参观小组、社区、病房探访、志愿服务培训等方面的活动,掌握湖北省医务社会工作实务层面的能力,同时收集武汉市医务社会工作实务档案资料,包括服务方案、服务过程记录、督导记录、自评报告等,了解医务社会工作服务开展和记录规范化情况。二是走访湖北省医院协会、武汉市及湖北省其他地市州部分医院医务社工部,从湖北省医院协会社会工作与志愿服务管理专业委员会了解湖北省医务社会工作服务发展的政策及相关制度、服务标准的定位及原则等,从武汉儿童医院、武汉大学人民医院、襄阳市中心医院等医院了解医院对医务社工部设置的功能及服务情况,对社工部主任和驻点医务社工进行访谈,了解医院的需求及存在的问题,同时了解服务规范的实用度。在调研数据的基础上,湖北省将理论与实际进行分析对比,然后将标准性的条文填充到理论框架中,撰写出符合湖北省实际的服务规范初稿。

(三)组织全省征集意见和专家论证服务规范的可行性

湖北省民政服务标准化技术委员会出函就地方标准《医务社会工作服

务规范》(征求意见稿)面向省内职校、地市州民政局、省内医院、社会工作机构、行业主管部门等共计60多家单位征求意见;通过征求意见和再次实地调研论证规范的可行性,多次与不同利益相关者、专家就湖北省医务社会工作服务规范的征集意见稿进行研讨和全面论证,最终研制出实用性高、操作性强的服务标准。

四、湖北省医务社会工作服务规范概要

(一)服务规范研制的思路

从现实情况看,在上海、北京和广东开展社会工作服务的医疗机构中的医务社会工作者已逐渐具备专业服务技能,并能在医院内部以个案、小组、社区、病房探访、志愿服务等形式开展包括心理情绪干预、社会功能恢复、家庭及社会支持重建、疾病救助等内容的专业服务。[①] 湖北省医务社会工作的实务层面也是如此,医务社工以跨区域、跨团队(医生、护士、个案管理师、社工、营养师、康复师、药师、管理人员)全程协作管理方式,从院前准备、院中治疗、双向转诊、出院追踪随访到远程健康管理等环节,为患者及其家属提供连续性整合照护的全程服务,为医护人员提供适时的医疗服务支援性或协助性工作并协调医患关系。

基于以上医务社会工作服务现状,具体的标准包括服务原则(如理念、价值和伦理)、服务环境(如服务要求、部门及岗位设置、人员配比、服务场所及设备设置、服务档案管理)、服务能力(如服务对象、服务内容、服务技能、服务流程)。以上标准之间的关系:服务原则为服务过程打下基础,服务环境为服务过程创造条件,服务能力为服务效果提供保障。从服务对象方面进行区分,服务内容包括面向患者及家属的服务、面向医护人员及医院的服务、面向大众的服务,以及应对常态化疫情防控的服务。从服务对象方面进行区分的目的是让医务社会工作更精细化。在研制的过程中,为了提高标准的逻辑性,从宏观层面讲,研制组按照医务社会工作服务的开始、实施和第三方评估的顺序撰写;从微观层面讲,研制组按照医务社会工作者进行病房探访、需求评估、服务计划、服务实施、服务评估、服务转介的顺序来撰写。

---

① 张一奇,马凤芝,范斌.建立我国医务社会工作行业标准的现实基础和行业需求[J].中国社会工作 2019(36):9-13.

（二）服务规范研制的原则

湖北省《医务社会工作服务规范》的研制组在参考国家《"十四五"卫生健康人才发展规划》,湖北省《湖北省进一步改善医疗服务行动计划（2018—2020 年）》（鄂卫生计生发〔2018〕9 号）、《关于加强医疗机构社会工作和志愿服务管理工作的通知》（鄂卫办通〔2019〕4 号）、《关于申报湖北省医务社工示范医院（科室）的通知》等文件的基础上,遵循系统性、先进性、地方性、科学性和可操作性原则,采用文献调查、实地调研等多种调研方法,对湖北省医务社会工作发展的现状进行系统分析,同时,根据文献研究、实地调研和内部讨论,完成标准草案的拟定。研制组随后在深入开展调研,广泛征集主管部门、各地市州民政部门、卫生部门、医疗机构、社工机构、科研院所等相关单位意见的基础上修改完善了规范。研制组遵循适用性、先进性、规范性的原则,按照 GB/T 1.1—2020 的要求进行编写,确保标准编写的结构和格式符合规定,研制出可操作性强的地方标准。

为保证服务规范研制的实效性,研制组遵循以下原则。

第一,有效回应服务对象的需求。自下而上的社会工作本土落地的步骤:从社会工作的专业视角,回答谁是服务对象、服务对象的需求是什么、如何才能满足服务对象的需求（专业服务流程和规范）等问题;将这些问题的答案对照服务对象所在系统的现状进行分析,明确现有系统需要改变什么才能实现专业服务体系建构;针对这些需要改变的内容,设计改变方案,并整合一切资源促进方案的落地。[①] 因此,湖北省医务社会工作服务规范的研制亦是如此,要能够回应服务对象的需求。

第二,兼顾精细化和完整性。一些医疗卫生机构没有开展过医务社会工作服务,对医务社会工作的目标还不明确,对服务目的还不清晰,也没有专业考核指标,有时候会不清楚医务社工和科室的关系,或者认为医务社工就是"义工"。湖北省医务社会工作服务规范以理论和实践为依据,明确医务社会工作的职责和职能。从服务对象方面进行精细化区分,服务内容包括面向患者及家属的服务、面向医护人员及医院的服务、面向大众的服务,以及应对常态化疫情防控的服务。从服务对象方面进行区分的目的是让医务社会工作服务更精细化。在医院场域面对不同的群体（患者及家属、医

---

① 童小军. 坚守学科本质内涵 回应本土现实问题——解读民政行业标准《儿童福利机构社会工作服务规范》[J]. 社会福利,2021(07):24＋26＋25.

护、医院),服务有不同的规范指导。同时,研制组按照医务社会工作者进行病房探访、需求评估、服务计划、服务实施、服务评估、服务转介的顺序来撰写,保证了医务社会工作服务的完整性。

第三,研究论证,注重本土经验。服务标准的制定必须以科学的实践经验为基础,结合本土的实践能力和实际情况进行。研制组要进行实地调研,掌握湖北省医务社会工作实务层面的能力情况,同时收集武汉市医务社会工作实务档案资料,包括服务方案、服务过程记录、督导记录、自评报告等,了解医务社会工作服务开展和记录规范化情况。这样,研制出的服务标准在医疗卫生机构中,为构建医务社会工作服务体系提供了可操作性的方法。

(三)服务规范研制的内容

服务规范研制的内容由四部分组成。

第一部分是基本要素,如范围、规范性引用文件、术语和定义,这是医务社会工作行业标准的基本知识。

第二部分是服务原则,如理念、价值和伦理。研制组要从生命至上原则、保密原则、服务对象利益优先原则、服务对象自决原则、跨专业合作原则、个别化原则出发,界定医务社会工作在服务过程中应遵循的社会工作伦理道德,为服务过程打下基础。

第三部分是服务环境,按照上述研制思路、服务环境为医务社会工作服务创造条件,如服务要求中有对人员的要求,具体有伦理要求、资历要求和继续教育要求。资历要求中对医务社会工作者的资质的最低标准是满足具备国家承认的大学专科及以上学历、获得国家颁发的助理社会工作师或以上职业资格证书、接受医务社会工作专业培训且培训合格三个条件的任意两条;对医务社会工作督导的资质的最低标准是从事一线临床医务社会工作五年以上、具备国家承认的社会工作专业硕士及以上学历且具备三年以上工作经验或医务社工一年以上工作经验、具备国家颁发的社会工作者中级及以上职业水平证书且具有三年以上工作经验。服务环境还包括部门及岗位设置、人员配比、服务场所及设备设置、服务档案管理。人员配比中,对管理人员配比的要求是医院设置医务社工专职管理人员宜不少于2人,其中取得国家助理社会工作师及以上职业资格者宜不少于1人;对医务社工的配比要求是三级医疗机构中,综合医院每500张床位至少配备1名医务社会工作者,专科医院每300张床位至少配备1名医务社会工作者。这部分的内容,一定程度上确立了医务社会工作在医疗卫生机构中具有独立且主导的专业地位。

　　第四部分是服务能力,如服务对象、服务内容、服务技能、服务流程。这项标准条文关系到医务社会工作的服务质量和服务成效,是整个标准的核心。按照以上研制思路,服务能力为服务效果提供保障,同时也为社工机构提供专业医务社会工作服务标准。服务包括面向患者及家属的服务、面向医护人员及医院的服务、面向大众的服务,以及应对常态化疫情防控的服务。面向患者及家属的服务,从门诊服务、入院初期、治疗期、康复和出院期,提供了清晰的指引和规范,有利于医务社会工作者为患者及家属提供全病程管理式的跟进服务,提升患者的就医体验,同时服务也体现了医务社会工作高质量发展和全人健康的理念。医务社会工作服务不能局限于患者及家属,要发挥医务社会工作的服务全面性,在服务规范研制过程中积极思考如何为医护及医院提供服务。此标准就涉及医护人员和医院。面向医护人员的服务包括为医护人员减压、为医护人员提供心理支持、努力搭建医护支持网络。面向医院的服务是从公益慈善、志愿者管理、化解医患矛盾和减少医疗纠纷、实习生管理方面全面地为医务社会工作者在医院场域内提供专业性的服务进行规范化的指引。此外,对于疫后社会发展的特点,此标准加入了应对常态化疫情防控的服务,主要对进驻方舱、隔离点的医务社会工作服务进行指引。

　　如何提供符合服务逻辑的指引呢? 以服务规范的服务流程为例,研制组提供了符合本土医务社会工作服务的具体指引:首先是病房探访,探访前进行岗前培训,通过探访建立服务关系;其次是需求评估,规范规定从患者的病情及治疗过程、家庭背景、家庭结构、互动关系、经济状况、患者及家属对疾病的认识与态度、患者的资源体系(包括支持系统、可利用的资源)等方面全面进行需求评估,在需求评估的基础上制订服务计划,组建服务团队(医护＋社工＋志愿者)进行专业服务实施;最后是服务评估和服务转介,根据湖北省社会工作发展的大环境,研制组在服务转介中加入社工站的指引,如积极与患者居住地的社工站进行对接,通过预约家庭医生、整合志愿者资源、发挥党员帮扶作用等帮助患者享有连续性的服务。

　　如何衡量医务社会工作服务的成效呢? 本服务规范的制定从微观和宏观两个层面对服务成效提供科学的评价指引。在微观层面,服务评估从专业介入是否达到目标、服务对象有什么变化、服务对象和相关人员对介入过程的评价方面为如何对医务社会工作服务成效评估提供了指引。在宏观层面,服务质量评价的评估方式包括医务社会工作者自我评价、督导、第三方

259

评估等方式,为如何对医务社会工作服务项目成效评估提供了指引。

五、湖北省医务社会工作服务规范的亮点

(一)提升了湖北省医务社会工作服务的实务性和职业性

湖北省目前有40多家医院成立了医务社工部,医务社会工作从萌芽期走向成长期,已经成为"公立医院高质量发展"新体系的一个支撑力量。就湖北省的模式来看,医务社会工作是嵌入式地提供服务:一种是医务社会工作者以第三方的身份进驻医疗单位;另一种是政府向社会工作服务机构购买服务,按照"驻点社工"形式分配到医疗机构。这样的模式的特点是大部分医院会采用不同的方式开展各类医务社会工作专业服务。正因为缺乏统一的规范、缺乏必要的可供参考的指导工具,医务社会工作实务过程缺乏专业性,如专业目的、专业方法等方面的缺失。从长远来看,如果湖北省缺乏全省医务社会工作实务开展的纲领性指引,会使现阶段医务社会工作的实务发展在各地市州、各单位之间差异较大,那么医务社会工作的服务质量也参差不齐。所以说,研制湖北省医务社会工作服务规范符合当下实际情况和行业发展的迫切需求。同时,研制行业规范可以对以上问题做出基本的规范,使医务社会工作实务做到专业化和本土化。我们的重点并不是介绍标准内容,而是描述行业规范研制的过程和思路,强调科学和本土化,表现为在方法上综合运用文献研究、观察法、访谈法、实地调查等方法,实现理论与实践一致、行业规范研制组与使用者等多方的意见一致。

(二)倡导和推动了湖北省医务社会工作服务的发展

我国公立医院已经进入高质量发展阶段,需要新体系和新动力全面推进全人健康的理念,医务社会工作将助力发展高质量医疗服务,这就需要建立健全医疗质量评价体系,提高医疗质量服务水平。为了提高医疗质量服务水平,现阶段最重要的是要有基本的、可执行的、对医务社会工作服务引导性强的标准或行业规范。这不仅确立了医务社会工作在医疗机构中的独立且主导的专业地位,而且促进了医务领域本土化社会工作人才队伍的建设和发展,对本土化医务社会工作的发展起到了示范作用。

湖北省从2012年几家公立医院开始试点推行医务社会工作服务,到现在已有四十多家医院成立医务社工部,可以说发展快速。但是很多医院还在观望,并没有发展医务社会工作服务的计划。有的医院将志愿服务和专

业医务社会工作服务混为一起。因此,湖北省有必要出台医务社会工作服务规范,使规范在更大范围内产生影响。研制湖北省《医务社会工作服务规范》,从本质上回答了为什么要开展医务社会工作服务、医务社会工作在医疗机构中的职责、岗位设定的依据。可以说,此规范提供了一个从医务社会工作专业视角出发推进湖北省医务社会工作发展的路径选择。

《医务社会工作服务规范》(送审稿)

第三节　医务社会工作项目策划与评估

项目是为完成某个独特的产品或服务所做的彼此相互关联的一次服务或活动,它具有独特性,聚焦过去没有做过或者很少做的非常规工作,在时间上有明确的起止点,在预算上有不能超过的特定金额。具体到医务社会工作,项目通常需要回应与健康相关的需要。

一、项目策划

(一)项目策划的一般过程

"计划"一词有双重意义,是一个"成果",也是一个"过程"。作为成果的计划是项目执行的指引和参照,好的计划能够提供指导,提高服务成功的机会,促进管理者适应环境的变迁,帮助机构成员重视整体组织的目标。作为过程的计划透过一连串有设计的活动、安排,达到项目特定的目标。根据斯基德莫尔提出的框架,项目策划可以分为七个步骤。

(1)选择目标。目标可以是长期的总体目标,也可以是具体的短期目标。总体目标关系到机构的使命或宗旨,能够激发机构的创造性和前沿性;具体目标是可达成的、相对简单的目标。

(2)评估机构的资源。确定目标后,策划者要评估机构的资源和优势,了解资源是否可支撑目标的实现。资源包括机构拥有的人、财、物,以及所处社区可利用和开发的其他资源。如果资源不足,策划者必须实事求是地修正目标或者寻找新的资源。

(3)列出并说明所有可行方案。达成相同目标可能有不同的方案,策划者应当尽量列出各种可行方案,比较和评估这些不同的方案,选出最佳的可行方案。

(4)预测每种可行方案的结果。对于可以达到目标的各种可行方案,策划者应依据确切的指标或从不同的角度,对可能的结果进行预测和评估,特别是将未来可能的环境或经济变迁纳入考虑,供最后决策参考。

(5)确定最优方案。对各种方案进行可行性评估和结果预测后,策划者要选择一个最佳方案。在策划中,最有挑战性的工作是决定方案和目标的优先次序。优先次序可以让决策者了解轻重缓急,循序渐进地向目标前进。

(6)制订具体且详尽的行动方案。最优方案确定后,策划者需要进一步细化方案,勾画出蓝图。达到目标的流程图、优先次序及时间表都是重要和必要的。意外情况的处理,同样要列入具体方案。

(7)修正方案。除非实施环境改变或有更好的方案出现,策划者应该遵守原有的计划。在计划中预留弹性时间也十分重要。

服务计划是一个过程,每个阶段都会存在种种可能的阻力或障碍。这些阻力或障碍表现为缺乏计划能力、有违计划结构和过程、管理者推动计划的决心和承诺不足、信息使用不恰当、忽视不利和可控的变量、忽视长远目标、缺乏整体的协调与沟通等。

(二)项目策划的具体问题

在把握一般过程后,我们继续来了解项目策划的三个具体问题:确定问题和人群、需求评估、服务设计。

(1)确定问题和人群。

问题一般来源于两个方面:一是社工在日常工作中感受到的或者服务对象表达的困难,如社工发现家属与患者之间会发生冲突,因此想要针对家属开展服务;二是政策或者项目出资方提出的、想要介入的社会问题,如医院想要建立志愿者队伍。前者通常以需要为导向,以项目为单位统筹资源;后者通常以供给为导向,以项目为单位实现目标。

无论这个介入想法来源于哪里,社工在进入下一步之前都需要获得执行项目所需的权力、资金以及让项目运行的配套设施,并在此基础上初步界定项目的目标人群。大部分时候,我们感觉有需要的人群并不是项目最后服务的人群。举例来说,我们想要做一个认知症老人家属教育小组,会感觉所有家属都是服务对象,但是实质上一部分家属已经通过别的渠道(网络、久病成医)掌握了基本知识,他们就不是有需要的人群。在有需要的人群中,并不是每一个人都能接受服务,有需要的家属可能没有时间、没有参与能力等。因此,我们最后的服务对象往往会锁定在有需求、能够参与的人群。

(2)需求评估。

确定了问题和人群后,统筹社工需要对人群展开进一步的专业评估,更为准确地了解需求,为下一步的目标订立奠定基础。该阶段的任务如下:定义问题的关键;探索问题更加深入的本质;把握问题的强度和结果,如问题会带来怎样的伤害、多少人被这个问题影响;总结有这些问题的人的特点。

结合社会工作专业强调的人在情境的假设,社工需要从个体、环境及二者交互的角度收集相关资料。例如针对患者与家属的压力的问题,我们一方面要了解压力的来源(费用、疫情防控环境等),另一方面要探索他们个人处理压力的方法和经验,观察他们在医院环境下的行为,理解他们与环境的交互状态。这些信息还可以从另外一个角度来划分:问题产生的原因和问题导致的后果。还是以之前的压力问题为例,社工不仅需要了解案主为什么会有压力,而且需要关注压力状态下患者和家属的行为退化程度及对疾病治疗的负面影响(病情加重、照料忽视等)。社工可以通过多种方法来获得上述信息,最常用的方法包括会谈、角色扮演、问卷、开放性问题、填充句子、观察、家访,以及翻阅有关档案等,在后面的项目评估部分我们还会详细介绍。

收集到的资料通常是粗糙和零散的,要使它有意义,需要对它进行分析和解释。Loewenberg 将评估资料分析划分为四个阶段:排列次序、发现、探索和识别。排列次序是按照优先顺序和重要性将资料分为不同组成部分并排序的过程,如在病人的贫困问题上,家庭的收入和他们的生活标准相比,后者是更为有效的指标。发现是识别所获资料的关系或形态的过程,如一个患者不断与人发生冲突时,社工需要从冲突中寻找一些共性和差异性。探索是将资料放到产生它的情景中去了解的过程,如对于一个临终的病人和一个刚刚发现患艾滋病的病人,二者都可能有愤怒情绪,但愤怒意义却有较大不同。识别是界定形成问题的原因以及可能缓解的因素的过程,是我们干预的重点。对资料进行分析和解释是一个融入了专业判断的过程,除了需要排列次序、发现、探索和识别等资料分析技巧,准确界定服务对象的问题外,也必须将社会工作的专业价值理念融入其中,重视服务对象的优势和参与权。

(3)服务设计。

项目统筹社工在把握问题原因和影响的基础上确定研究的介入点,制

263

定项目干预目标。社会工作是一个倡导改变的职业,项目实施的目的是改变服务对象或解决某个社会问题。理论知识丰富的社工可能会基于理论模型构建方案,实践经验丰富的社工往往从被证明有效的方法中选择策略。这两个方法都是非常好的目标拟定方法,但一定不要忘记将上一步完成的问题分析结果纳入改变模型:消除产生问题的潜在原因或试图缓和问题产生的负面效果。例如,社工发现病人对医生的偏见是医患关系紧张的重要原因,也发现医患关系紧张对病人和医生都会产生较大的负面影响,那么社工可以将介入点设定在病人的认知改变上,也可以考虑建立预警机制,防止医患关系紧张带来更严重的后果。

为了保证项目顺利实施,策划者还需要进一步考虑介入方向的可行性和重要性。一般来说,项目策划者应该选择可行性高、重要性大的目标。医务社会工作项目需要遵循 SMART 原则,即具体明确、可以度量、可以达到、有关联和有时间性,这在一般的项目管理书中都有涉及,有兴趣的读者可以进一步查阅相关书籍。[①]

制订有效和有创意的策略来实现目标是服务设计的核心内容。不同人持有不同的观点,拥有不同的思维方式,拥有不同的资源,对于如何取舍策略没有标准答案。项目策划的一般做法是利用分析、推理、计算等来找出最低投入、最大回报的方案。但是在理性推断之前"头脑风暴"一次,探索尽可能多和有创意的介入策略也是不错的选择。在选择有效干预策略时,程序逻辑模式(PLM)是一个帮助我们寻找有效策略的分析架构。

程序逻辑模式以图像方式表达项目不同环节的关系,是一系列"如果……就"的逻辑性和合理性联结(见图 6-1)。[②] 举例来说,如果我们需要提升100 个病人家属对疾病的认识,我们就需要给他们提供 3 场知识培训,提供知识培训需要 1 名医生 3 个半天的时间和容纳 40 人左右的场地。程序逻辑模式不仅可以用来做项目策划,也可以用来指导评估已经完成的项目,还可以检查方案的合理性。例如,我们的目标是增加健康知识,但是我们开展的活动是运用志愿者资源给家属提供喘息机会,即便是受欢迎的活动,但在项目逻辑上却不是合理的策略。

① 刘祯. 评价管理研究的 SMART 原则[J]. 经济与管理评论,2013,29(01):54-58+136. DOI:10.13962/j.cnki.37-1486/f.2013.01.023.

② 方礼刚. 社会服务评估步步学之二:程序逻辑模式[J]. 社会工作(实务版),2011(11):18-21.

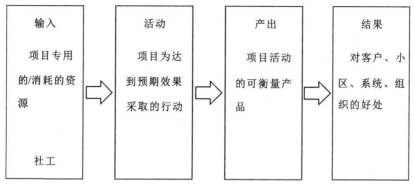

图 6-1　程序逻辑模式检视项目

二、项目评估

一百年前,亚伯拉罕·弗莱克斯纳(Abraham Flexner)提出"社会工作是不是一门专业"的质问。面对这个质问,专业社会工作发展的奠基人里士满在《社会诊断》一书中提出社会工作需要基于"社会证据"评估服务的有效性。[①] 可见,证据为本的实践是回应社会工作专业性与科学性问题的有效切入点,在有证据为本传统的医疗场域中,这个原则尤为重要。项目评估是通过系统的资料数据收集和分析,帮助项目经理就项目的目标、成果、效率等做出判断来决定项目存在的价值的过程,是证据为本社会工作的具体体现。[②]

在正式开始评估前,我们可以问自己三个问题:

①为什么要做这次评估,这个问题决定了我们选择的评估类型;

②我们要评估什么,这个问题影响我们选择的评估方法;

③谁会关注我们的评估结果,这个问题关系到我们的发现和建议的呈现方式。

(一)评估类型

如表 6-1 所示,Owen 等人将纷繁复杂的项目评估模式总结归纳为 5 个

① 范斌、方琦.社会工作证据为本的实践:演进脉络与发展趋向[J].学海,2017(06):79-84. DOI:10.16091/j.cnki.cn32-1308/c.2017.06.015.

② 陈锦棠.香港社会服务评估与审核[M].北京:北京大学出版社,2008:15.

类型(8 种模式),[①]并指出每种模式在什么情况和什么阶段使用。

表 6-1　项目评估阶段、类型及评估模式

项目阶段	项目前期		项目中期					项目后期
评估类型	前摄性评估		澄清性评估	互动性评估		监察性评估		影响性评估
评估模式	需要评估	品牌评估	程序逻辑	行动评估	充权评估	表现评估	过程评估	成果评估

(1)前摄性评估。前摄性评估主要是指项目的前端决策,主要模式有需要评估和品牌评估,这些评估通常发生在服务开始前,与计划阶段的评估有部分重叠之处。

(2)澄清性评估。澄清性评估主要是通过项目环节与进展的逻辑关系考察项目是否依预期发展。澄清性评估的主要方法为使用程序逻辑模式重新检视资源投放,输出服务(产品)和服务的成效及影响之间的逻辑关系,使项目评估更有价值。

(3)互动性评估。互动性评估即项目实施中的动态评估,通过项目实施和信息的反馈,评估项目的问题与经验,进而提出改进的措施,如此循环,达到完善或者改变的目的。互动性评估包括行动评估和充权评估。行动评估是评估人员参与到项目运作过程,通过近距离观察,不断检验在阶段性评估中提出的项目改进的意见和建议,使项目在运行中不断得到改善的动态循环过程。充权评估强调被评估机构的员工的积极参与和赋权参与。

(4)监察性评估。监察性评估用于了解项目是否服务了需要的人群、执行是否与目标一致以及如何调整以达到效果等问题。

(5)影响性评估。影响性评估主要是对项目最终成果的检视,需要了解项目目标完成情况、服务对象需求满足情况。在评估问题设置上,Kirkpatrick 构建了供参考的柯式评估模型[②](见表 6-2)。

---

① 陈锦棠.香港社会服务评估与审核[M].北京:北京大学出版社,2008:29-41.

② 孙丹丹,梁涛.柯氏评估模型在医学相关培训中的应用现状[J].中华护理教育,2015,12(12):947-949.

表6-2　柯式评估模型

评估层次	指标
反应层	参与过程的愉悦度,对服务过程的满意度
学习层	参与者是否掌握了相关知识
行为层	参与者是否能将知识运用于生活
结果层	参与者是否因为服务而提升了生活质量

　　通常情况下,评估目的和评估者的角色会决定评估类型。如果为了解释为什么项目会如此运行以及需要和其他的类似项目比较,评估通常在服务开始前进行。如果想要知道项目产生的结果,或者为了回应问责,评估就是一个对结果的评估。如果为了提升服务过程,我们需要收集服务开展中的一些资料。以医院志愿者培训项目的评估为例,如果关心为什么需要志愿者项目,那么我们会评估医院对志愿者的需求、志愿者自身的需求以及其他医院的同类项目来确定是否适合启动该项目。如果想知道志愿者项目的成效,我们可以了解志愿者带给患者以及志愿者自身的福利。如果想知道如何改善志愿者项目,分析志愿者构成、服务流程等比较恰当。需要留意的是,评估是可以有多重评估目的的,我们关心成效,但不会完全不关心过程,因此在资源充足的情况下,我们可以选择评估成效、回应问责,也可以附带评估过程,持续改善服务。

(二)评估方法

　　确定评估模式后,我们还要选择合适的评估方法,才能获得准确的评估结果,提升项目的科学性。从研究角度理解,评估方法可分为定量方法和定性方法:定量方法用于度量当前水平或趋势,了解"有多少"和"多经常"的问题,往往是描述型的、界定型的,也是客观的;定性方法用于提供深度理解,了解"为什么"的问题,往往是解释型的、探索型的,也是主观的。[①] 从资料收集角度划分,常见的评估方法有观察法、深度访谈法、焦点小组法、问卷调查法等。

　　观察法:观察评估的项目,了解项目发生了什么。随着影音技术广泛应用,观察法在评估中越来越常见。需要留意的是,观察应带有目的性和选择

---

　　① 温颖娜.社会服务评估步步学之三:评估方法[J].社会工作(实务版),2011(12):24-26.

性,建议事先拟订一份系统的计划,明确观察目的,考虑是按随机性还是目标性来选择要观察的活动或事件,确定哪类参与者应被着重观察,哪种行为举止、人际互动、彼此关系应被多加关注,观察时便更有针对性、更高效。

深度访谈法:通过与重要持分者的非结构式或半结构式交谈,了解项目的过程和改变。非结构式访谈具有开放性和灵活性的特点,访问通常在提纲的指导下进行,提纲并未列明详细问题。半结构式访谈有明确的关注点和方向,要求工作员明确访谈主题、知道该如何把握过程,以确保问题完全覆盖主题且没有重复。

焦点小组法:评估中的一个趋势是运用小组讨论获得信息,其中最常用的一种形式是焦点小组。焦点小组鼓励受访者交流意见,每个受访者不仅能听取其他受访者的意见,还能向其他受访者表达自己的意见和感受。工作员可在短时间内获得大量回应主题的互动和信息。焦点小组的成员应具有较高同质性,人数为6~12人。

问卷调查法:如果需要收集量化性的指标,问卷调查法是一种理想的形式,包括自填问卷、个人访谈、电话访谈、电子邮件或网络调查、第三方代填等多种形式。问卷可以提供客观的量化数据和指标,便于最后做统计和说明。在成效评估中,需要收集大范围的数据时,问卷调查法就是一个很好的方法。不过,设计问卷时要考虑作答者应答的能力和动机,尽量使用日常用语便于作答者明白意思,避免问题较长、模棱两可、题中有题、具有引导性或假设性等。

由于方法各有优势,项目统筹人可以综合所问的问题、持分者的能力、可行性及成本等因素,找出最有效的评估方法。例如,被调查对象如果是老人,最好不要做较长的问卷。再例如,我们都认为面对面的访谈可以更好地收集资料,但在疫情防控背景下,评估人员无法进入医院,我们就需要考虑其他的资料收集方法来替代访谈。此外,我们常常会面临资源有限,信息泛滥的情况,评估人员需要聚焦主要的评估问题和重要的持分者,如可以根据重要程度做一个环形的持分者图,越重要的持分者就越往中间放,越往中间放的就是越重要的访谈对象。仍然以医院志愿者项目为例,理论上,我们可以访问医院所有与志愿者相关的人员,如所有医疗人员、接触过志愿服务的患者、医院的管理人员、与志愿者合作过的其他机构的社工等,但在人力、物力有限的情况下,我们会将资料收集重点放在与志愿者深度合作的科室人员、接触志愿服务次数较多的患者。资料收集完成之后,一系列的定性、定量分析方法都可以帮助我们分析数据,有兴趣的读者可参考介绍研究或分析方法的书籍。

（三）评估报告

评估报告撰写是项目评估工作的最后一个部分，也是整个评估过程的呈现。除了分析结果本身，评估统筹者在正式撰写前还需要了解评估报告的读者，厘清报告的主要受众和次要受众。举例来说，如果是医院的内部评估，报告除了呈现有效性，还需要关注项目的输送过程，提出持续改善建议；如果评估是项目出资方要求的评估，简洁、直观地呈现量化产出和效果是一个较为可行的方法。

一份较为典型的评估报告包括背景介绍、评估目的与方法、评估结果与发现、结论、建议等。背景介绍是对被评估的项目进行简要的概括，交代这次评估所处的情境，包括这个项目的缩略的历史、这个机构的特点。评估目的与方法描述评估问题与评估设计的内容，描述在研究设计、关注点、方法上发生的改变并阐明理由，描述在抽样时遇到的问题与研究限制等。评估结果与发现是评估报告的主要部分，描述时需要考虑各个调查结果重要的程度，将其按重要程度进行排序，优先考虑最重要的调查结果，然后将这些结果整合在一起，通过不同类别与方法进行比较。结论是回顾这个评估，检视评估的优势与弱点。建议是对未来行动的期待，以及评估团队对被评估项目今后应当怎样做的一个判断。不是所有的评估报告都需要建议部分，若需要，则可以尽量与利益相关者沟通、商讨建议。

需要注意的是，报告尽量使用经过谨慎挑选的通俗语言，不要使用太过专业的术语或难懂的语言，避免刻板印象、轻蔑语、容易引起偏见的语言。评估往往具有影响力，特别是医务社会工作在我国仍然处于培育期，因此提出批判性意见时，要恰当与权衡得当，不应过度强调问题，而应将焦点聚集在基于现实的改善方面。

参 考 文 献

[1] 劳伦斯·纽曼，拉里·克罗伊格.社会工作研究方法质性和定量方法的应用[M].刘梦译.北京：中国人民大学出版社，2008.

[2] 陈锦棠.香港社会服务评估与审核[M].北京：北京大学出版社，2008.

［3］黄源协.社会工作管理［M］.上海：华东理工大学出版社,2018.

［4］时立荣.社会工作行政［M］.北京：中国人民大学出版社,2015.

［5］项目臭皮匠.项目百子柜——一本社工写给同行者的工具书［M］.北京：中国社会出版社,2017.

［6］项目管理协会.项目管理知识体系指南：PMBOK 指南［M］.许江林,等译.5 版.北京：电子工业出版社,2013.

［7］范斌、方琦.社会工作证据为本的实践：演进脉络与发展趋向［J］.学海,2017(06)：79-84.DOI：10.16091/j.cnki.cn32-1308/c.2017.06.015.

［8］方礼刚.社会服务评估步步学之二：程序逻辑模式［J］.社会工作(实务版),2011(11)：18-21.

［9］丁建定.社会服务导论［M］.武汉：华中科技大学出版社,2022.

［10］刘祯.评价管理研究的 SMART 原则［J］.经济与管理评论,2013,29(01)：54-58＋136.DOI：10.13962/j.cnki.37-1486/f.2013.01.023.

［11］孙丹丹,梁涛.柯氏评估模型在医学相关培训中的应用现状［J］.中华护理教育,2015,12(12)：947-949.

［12］温颖娜.社会服务评估步步学之三：评估方法［J］.社会工作(实务版),2011(12)：24-26.

［13］JOHNSON L,YANCA S J. Social work practice：a generalist approach［M］. Allyn and Bacon,2004.

［14］KADUSHIN A,HARKNESS D. Supervision in social work［M］. New York：Columbia University Press,2002.

［15］LOEWENBERG F M. Fundamentals of social intervention：basic concepts,intervention activities,and core skills［M］. New York：Columbia University Press,1983.

［16］OWEN J M. Program evaluation：forms and approaches［M］. Taylor and Francis,2020.

第七章 医务社会工作的资源链接

第一节 医疗机构公益慈善资源的链接与管理

一、健康中国背景下,慈善资源助力医疗机构公益事业的意义

1999 年,《中华人民共和国公益事业捐赠法》施行,全面规范了捐赠、受赠行为,保护了捐赠人、受赠人的合法权益,明确禁止了捐赠活动中的强行摊派或者变相摊派,把以捐赠为名从事营利活动定性为违法行为。随着 2007 年《医疗卫生机构接受社会捐赠资助管理暂行办法》、2016 年《中华人民共和国慈善法》的出台,国家鼓励社会、企业、大众捐赠,鼓励慈善组织及公立医院规范组织管理及开展慈善事业,慈善公益事业受到社会更加广泛的关注。2016 年,中共中央、国务院发布了《"健康中国 2030"规划纲要》,提出全民健康是建设健康中国的根本目的,立足全人群和全生命周期两个着力点,提供公平可及、系统连续的健康服务,实现更高水平的全民健康。医院是保障重点人群健康的重要阵地,需要承担更多责任。以公益性为主导的公立医院在承担公益性的医疗救治、控制医药费用的过快上涨、解决医疗服务的可及性和公平性、缓解群众看病难等方面都起着举足轻重的作用。公立医院既要面对市场竞争,又要体现慈善性;既要提供医疗服务给民众,又要成为群众医治大病、重病和难病的基本医疗服务平台。对于就医的弱势人群,公立医院要责无旁贷地为他们提供医疗服务。公立医院开展慈善助医,将自己特有的医疗资源与慈善资源紧密结合,体现了公立医院的社会责任及公益性。当然,随着人文关怀与医疗质量的更高要求,越来越多私立医院将公益性作为医院发展的重要条件。

随着医药卫生体制改革的逐步推进和人民群众基本医疗保障覆盖面的不断扩大,目前国内城镇居民基本医疗保险制度和新型农村合作医疗制度体系覆盖面已达 90%。由于地区经济发展水平的差异导致各地就医结保率不同,且城镇职工、城镇居民和新农合医保的报销比例也存在差异,许多重大、恶性疾病治疗的自费部分依然让部分群众难以承受。完善多层次医疗保障体系,充分发挥慈善组织等其他社会力量参与医疗保障体系的积极作用,实现慈善救助与政府救助的有效衔接,减轻城乡困难居民重特大疾病医

疗费用负担,形成以基本医疗保险、大病保险、医疗救助、临时救助为主体,大病互助补充医疗保险、商业健康保险、个人大病救助、慈善捐赠共同发展的多层次医疗保障制度体系,是社会保障体系的有益补充。

二、医务社会工作者充分理解并运用慈善资源开展慈善救助服务

(一)医务社会工作与公益慈善资源的合作

医务社会工作是一种专业的助人活动,最早在西方国家产生,是西方国家社会救助制度的一种,其最初的工作内容是为贫困患者提供救助。医务社会工作运用社会工作的专业知识与方法,协助医护人员处理患者及其家属的由疾病带来的在家庭、情绪、康复等社会及心理调适方面的问题,使患者恢复健康机能,融入社会。综观社会工作的专业领域,医疗健康一直是我国社会工作发展的实践前沿,医务社会工作是社会工作众多分支领域中最具发展潜力的一脉。医务社会工作制度中规定的医务社会工作者的工作内容主要包括针对患者及其家属的情绪关怀、家庭沟通、临终关怀、医患关系协调处理。医务社会工作者成为医护人员与患者之间沟通的桥梁,在协助病人就医的过程中发挥了非常重要的作用。

当前,因病致贫、因病返贫的现象还普遍存在,当患者因贫困无力承担医疗费用时,慈善救助和公立医院的公益性就成为贫困人群和弱势群体的希望。随着国家卫生事业改革的发展,越来越多公立医院开始将慈善事业列入其发展的重要工作,积极参与医疗慈善救助工作。国内医院在获取公益慈善资源时,多以行政部门和社会服务部门等出面,部分发展较快的城市也开始在医院成立社会工作部。不少医院的医务社会工作者有一定链接资源、管理资源和运用资源的能力,慈善助医是医务社会工作的重要组成部分。

由于医疗救助项目的有力推进,医务社会工作者进行日常病房探访,大量接触病区的医护人员和患者,与医护人员一起第一时间发现患者的需求并给予有力支持。医疗救助项目的推进是贫困患儿及其家庭很迫切的需求。无钱治病影响诊疗过程的开展。医务社会工作者要通过与患者及其家属的沟通及时发现这种需求。医务社会工作者通过医疗救助项目在短时间内为患者筹集到医疗费用时,医护人员及患者更容易认可医务社会工作者的工作内容。

从医院的医务社会工作在医院体系的发展实践来看,医务社会工作在

嵌入医院客体的过程中,共同的慈善助人理念成为非常好的切入点,医疗救助项目的运作能够推动医务社会工作更深刻地嵌入医院体系,为提供更专业的服务建立良好的关系基础和医学知识准备。以武汉儿童医院为例,社工部为牵头科室,与财务、医务、护理及临床科室协作,与多家基金会及单位合作成立慈善救助项目,深度融合 MDT 医务社工服务模式和慈善救助工作,使医务社会工作立足于慢病、重病科室,以需求为导向开展专科化服务辐射全院。近 5 年来,社工部共救助患儿 5600 余名,累计救助金额为 1.3 亿余元。医务社会工作让更多医疗救助资源能够关注并支持资金缺口较大的病种和大病困难家庭。

(二)医疗机构公益慈善资源的来源及分类

医疗机构公益慈善资源的来源一般有两种形式。一种是公立医院申请成立慈善基金会,如河北省儿童医院成立河北省雏心儿童救助基金会。成立慈善基金会必须有不低于 200 万元的原始基金、组织机构和专职工作人员、固定的工作场所、法人能够独立承担民事责任等必备条件。[①] 另一种是医院与慈善组织联合设立专项慈善救助基金或救助项目,签订合作协议,明确基金筹集、管理和使用、监督等内容。救助基金由慈善组织与医疗机构共同管理。

1. 慈善资源的来源

从慈善捐赠的角度出发,慈善资源的来源可分为以下四类。

(1)政府。政府方面的捐赠主要表现为资金、政策、物资和项目:"十三五"时期的扶贫项目中,政府花费大量财力、物力为贫困地区的人民实现全面脱贫,为当地人解决住房和就业问题;中国残疾人联合会、湖北省残疾人联合市、区联合开展康复工程、人工耳蜗等助残扶残项目。

(2)慈善组织。慈善法中所指的慈善组织,是指依法成立、符合本法规定,以面向社会开展慈善活动为宗旨的非营利性组织。慈善组织可以采取基金会、社会团体、社会服务机构等组织形式。[②] 慈善组织的资金来源主要是慈善募捐。慈善募捐包括面向社会公众的公开募捐和面向特定对象的定向募捐。[③] 目前支持医疗机构慈善资源的慈善组织主要有中国出生缺陷干

---

① 《基金会管理条例》第二章第八条。

② 《中华人民共和国慈善法》第二章第八条。

③ 《中华人民共和国慈善法》第三章第二十一条。

预救助基金会、红十字基金会、残疾人联合会、宋庆龄基金会、爱佑慈善基金会、中华慈善总会等。

（3）企业。企业自愿将人、财、物赠送给与企业没有直接利益关系的受赠者，用于慈善公益事业。从国内外的经验来看，企业捐赠公益事业的行为主要是由内部驱动的，即从企业发展和各种利益相关者角度出发进行捐赠。企业有明确的捐赠动机，具有较强的主体意识和主动性。捐赠成果往往有利于企业的自身发展。社会上多数拥有丰厚财力的公司会拿出部分营利所得，开展医疗慈善救助，如腾讯、阿里、湖北卓尔控股有限公司等。

（4）个人。普通的社会民众通过志愿服务或捐钱捐物的形式参与社会公益慈善事业，如新冠疫情期间，全国民众纷纷响应号召，给疫区人民捐赠食品、物品帮助他们渡过难关。与其他捐赠相比，个人捐赠的优点是更倾向于照顾弱势群体的利益，也能减轻政府的财政负担和压力。个人捐赠者可以与基金会合作，定向向某医院和某种疾病提供支持或救助。

2. 慈善资源的分类

关于公益慈善资源的分类，专家学者的观点可谓百花齐放。

从宏观层面来看，相关研究发现，我国参与慈善医疗救助的主体已经由慈善组织本身拓展到企业、医疗机构及其他社会力量，慈善医疗救助的类型也有物质救助、资金救助及综合救助等多种形式。从慈善资源的形式来说，慈善资源可以分为以下四类[①]：第一类是现金资源，即直接以现金形式开展医疗救助的方式，如"中央专项彩票公益金大病儿童救助项目"；第二类是物品资源，即捐赠者向募捐者提供所需物品，如北京春苗慈善基金会向早产儿家庭提供免费的营养品；第三类是使用权资源，即捐赠者将自己所拥有的物品的一定时间的使用权赠予慈善组织，如武汉儿童医院肾病内科接收捐赠的腹膜透析机并免费提供给有需要的肾综及尿毒症患儿使用；第四类是社工及志愿服务项目，如北京韩红爱心慈善基金会、爱佑慈善基金会、北京新阳光慈善基金会等基金会在多个社会工作机构聘请医务社会工作者，为医院患者提供心理方面的支持。志愿者自愿在一定时间内不求回报地参与公益、慈善事业的行为被称为志愿服务。本书根据湖北省内现有公益慈善资源，根据以上分类方式进行具体陈述，如表7-1所示。

---

① 王辉.慈善捐赠、政府支出与经济增长[D].辽宁大学,2011.

表 7-1 湖北省公益慈善救助项目

项目 大类	救助病种	救助项目名称	救助年龄及标准	合作机构
现金资源	先天性结构畸形疾病（74 个病种）	先天性结构畸形救助项目	不限户籍，0～18 周岁，0.5～3 万元/人	中国出生缺陷干预救助基金会
	听力损失重度聋	先天性耳聋人工耳蜗项目	湖北省户籍，人工耳蜗（一侧，进口耳蜗价值 20 万元左右），手术费 1 8 万元、术后康复费	湖北省残疾人联合会
	先天性心脏病、先天性结构畸形	青春逐梦行动——润心培根项目	不限户籍，0～18 周岁，上限 2 万元/人	中国青年创业就业基金会李家杰专项基金
	先天性心脏病	中央专项彩票公益金大病儿童救助项目	湖北省户籍，0～14 周岁，0.5～3 万元/人	中国红十字基金会、湖北省红十字基金会
		中央专项彩票公益金大病儿童救助项目——先心病紧急救助项目	不限户籍，0～14 周岁，0.5～3 万元/人	中国红十字基金会、湖北省红十字基金会
		中央专项彩票公益金大病儿童救助项目——天使之旅先心病筛查行动	不限户籍，0～14 周岁，0.5～3 万元/人	中国红十字基金会

续表

项目大类	救助病种	救助项目名称	救助年龄及标准	合作机构
现金资源	先天性心脏病	孤贫儿童多病种医疗救助项目——爱佑童心项目	不限户籍,0～18周岁,简单先心上限2万元/人,复杂先心上限4万元/人	爱佑慈善基金会、卓尔公益基金会
		顺丰暖心——儿童医疗救助项目(先心病)	不限户籍,0～18岁,0.5～4万元/人	顺丰公益基金会
	唇腭裂	微笑明天——武汉唇腭裂公益救助项目	湖北及周边地区。手术时机:单侧唇裂患儿满三个月,双侧唇裂患儿满六个月,腭裂患儿满十个月。上限0.8万元/人	微笑明天慈善基金会
		"微笑列车"唇腭裂矫治项目	不限户籍,3个月～18岁以下的患者	美国微笑列车基金会
	白血病	中央专项彩票公益金大病儿童救助项目——白血病项目	不限户籍,0～18周岁,移植2万元/人	中国红十字基金会
	白血病、再生障碍性贫血	武汉市重大疾病人道救助项目	武汉市户籍,0～18周岁(不含),白血病5万元/人,再生障碍性贫血3万/人,移植5万元/人	武汉市红十字会

续表

项目大类	救助病种	救助项目名称	救助年龄及标准	合作机构
现金资源	血液病、实体瘤	孤贫儿童多病种医疗救助爱佑天使项目	不限户籍,0～18周岁(不含),3万元/人	爱佑慈善基金会、卓尔公益基金会
	实体肿瘤	壹加壹实体肿瘤儿童的重生项目	湖北省户籍或者在湖北省常年务工的外省户籍,14周岁以下,2～3万元/人	浙江省壹加壹公益基金会
	血液病、恶性肿瘤	顺丰暖心——儿童医疗救助项目(血液肿瘤)	不限户籍,0～18岁,上限4万元/人	顺丰公益基金会
	乳腺癌、宫颈癌	双丝带两癌关爱基金	不限年龄,不限户籍,宫颈癌上限2万、乳腺上限3万	湖北省妇女儿童发展基金会
	意外伤害	天使宝贝救助项目	不限户籍,0～14周岁,1～5万元	上海天使宝贝公益基金会
	早产儿	孤贫儿童多病种医疗救助爱佑晨星项目	不限户籍,上限4万元/人	爱佑慈善基金会、卓尔公益基金会
	早产并发症	春苗早产助力计划	不限户籍,一般不超过2万,特殊患者可以超出申请	北京春苗慈善基金会
	遗传代谢病(78个病种)	出生缺陷(遗传代谢病)救助项目	不限户籍,0～18周岁,0.3～1万元/人	中国出生缺陷干预救助基金会
	功能性出生缺陷(56种疾病)	功能性出生缺陷救助项目	不限户籍,0～18周岁,0.5～2万元/人	中国出生缺陷干预救助基金会

续表

项目大类	救助病种	救助项目名称	救助年龄及标准	合作机构
现金资源	神经系统疾病、消化系统疾病、肌肉骨骼系统疾病	孤贫儿童多病种医疗救助爱佑晨星项目	不限户籍,0～18周岁,上限2万元	爱佑慈善基金会、卓尔公益基金会
	儿童重症、神经、肾内、血液、消化、风湿免疫等重症病种	儿童紧急医疗救助项目	不限户籍,0～18周岁,Ⅰ类病种上限5万元/人,Ⅱ类病种上限2万元/人	爱佑慈善基金会、卓尔公益基金会、武汉儿童医院
	听力、言语、肢体、智力残疾儿童,孤独症儿童	湖北省残疾儿童专项康复救助项目	湖北省户籍,0～15岁,平均每人每年1.6万元	湖北省残疾人联合会
	听障、言语障碍、脑瘫、孤独症、智障、肢体术后残疾儿童	武汉市残疾儿童精准康复项目	武汉市户籍,0～14周岁,每人每年1.6万元	武汉市残疾人联合会
	贫困大病不限病种	武汉儿童医院阳光宝宝救助基金	儿童大病,上限2万	湖北省慈善总会
	不限病种（孤儿救助项目）	爱佑新生孤儿医疗救助项目	湖北省儿童福利院、社会散居孤儿,需要住院治疗自付部分100%报销,上限10万元	爱佑慈善基金会
	困难家庭大病患者（不限年龄、病种）	谈笑爱心基金护童专项救助项目	不限户籍,0.5～3万元/人	谈笑公益慈善基金会

项目大类	救助病种	救助项目名称	救助年龄及标准	合作机构
现金资源	困难家庭大病患者（不限年龄、病种）	"医路同行"慈善医疗服务项目	困难大病患者可申请开展慈善募捐,湖北省户籍困难大病患者可申请2000～5000元项目帮扶资金。具体帮扶资金额度由项目合作医院或当地慈善会根据项目筹资情况评定	湖北省慈善总会
	困难家庭大病患者（不限年龄、病种）	湖北省红十字基金会"大病患者抗风险能力提升行动"项目	困难大病患者可申请个案众筹;定点医院患者可以另外申请5000～10 000元的大病帮扶基金。具体帮扶金额由项目合作医院或基金会根据项目实际筹资情况评定	湖北省红十字基金会、水滴筹
	大病妇女、困难儿童（不限户籍,需提供住院病情证明）	水滴筹"爱心首页推广"	个案众筹,发起水滴筹的困难大病患者,除可获得水滴筹款项目服务外,每月可获得500～5000元的全国爱心首页推广额外助力,具体情况根据当月各医院分发的实际情况而定;水滴筹提现收取3%服务费维持平台运转,微信平台收取0.6%第三方平台使用费	水滴筹

280

续表

项目大类	救助病种	救助项目名称	救助年龄及标准	合作机构
物品资源	定点医院，大病困难患儿家庭	朝朝爱微慈善基金	爱心餐、爱心车票、爱心心愿	湖北省慈善总会、招商银行
	定点医院，肾病内科需要透析的困难儿童	孤贫儿童肾病医疗救助	免费借用腹膜透析机	"新梦想·美好明天"慈善基金会
	定点医院，营养品	早产儿、先心患儿	免费提供营养品	北京春苗慈善基金会
使用权资源	定点医院，为来院治疗的大病患者提供临时住所	爱心小家	提前联系志愿者预定	北京同心圆慈善基金会、武汉儿童医院
	定点医院住院患儿	阳光驿站	住院病区免费开放活动空间供住院患儿进行游戏、阅读、绘画、手工等活动	爱心企业、基金会
	定点医院血液肿瘤科患儿群体	新阳光病房学校	专职教师及一对一志愿者为在院及维持治疗期间的血液肿瘤患儿群体开展课程教学及拓展活动	北京新阳光慈善基金会

281

项目大类	救助病种	救助项目名称	救助年龄及标准	合作机构
社工及志愿服务	定点医院	医务社工服务	在定点医院开展医务社工专业服务、志愿者服务	爱佑慈善基金会,北京韩红爱心慈善基金会,湖北省慈善总会,北京新阳光慈善基金会,北京枫林社会工作发展中心,湖北省内各高校、社会组织的资源服务团队及个人
	定点医院,住院患者	志愿服务	湖北省内高校志愿团队、民间公益志愿服务组织、企业志愿团队等	各医院自由合作

三、医疗机构链接公益慈善资源

医疗机构可以依托具有公开募捐资格的慈善组织开展慈善募捐活动,筹集慈善基金,也可以在慈善组织设立专项冠名基金。公立医院设立专项冠名基金办公室,医院社工部、医院财务部门设专人,共同行使对基金的具体管理职能,并可吸收接纳知名人士、职工代表、群众团体作为慈善基金管理的成员共同参与管理,监督善款的使用。慈善基金管理办公室可挂靠医院社工部或财务部门。

(一)医院公益慈善氛围营造,吸引公益慈善基金资源注入

公立医院具有的公益性和社会服务的功能决定了医院除日常医疗服务外,还需承担一定的社会职能,扮演社会公益角色。想要链接优秀的公益慈善资源,医院管理者要高度重视,拿出医院的资源,如医院提供慈善救助专款,打造人文关怀服务场所与设施,这是"筑巢引凤"。医院要做好社工品牌

项目,主动联系政府机构、基金会,让他们放心跟医院合作。医院要讲好慈善与社工故事,通过故事力量传递慈善人文精神,将更多人吸引到慈善事业中。

1. 医院打造慈善人文文化

医院慈善人文文化的打造需要立足医院专业优势,整合医院内外资源,以打造慈善文化品牌为着力点,以专科疾病专项救助、病区友好环境打造、链接多方志愿服务为载体,以服务广大患者、惠及更多患病家庭为落脚点。

以打造慈善文化品牌为着力点的内涵:在开展慈善文化活动的过程中,需要具备品牌意识,整合医院、慈善组织、医务社会工作者等多方资源,打造有社会影响力、传播力、能进行正面示范的慈善文化品牌;着力发挥慈善文化品牌的辐射示范功能,带动医院其他文化品牌的建设和培育,扩大医院慈善文化体系;多途径并举,延伸慈善服务内涵;发展医疗联盟,依托公益教学平台,助推优质医疗资源下基层;扩展医院爱心义诊、社区健康教育服务范围,将公益医疗服务更深、更远、更全面地推进。

2. 医院"筑巢引凤",构建慈善平台

构建慈善平台有利于信息的有效传递。在引进公益慈善基金资源之后,慈善平台能够在更短的时间内将资源利用起来。平台的构建需要一套完整的管理流程、规范的管理制度、明确的组织架构。构建慈善平台有益于资源信息传递、反馈,有益于慈善资源相关方沟通和交流。

在构建慈善平台上,医院有三个方面的工作:建立健全慈善工作各项规章制度,恪守慈善宗旨,主动接受社会各方监督,进一步增强医院慈善工作的公信力、吸引力和凝聚力;搭建院—科两级管理体系,医院外联部对全院慈善工作进行总体指导、各科室安排专人负责慈善相关事宜;加强各科慈善工作学习交流,相互学习、取长补短,逐步搭建专业化、制度化、规范化的慈善管理体系。

(二)公益慈善基金资源链接的程序

公益慈善资源的链接流程一般是捐赠方将资金或物品捐赠给慈善组织(或由具有公募资格的基金会合法募集)。在医院场域中,合作更多的慈善组织是基金会。基金会接受捐赠或募集善款之后,与医院洽谈合作。达成合作意向之后,医务社工部进行管理与运行,将慈善资源合理分配到各临床科室,同时在财务科、信息科等职能科室的支持下,将慈善资源使用到需要帮助的患者身上。

公益慈善资源链接流程图如图 7-1 所示。

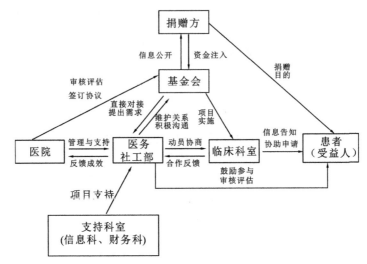

图 7-1 公益慈善资源链接流程图

1. 拓展公益慈善资源获取途径

（1）学习借鉴各大兄弟医院经验：在公益慈善基金资源的"拓荒"时期，医院需要学习借鉴国内外优秀医院慈善资源链接的经验，同时将对方的经验本土化、实际化，链接符合本院专科特色、实际需求的基金资源。

（2）引进各大基金会和慈善资源：基金会是主要公益慈善基金资源的提供者。基金会作为慈善基金的"供资方"和公立医院（"供医方"）形成合作关系。[①] 基金会借助社会募捐或特定单方资本注入完成救助资金的筹备，再根据基金的救助方向指定公立医院作为定点救治方，共同选择受助病人。

2. 寻求并确认所需公益资源

（1）寻求资源，资源对接：慈善管理部门（大多数公立医院将慈善管理纳入社工部工作，故下文中以社工部指代）充分与基金会沟通，了解基金会的注册信息、性质、宗旨，了解慈善项目的主要内容、项目实施方式和基金会期待的效果等信息。社工部作为医院的一部分，在为患者及其家属链接公益慈善基金资源的同时，也应当考虑资源的质量、医院的利益以及公立医院的立场。社工部认为该项目对三方（医院方、基金会方、患者群体方）而言是互利互惠的后，再向医院上报。

---

① 王雪飞.公立医院开展慈善工作的意义及建议[J].医院管理论坛,2012,29(06):8-10.

（2）利弊分析，院内审批：在与基金会合作时，公立医院作为中国医疗服务的主体，要考虑慈善项目的实施是否存在安全隐患、是否违背伦理道德。因此在合作时，负责对接基金会的社工部需要对项目进行利弊分析，主要包括以下内容：①分析项目是否有在其他医院运行的经验、项目的实际实施效果、项目的预期社会反响；②分析与基金会的合作和项目内容是否存在法律风险，是否存在患者信息泄露、违背伦理道德的风险；③分析项目是否适合科室、科室是否能够推行、存在的问题和困难。

社工部进行项目利弊分析后向上级部门进行汇报。上级部门开会商讨并对项目是否继续推进做出判断。如果认为可以继续推进，上级部门要提出注意的要点和开展的要求。并非所有慈善项目都可以顺利推进，公立医院对慈善资源入驻考虑的因素须更多，对项目审核须更严格。

（3）商定协议条款：社工部在得到上级领导的许可后，与基金会商定协议的签署。双方针对协议的细则进行具体的讨论并明确各方的权利和义务。内容细节商定完成后，双方签署协议，相关方保存。

3. 项目对接

（1）商讨运行科室：基金会对慈善项目的选择会有提前预期的科室，一般分为如下几种情况。第一，捐赠的物资器械或资助的疾病病种仅适用于某些特定科室；第二，之前经过调研认为某些科室更加需要相关慈善资源，这个调研可以由基金会操作，也可以由社工部操作；第三，基金会在其他医院的项目实践中发现项目在某些科室更容易推进，因此在与新的医院进行合作时，更加倾向于那些利于项目推进的科室。

（2）多方协商平衡资源：医院各科室对社工部的认同仍存在很大差异，合作过或有医务社工助理的科室则更认可社工部，对医务社会工作并不了解的科室，在沟通和合作中会表现出很多顾虑，不容易实现合作。同时，很多科室认为项目的入驻会加重科室的管理负担。由于人手不足，很多科室会有顾虑。

医务社会工作者在这个过程中要起到沟通和协助的作用，说明慈善资源入驻的优势，也要说明各方在项目运行管理中的分工，让科室清楚地知道自己需要做些什么、任务量是否在科室能够承担的范围内，从而打消科室的顾虑，达成合作。

（3）实施前的准备与培训：确定实施科室、实施方案后，准备实施项目。在项目实施前，科室对全科室工作人员进行告知，对科室主要负责人及对接人进行项目培训。医务社会工作者需要与科室主要负责人及对接人交换联

285

系方式,方便联络。

4. 项目运行

公益慈善基金资源的项目在医院落地运行流程包括患者入院、评估患者情况,说明项目要求,发放申请表格,指导申请资料准备,提交申请资料,申请资料初审,提交基金委员会审核,将审核结果反馈给医院,拨付慈善资金,出院结算,名单公示,如图 7-2 所示。根据基金会的拨付方式不同(院内拨付与院外拨付),拨付慈善资金与出院结算这两个过程的顺序也会对调。

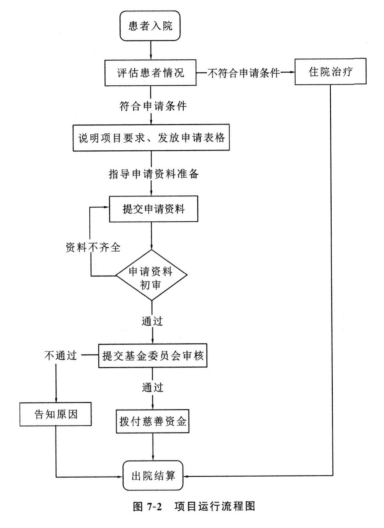

图 7-2　项目运行流程图

(1)患者入院、评估患者情况:患者入院之后,所在科室的医务社会工作者在对患者进行病房探访的过程中,评估患者的家庭情况、经济情况及社会支持情况,同时和科室医护人员沟通,看患者所患疾病是否符合病种要求并预估疾病的花销。

(2)患者进行项目申请:进行项目申请包括的过程有:说明项目要求、发放申请表格、指导申请资料准备。医务社会工作者评估患者情况符合基金申请标准之后,向申请家庭说明项目内容及要求。科室发放基金申请表格给患者家庭。医务社会工作者指导家庭完成申请资料的准备,同时初步审核资料的完备程度。

(3)提交申请资料、申请资料初审:患者准备好申请资料后,将资料提交给慈善救助专员。专员进行资料初步审核,随即向基金会提交申请患者的信息。

(4)基金委员会审核与反馈:基金委员会审核与反馈环节包括提交基金委员会审核、将审核结果反馈给医院、拨付慈善资金、出院结算、名单公示等过程。资料提交至基金会之后,基金会进一步审核并将审核结果及拨付额度反馈给医院。审核不通过的,告知未通过的原因;审核通过的,拨付慈善资金。

5. 项目跟进

(1)效果跟进:公益慈善项目实施后,医务社会工作者在项目前期要尽快将所有项目程序推行一遍,及时发现项目推进过程中遇到的问题及可以优化的细节,及时反馈并调整。

项目就算完成,医务社会工作者也要考虑如何利用已有资源去发挥更大的作用,上门的资源做合理分配,以保证资源得到更优使用。让更多有创新的资源和活动形式进入医院,能不断为患者链接救助资金,也能深化社工部的活动。

(2)院内规划,有效利用:外部公益慈善资源相对而言有不确定性,在项目周期内,资源相对充足,但是项目结束后,是否再续签协议是不确定的。在外部资源不充足的情况下,应当做好院内资金规划,保证项目能够持续运行。

(3)社会影响:基金会和医院,都希望公益慈善项目能够有一定的社会影响力。对于基金会来说,提升社会影响力有利于募集更多慈善捐款;对于医院来说,提升社会影响力能起到良好的社会效应,体现医疗温度。因此在项目运行周期中,医务社会工作者需要发掘项目运行中的亮点及特色,联合医院宣传部门及基金会宣传资源,对外宣传慈善项目,获得社会影响力。

（4）项目公示：可邀请社会团体、政协、人大及社会各界人士作为管理机构成员共同参与管理，监督资金的使用情况，在财务制度、筹资渠道、活动范围、内部监控、运营机制等方面进行透明、合理的有力监管。这样，医疗慈善基金才能发挥长期的、有效的、积极的作用。

四、医院公益慈善基金资源管控模式

（一）完善组织架构

1.团队构成

对于公益慈善基金资源的管理，医院要设立一个专门的慈善基金管理部门。大多数医院将这个管理工作交给社工部。管理部门负责对内对、外联络工作：对内对接需要支持的部门，如财务部、信息部及临床科室等；对外对接各类慈善组织，如基金会、残联等。

管理部门下设慈善工作办公室，协调支持部门，共同行使对基金的具体管理职能，并可吸收接纳知名人士、职工代表、群众团体作为慈善基金管理机构的成员共同参与管理，监督善款的使用。[①] 职位包括主任、总慈善专员、医务社会工作者。主任主管部门工作，上传下达；总慈善专员负责医院所有公益慈善基金救助项目的管理，以及对接联络基金会、维护与基金会的关系；医务社会工作者对接科室，负责评估患者家庭的需求。

各支持部门（信息部、财务部）需配一名以上对接人专职负责公益慈善基金资源运行过程中的工作对接。临床科室需配两名以上慈善专员，接受慈善项目培训学习，负责科室慈善资料管理，负责患者家属申请资料初步审核。

2.职责分工与合作

社工部或医院其他主要慈善基金管理部门有以下职责：

①制定医院慈善基金资源管理办法；

②制定医院慈善基金管理制度和实施细则；

③拓展公益慈善基金资源；

④对接慈善组织与慈善项目，负责审核、签订、督促执行合同；

⑤对院内公益慈善基金资源使用情况进行汇总与上报；

---

① 徐哲芳.慈善文化在公立医院医疗救助中的应用[J].医院管理论坛，2017，34（09）：20-21＋24.

⑥对公益慈善基金资源开发与利用工作提出建议。

团队成员的分工如下。

基金会是慈善资源的"传送带"。[①] 在团队中,基金会主要负责募集慈善资金或物资,"传送"给医院慈善项目。

医务社会工作者是慈善资源的"转化剂"。医务社会工作者在科室中发现有需求的群体,整合与链接资源,是慈善资源转化为家庭资源的"转化剂"。

临床科室是慈善资源的"储藏室"。在慈善资源落地之后,科室就成为慈善资源的"储藏室"。科室的医护人员有着丰富的专业知识与能力,除了负责管理慈善资源的相关资料之外,还能向患者进行疾病、康复、保健教育,推动实现全人健康。

患者及家庭是慈善资源的受益者。患者及家庭是最终得到慈善资源帮助的对象。需求强烈的患者,有很突出的特征:自身社会支持网络薄弱,自身抗逆力不足,遇到重大疾病时无法通过原有的资源和力量走出困境。因此很多患者及家属在面对疾病时,显得很无助和可怜。在医院,人文关怀是常提到的名词,其服务对象就是患者及家属。慈善资源很好地帮助医院补充了人文关怀。患者是慈善资源的受赠者,可以无偿获得物质或服务。

3. 制定管理制度

(1)医院应建立健全慈善工作的规章制度,建立健全内部治理结构,完善决策、执行、监督制度和决策机构议事规则,加强内部控制和内部审计,确保人员、财产、慈善活动按照组织章程有序运作。

(2)依法依规开展慈善救助工作。医院应引导公益慈善基金资源重点围绕扶贫济困开展救助工作;加强对基金救助工作的管理,确保开展项目所需成本按规定列支并向基金会说明,防止非受助对象的组织和个人从中牟利。

(3)严格规范使用捐赠款物。医院应将捐赠的款物按照协议或承诺,及时用于相关慈善项目,除不可抗力或捐赠人同意外,不得以任何理由延误。未经捐赠人同意,医院不得擅自更改款物用途。

(4)强化公益慈善基金资源信息公开责任。医院应向社会公开慈善项目实施目的、申请标准、申请要求、救助额度、申请途径以及依法应当公开的

---

①　彭欣.利益相关者视角下医务社会工作慈善资源发展模式探究[D].西南大学,2021.DOI:10.27684/d.cnki.gxndx.2021.000263.

其他信息。信息公开应当真实、准确、完整、及时,不得有虚假记载、误导性陈述或者重大遗漏。对于涉及国家安全、个人隐私等依法不予公开的信息和捐赠人或受益人与慈善组织协议约定不得公开的信息,医院不得公开,但应当接受政府有关部门的监督检查。

(5)加强对公益慈善基金资源的组织领导及人才培育。医院应建立健全组织协调机制:医院相关部门要建立健全慈善工作组织协调机制,及时解决公益慈善基金使用中遇到的突出困难和问题。医院应完善专业人才培养政策:培养慈善、社工事业发展急需的理论研究、高级管理、项目实施、专业服务和宣传推广人才。医院应加大对慈善工作的宣传力度:充分利用报刊、广播、电视和互联网,大力宣传各类慈行善举和正面典型。

(二)健全评估机制

1. 对慈善组织的评估

对慈善组织的评估包含且不限于以下内容:

①核实慈善组织的合法性与真实性,包括且不限于注册地址、注册部门、登记时间、组织性质等;

②评估慈善组织的公信力,包括且不限于社会影响、社会口碑、是否有不良记录等;

③评估慈善组织的能力,包括且不限于财务状况、资金筹集状况、现有项目运行情况、过往项目运行情况等。

2. 对慈善项目的评估

从项目的内容出发,对慈善项目的评估包括公益慈善基金资源的使用范围、使用形式、使用计划等。

从项目的管理出发,对慈善项目的评估包括项目协议的法律效应、项目管理的要求、项目管理的内容、项目推行进度安排、项目实施风险与效益、项目运行开支管理、项目人员安排、项目公示内容等。

3. 对受助人的评估

慈善资源(尤其是慈善基金)的使用是为了帮助有需要的人群更好地治疗、康复、生活。慈善基金使用的监督与检查,一方面能够体现基金会与医院的公信力,另一方面也能保护真正有需要的群体的利益。

慈善基金的申请应设置相应的申请条件,只有符合条件的受助人才能获得基金帮助。一般在设置审核时,除了病种对应之外,还应设置相应的家庭情况要求。受助人除了要提供个人及家庭的身份证明之外,还需要出示家庭经济证明。这类证明要盖居/村委会及街道办事处/乡政府公章。如果受助人家庭有特殊情况,出具的特殊情况证明也需由有公证力的政府部门盖章认定。

在社会需求量巨大,慈善资源供应相对短缺的现状下,慈善助医应该优先考虑那些确实负担不起医疗费用的贫困患者,切实保证慈善基金用于有需要的弱势群体。受助对象主要包括五类:①患病却无支付能力的弱势人群;②患某类疾病却无支付能力的患者;③出于人道主义的对无法回收的医疗欠费的补助;④捐赠人指定的捐助对象;⑤捐赠人指定的对于某种疾病的研究工作。[①]

医院要对受助人的资料进行初步审核。科室慈善专员审核受助人疾病是否符合基金救助的病种、医院慈善管理专员核实资料的完整程度并初步对受助人的家庭条件进行审核。后续进一步的核实由基金会完成。

五、医疗机构公益慈善资源的发展展望及不足

近年来,公益慈善资源在医疗救助领域的作用受到了越来越多的肯定,国务院、民政部对慈善事业的发展越发重视。2021 年,国务院办公厅发布的《关于健全重特大疾病医疗保险和救助制度意见》提到,要积极引导慈善等社会力量参与救助保障。在受到越来越多重视的同时,慈善医疗救助的形式与内容也在不断扩展,慈善也在向更加专业的方向发展。

但在发展的同时,公益慈善资源也面临着社会的质疑,也有需要改进的部分。

(1)严格规范慈善医疗项目,做好慈善基金使用信息的公开。项目的规范管理、基金的合理使用、专款专用以及信息的公开是为了保证资源使用过程中的公正和公平。在社会不断爆出慈善负面事件的情况下,做好慈善医疗项目内外部的监管,不仅有利于提升慈善项目、基金会、医院的公信力,也有利于慈善资源长期的合作与发展。

(2)维护与捐赠人的关系,扩展慈善资金渠道。资金来源有限也限制了慈善助医的规模。目前慈善资金的注入主要还是依靠企业的爱心捐赠,因此维护与捐赠人的关系,对于慈善资源的持续运行有重要意义。同时,医疗机构应该扩大慈善助医项目的影响力,营造社会慈善氛围,引导社会各界广

---

① 徐哲芳.慈善文化在公立医院医疗救助中的应用[J].医院管理论坛,2017,34(09):20-21＋24.

泛参与慈善医疗援助事业。

(3)提升慈善意识,加强监管机制。目前我国的慈善助医道路还在发展之中,从国外的经验来看,慈善良好的发展,缺少不了制度的约束与监管。因此,医疗机构要加强法律制约,明晰慈善组织、社会部门责权界定,严惩行骗、私吞等违法行为,引入第三方监督,切实保障对善款专款专用。

(4)医疗救助方面慈善资源供不应求,还需加大公益慈善资源投入。政府实施的社会救助制度与慈善助医的公益慈善资源衔接有限,[①]大病、重病、罕见病、慢性病患者因病致贫、因病返贫的事件并不少见。人们对于慈善的观念还很淡薄,慈善资源的募集相对困难。提升人们对慈善事业的参与度、加强慈善故事宣传、鼓励慈善捐赠是未来慈善事业发展的趋势。

第二节　志愿者团队的资源链接与管理模式

一、背景

随着社会政治、经济、文化的飞速提升,人们越来越意识到志愿服务对于各个行业的重要性。不再满足于基础的医疗健康护理,大众对就医的需求不断升级,更希望从医疗机构获得人文关怀与心灵疗愈。由传统的生物医学模式逐渐转向身、心、社、灵的结合也是社会发展的期待。由于医护人员无暇顾及,社会性因素造成的问题也慢慢浮现,需要通过志愿者来提供给患者情绪陪伴、资源链接、咨询求助等服务,稳定医疗秩序。[②] 在目前的医疗体系中,引入志愿者开展医疗志愿服务已十分常见,医院内部的志愿服务项目也在大幅度增加,志愿者团队人数逐步增长,项目模式和类别也呈现百花齐放的态势。

近年来,志愿服务被纳入新时代文明实践创建过程,服务群体从青年扩展到全社会各圈层,但随着医院志愿者队伍逐渐壮大,志愿团队管理的问题

① 文颖慧,费汝倩,孙宇宁,等.医务社会工作与慈善医疗救助协同发展路径研究[J].卫生经济研究,2018(09):35-38.DOI:10.14055/j.cnki.33-1056/f.2018.09.012.

② 汤美玲.社会资本视角下医务社会工作资源链接的路径研究[D].华南理工大学,2020.DOI:10.27151/d.cnki.ghnlu.2020.005187.

也暴露出来,普遍存在志愿者稳定性较差、流失现象严重、志愿者合法权益保障不到位、志愿者素质参差不齐、志愿服务形式主义倾向等问题。[①] 在提升志愿服务的过程中,如果一味追求志愿者人数和项目数量,对服务质量缺少把控,也难以形成优质的项目和团队,无法实现志愿服务的目标。从这个方面来看,医务社会工作者对志愿服务的管理尤为重要。凭借专业的知识和能力,医务社会工作者能够在开展服务的过程中提供专业指导,传递助人自助的正确价值观念,及时帮助志愿团队解决问题,完善志愿团队管理体系,提升志愿者的服务能力和资源链接能力,让志愿服务的质量得到保障,促进志愿服务的制度化、规范化、科学化发展,因此,将医务社会工作与志愿服务相结合,由医务社会工作者对志愿者进行专业管理,是医务社会工作的发展方向和趋势。

二、医务社会工作者与志愿者

在我国医务社会工作发展之初,医疗志愿者已进入大众视野。当时,志愿者管理制度尚不完善,大部分医院没有设立单独的管理部门,主要由行政部门兼任。随着社会经济的发展和政策扶持,医务社会工作得到迅速发展,通过与相关科室定点对接,结合科室特色开展志愿服务介入医疗体系,以提高患者满意率、减轻医护工作量和扩大志愿服务知晓度为服务目标,组织志愿者开展各类主题服务,促进了医院志愿服务体系的建设和管理。在传统认知里,医院志愿服务独立于医务社会工作之外,然而,根据多年实践经验,医务社会工作者与志愿团队是相辅相成的关系。在服务指导层面,医务社会工作者负有管理、督导的责任,帮助志愿者寻找自身优势,创新服务项目;在相关制度的制定层面,医务社会工作者是服务者的角色,致力于为志愿者参加服务创造良好的环境,保障相关的权益。

(一)管理与督导

医院志愿服务管理是指在医院场域内对与志愿服务相关的项目、团队以及其他行政事务等进行合理组织规划来实现既定目标的行为。志愿者在医院从事志愿服务,常以独立个体的形式活动,被动接受工作任务、执行服务安排,自主性和积极性不能得到发挥。医务社会工作者能够以专业的系

统知识和服务技巧,建立与志愿者的联动机制,培养一批优秀的志愿者,促进志愿者团队的持续发展。

医务社会工作者对志愿者的管理体现在招募、培训、评估、激励、志愿服务督导几个方面。在各大医院常见的门诊志愿服务活动中,医务社会工作者通过向院内、外公开招募志愿者,组建门诊志愿服务团队,采用线上+线下的管理方式,对志愿者进行排班轮岗,在需求评估后确定开展岗前培训的方式、时间和内容。培训后,志愿者按时定点上岗。第一次上岗时,医务社会工作者在现场带领志愿者开展服务,处理突发情况。服务结束后,医务社会工作者将按照评估体系对志愿服务的成果和质量进行考核评估。一方面,对志愿者自身来说,评估能够让其清楚地看到服务表现和成果的量化呈现,便于及时发现问题,查缺补漏,在之后的服务中及时规避和改正。另一方面,医务社会工作者能够通过评估结果更好地统筹管理,对志愿服务的整体效果进行准确把控,以此为依据及时调整管理方案,对服务中出现的普遍性问题进行统一解答,促进志愿服务活动更好开展。① 开展评估一般通过问卷收集志愿者开展服务时的问题,一一回应并予以指导。对于个别情况,医务社会工作者也可对志愿者进行一对一督导,共同探讨解决方案。

(二)服务与支持

医务社会工作者除了对志愿者负有管理责任,还需培养和发展志愿者骨干团队,为志愿者提供良好的平台和优质的学习资源,以保证志愿者团队有自我造血功能。从这个角度来看,医务社会工作者需要起到服务与支持的作用。一方面,这种服务性体现在医务社会工作者为志愿者制定的激励机制。志愿服务不能仅依靠志愿者的一腔热情来开展。发展与志愿服务相匹配的激励措施,持续激发志愿服务动力,稳定志愿团队,才能推动志愿服务事业的良性循环发展。另一方面,志愿者是志愿服务顺利开展的必要条件。志愿者自身的需求将影响其参与志愿服务的能动性,因此医务社会工作者要时刻关注志愿者的需求变化。在安全需求上,医院是特殊场所,在活动实施过程中可能存在各类潜在风险,如疾病传染、意外伤害等,医务社会工作者要帮助志愿者规避风险,通过培训引导志愿者做好卫生防护措施。同时,志愿者招募需由官方渠道发布,确保志愿者获得一定权益保障,最大

---

① 王瑞环.医务社工主导的医院志愿服务管理研究[D].湖南师范大学,2021.DOI:10.27137/d.cnki.ghusu.2021.000298.

限度降低风险。在价值需求上,医务社会工作者除了通过各类激励措施来增强志愿者自我效能感,还要注意拓展和创新医院志愿服务项目种类,提供多样化的服务岗位和服务体验,让志愿者根据自身需求自由选择,在服务中收获自信心和价值感。

通过管理与督导、服务与支持,医务社会工作者和志愿者逐渐形成了良好的互动关系。在医务社会工作者的统筹管理下,志愿团队既能够参与多样化、规范化的志愿服务项目,又能够实现自身能力积累,反哺医院志愿服务向好发展。

三、志愿服务发展

中国志愿服务发展历程漫长且曲折,医疗机构的志愿服务理念与效果对引领医院文化、优化就医环境、构建和谐的医患关系、促进医院稳定健康发展有着积极作用,因此常态化志愿服务是医院文化建设的重要组成部分,各大医院已将志愿服务列入组织建设。然而,随着志愿者队伍蓬勃发展、日益壮大,相应的管理问题也随之浮现。

(一)中国志愿服务的开展

志愿服务精神雏形最早可追溯到 20 世纪 60 年代的"学雷锋"社会热潮。在这种社会风气下,助人为乐、无私奉献的理念深入人心,广大群众,尤其是青年群体积极响应。随着时代变迁,雷锋精神有了新的内涵,为现代志愿服务奠定了坚实基础。[①] 20 世纪 90 年代,青年志愿服务进一步发展,涌现了许多志愿团队和组织,在大时代背景下积极开展交流创新。1994 年,中国青年志愿者协会在共青团中央的支持下成立,随后,各级青年志愿者协会也逐步建立起来,初步形成了由全国协会、35 个省级协会、23 个地(市)级协会以及部分县级协会组成的志愿服务组织管理网络。[②]

21 世纪初,在国家政策和社会组织的孵化下,各地开始举办各类志愿项目大赛,志愿服务也从单一的一次性活动向团队化、项目化转变,相关流程制度在这个过程中也同步得到完善。由于区域发展不平衡、服务类型较为

① 张斯特.中国青年志愿服务的发展历程及经验启示[J].高校辅导员学刊,2022,14(04):25-29.DOI:10.13585/j.cnki.gxfdy xk.2022.04.005.

② 张冬冬,刘毅鹏,孟祥宇.中国青年志愿服务项目的现状与发展研究[J].陕西青年职业学院学报,2019(03):50-54.

单一,志愿服务呈现较为明显的地区差异,如城市居民的志愿服务时长远大于农村居民、东部地区的志愿服务项目远多于中西部地区,而且大部分项目主要集中在关爱互助和社会公益等方面。

(二)志愿服务的种类

经过几十年的发展,新时代的志愿服务呈现百花齐放的状态。2022年5月,全国志愿服务信息系统的数据显示我国共有已实名注册的志愿者2.22亿人,共有126万个全国志愿服务团体,共有924万个志愿服务项目。在共青团中央主办的第六届中国青年志愿服务项目大赛中,参赛类别涉及乡村振兴、环境保护、卫生健康、应急救援与疫情防控、法律服务与禁毒教育、关爱少年儿童等13大类,服务内容也更具时代性和创新性。在此背景下,大会涌现出一批具有区域和行业特色的优质项目,如华中农业大学的"一江碧水向东流——共筑守护长江命运共同体项目"、武汉纺织大学非遗社团的"'汉绣'绣出乡村新希望项目"、武汉同济医院的"关爱脊柱侧弯患儿志愿服务项目"等。

2020年新冠肺炎疫情暴发以来,社区志愿服务与医疗志愿服务的重要性日益凸显。2020年,处在疫情中心的武汉同济医院,在肩负抗疫中流砥柱的重任下接诊新冠重症病人、保证常规医疗,还派出400多名志愿者成立"你战前线我护后方"抗疫志愿队,提供为医护人员及其家属运送防疫和生活物资、接送医护上下班、为一线医护子女做线上课业辅导、在社区做疫情排查、在隔离酒店为病人做医疗保障等志愿服务。

四、医院志愿团队管理模式

2009年11月,原卫生部、民政部等八部委共同成立了全国"志愿者医院服务"工作组,在全国推进"志愿服务在医院"活动。[①] 人们对高质量、人性化的就医体验的追求以及医院对服务质量的追求,促使医院志愿服务发展到一个新的高度。

在这个背景下,如何做好庞大的志愿服务体系管理工作,承接社会和患者对医院志愿服务的要求,成为各个医院面临的挑战。尽管各大医院的志愿服务的基础不同、对志愿服务认知程度不同,但大型公立医院的志愿服务

---

① 谭建光.中国青年志愿服务项目大赛的创新路径[J].青年学报,2022(03):86-94.

的发展和管理大体趋势上具有共通性。

（一）组织架构

医疗机构志愿服务一般归入医院精神文明创建和优质文明服务工作，所以志愿服务工作在医院通常由党委统一管理，党委办公室或者团委办公室具体执行调度和管理，通过与社工部或其他科室部门相互配合，完善志愿服务流程，落实岗位责任，维护志愿者的正当权益。[①] 同时，医院需要根据院内志愿者和社会志愿者的不同特点制定分级分类的管理方式，维护志愿服务的秩序。以武汉同济医院为例，团委下设医务社工部，各科室协作配合，共同管理院内外志愿者，通过孵化培育，带领志愿团队积极创新学习，开展志愿服务项目，让志愿服务工作成为医院常规工作的一环。

（二）招募培训及评估激励

1.志愿者的招募与注册

医院招募志愿者通常以特定服务为载体展开，主要通过线上、线下两种途径：线上即通过医院网站、微信群、志愿汇等渠道发布志愿活动通知，线下即通过志愿者口口相传或张贴招募公告来进行招募宣传。[②] 一般情况下，团委或社工部开展志愿服务活动时，会根据活动需求来评估志愿者岗位，制定相应的筛选标准，确定招募方式后定向发布通知。对于志愿者需求量大、准入门槛较低的志愿服务活动，团委与相关科室沟通好人员要求后即可线上在全平台发布招募公告，这种方式能够在有限时间内快速、高效地吸纳大量志愿者。当志愿服务专业性较强时，管理人员更倾向于选择有一定经验的志愿者，如武汉同济医院开展孤独症儿童音乐疗愈活动，志愿者主要为相关专业的医学生或家长志愿者，由活动组织方委托学校和基金会进行招募。这类活动对志愿者的能力及知识储备都有一定要求，因此招募方式需要灵活变动。医院各科室的志愿者招募主要面向医护，如科室自发开展的医疗讲座和义诊服务，大部分医护人员利用业余时间志愿参加。发布通知后，志愿者通过招募渠道提交申请资料，工作人员进行审核后引导志愿者注册登

① 杨敏，谭健成，司徒慧宜，等.广东省中医院志愿服务管理的实践探索[J].现代医院，2022，22(03)：342-345.

② 丁心悦.医务社会工作部的志愿者管理问题与对策研究[D].江西财经大学，2020.DOI：10.27175/d.cnki.gjxcu.2020.001614.

记,招募工作完成。① 志愿者招募与注册流程如图 7-3 所示。

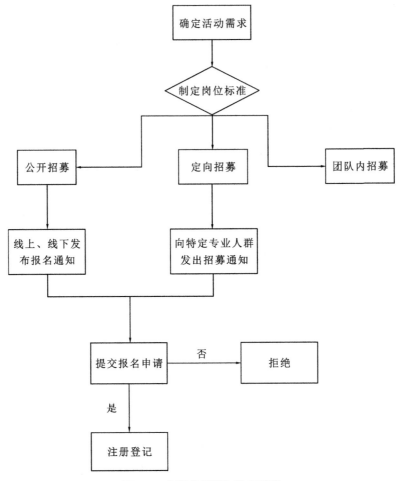

图 7-3　志愿者招募与注册流程

2. 志愿者的培训与考核

为了使招募的志愿者的能力匹配服务岗位,医院应对志愿者进行相应培训。对于初次参与医院志愿服务的志愿者,医院通常为其提供比较基础的服务岗位,采用线上岗前培训、线下现场指导的方式为志愿者提供支持,让其了解医院的基本情况、志愿者基础应知、志愿服务内容及流程、志愿服务保障及激励等相关注意事项。对于具有一定专业要求的服务岗位,志愿

---

① 季庆英.医务社会工作手册[M].北京:人民卫生出版社,2020.

者通过培训和演练后方可开展服务,如需进入病房的患者陪伴、病房探访服务等。志愿者培训内容包括相关疾病知识、患者情绪应对以及沟通技巧等,采用线下岗前培训效果更佳。

3. 志愿者的评估与激励

要使志愿者获得可持续性发展,除了特定服务内容的相关培训,定期的能力评估和表彰激励必不可少。志愿者是具有奉献精神的一个群体,追求的是自身价值的实现。医院可以通过科学的评估体系对志愿服务成果进行考量,对表现优异者进行嘉奖,让志愿者获得自我认同,从而激发进一步参加志愿服务的动力。大部分医院对志愿者的评估采用的是积分制管理,根据活动时长或活动等级对不同的志愿服务赋予相应的分数,志愿者及团队完成服务后可获得积分。在阶段性志愿服务评估完成后,医院管理部门通过开展表彰大会来评选优秀志愿者及团队,同时通过评选优秀志愿项目来激励志愿者及团队勇于创新,激发志愿服务活力。通过评估与激励,志愿者不仅能够在互相学习中积累更多技能知识,而且能够对志愿服务有全新的理解和认识,从而增强志愿者黏合性。

(三)团队建设

志愿服务的开展离不开志愿者,志愿者依托于志愿团队存在和发展。医院志愿服务团队的组成方式大致有两类,一类是各科室医护人员作为志愿者自发成立志愿服务队,开展具有医疗属性的志愿服务;另一类是非医护志愿者,通过在医院开展志愿服务获得能力提升和自我价值,自发组织成为志愿团队。这两类志愿团队的建设核心都在于通过为现有的志愿服务团队提供必要的团建活动和学习资源来培养志愿者骨干。优秀的志愿者骨干能协助管理志愿团队、增强团队的凝聚力、减轻工作人员的负担。

(四)公益资源链接

公益资源包括有形资源和无形资源。有形资源是指来自个人、企业、民间团体、非营利组织、基金会等主体的资金和实物捐赠。无形资源是指志愿者人力资源、心理技术、品牌效应、知识产权等。如何提高资源链接能力,使患者获得更多帮助,是医务社会工作者和志愿团队需要思考的问题。大部分癌症患者都面临着高昂的医疗费用,经济情况较差的家庭无法抵御这种风险,甚至到最后迫不得已选择放弃治疗,此时为这些家庭链接医疗救助资金就能够在一定程度上解决医疗费用问题;患者在长期住院的过程中会产生焦虑、抑郁、不安等情绪,志愿团队开展病房探访、娱乐活动能够起到有效陪伴作用,能提升患者的情绪阈值,当患者需要专业的心理咨询辅导时,志愿者要寻求心理技术人员的支持。

以上两种情况体现了患者在院期间最常见的治疗费用和心理安慰两种需求。除此之外,患者还会有不了解福利保险、照顾压力大、疾病认知不足、工商法律纠纷等问题,这些问题通常情况下仅靠医务社会工作者和志愿者无法解决,需要寻求外部支持,如与相关福利机构沟通、鼓励患者与医护进行直接问询、咨询法务部门了解相关政策等。患者需求的多元性决定了资源链接需要多方协调,提供多样性的服务。医务社会工作者以及志愿者要发掘志愿服务的社会支持网络,寻找公益组织、爱心企业、朋辈群体、病友群等非正式支持系统,[①]积极链接社区工作人员、律师、救助站等多方资源,通过"跨界合作"全方位解决患者的各类问题,促进资源交流和共享。

(五)志愿管理的不足与优化措施

1. 不足之处

1)志愿者招募问题

通过调研发现,尽管医院志愿者招募渠道很多,但志愿者人员流动频率过高的问题一直存在。在院内,医院一般组织新职工或非临床人员参加志愿服务活动;在院外,医院一般在寒暑假期间组织大学生志愿者参加志愿服务活动。两者都存在志愿者来源较为单一、志愿团队不稳定的情况。当志愿者的数量不足以支撑每次活动时,医院就无法对志愿者工作进行明确分工,也很难吸引一些有优势技能的志愿者,活动类型也会因此受限。同时,长期参与同质化的志愿服务,没有新鲜血液的加入,加上后期制度上维护不足,志愿者也会很快产生倦怠感,进而出现流失的情况,这就导致医院难以培养出成熟的志愿者骨干和团队,不利于志愿服务可持续发展。

2)志愿者培训机制

对于志愿团队来说,要想获得更大的发展,除了提升志愿服务能力和水平,还要了解和掌握项目化、品牌化的概念。管理部门通过培训对志愿者进行赋能,培养其孵化志愿服务项目的能力,帮助志愿者在所属服务领域中得到成长,使志愿项目走得更加长远。但就目前来看,大部分医院的志愿培训

---

① 汤美玲.社会资本视角下医务社会工作资源链接的路径研究[D].华南理工大学,2020.DOI:10.27151/d.cnki.ghnlu.2020.005187.

以理论知识和基础服务技巧为主,具有一次性的特质,不能为志愿者提供系统、深入的培训,不利于志愿服务质量的提升。此外,医院在许多培训开展前没有对志愿者的情况做充分的调查,只是一味用流程化的内容填充,这就导致志愿者的需求和培训内容不匹配的情况出现,志愿者没有获得有效的服务指导,培训效果也不理想。

2. 优化措施

改善医疗志愿服务发展的困境,提升志愿服务水平要从宏观及微观两个方面着眼。

在医院层面,医院要进一步提升志愿服务项目宣传力度,加深项目化概念,为志愿组织提供能力学习和提升的渠道,同时避免过多行政性要求,给予志愿服务组织充分自主权。

管理部门要完善志愿者管理体系的各个流程。

(1)整合各部门志愿者招募渠道:通过医务社会工作者和科室合作提升志愿服务项目品牌效应,吸纳更多优秀志愿者加入;医护志愿者也可在与患者交流过程中主动建立联系,发掘优势、特长,邀请患者参与志愿服务;部分医院还可与高校合作,设置大学生志愿服务实践基地,保证稳定的志愿者来源、较高的志愿者水平,降低医院的招募及管理成本。[①]

(2)健全志愿者培训、考核制度。管理部门要在培训开始前对志愿服务开展部门进行调研,了解该部门需要志愿者提供的服务、开展形式以及预期效果。在掌握了调研需求后,管理部门可以更针对性地开展志愿服务培训。一般来说,为了更好地实现分级分类管理,管理部门可将志愿者培训按不同阶段进行划分:初级培训是对基础性岗位的志愿者进行岗位基本知识、技能以及服务行为规范的培训,以问卷形式进行考核;中级培训是对有技能要求的志愿者开展连续课程培训,注重志愿者的课程体验,由医务社会工作者或医护人员现场对其进行考核;高级培训针对有一定年限的成熟志愿者,主要目的是帮助其提升全面服务的能力,培养优质的志愿者骨干,带领团队开展志愿服务活动,通过志愿者成长评估来考核。

在医务社会工作者层面,医务社会工作者对于志愿者既是管理者也是服务者,帮助志愿者发挥最大优势、获得成长是医务社会工作者的重要工作。除常规的志愿者培训外,医务社会工作者也应建立督导制度,定期对志

① 妮璐法尔·卡哈尔,克拉拉·克里木,岳莉.关于医院志愿者管理工作的实践探索[J].中国卫生产业,2018,15(33):197-198.DOI:10.16659/j.cnki.1672-5654.2018.33.197.

愿者进行督导,帮助志愿者熟悉服务流程和管理制度,传递志愿服务的核心观念,让志愿者了解到自身的优势,帮助志愿者更好地选择服务项目。同时,医务社会工作者也可邀请其他高级医务社会工作者、院校老师为志愿者督导,包括如何介绍自己、如何倾听、如何运用同理方法等,帮助志愿者在服务过程中更加自如。对于团队中经验较丰富的志愿者,医务社会工作者可根据实际情况为其提供个人督导,通过与其保持一定频次的沟通,了解其对于志愿服务的困惑,收集改进建议,有助于更好地管理和改善志愿服务体系。医务社会工作者也要帮助志愿团队增强链接资源的能力,注重协同合作,激发创新思维,拓展服务内容和形式。

第三节 "五社联动"模式在医院场域的探索与实践

党和国家始终把人民群众的健康安全问题放在首位。中共中央、国务院于 2016 年 10 月 25 日发布了《"健康中国 2030"规划纲要》,成为我国推进健康中国建设的行动纲领。规划纲要指明建设健康中国的战略主题为"共建共享、全民健康"。为进一步提高人民的生活质量、完善社会治理机制,2020 年 10 月,党的十九届五中全会提出"建设人人有责、人人尽责、人人享有的社会治理共同体"。以共建共享为指导思想,社会工作的开展要大力联动社区、社区社会组织、社区志愿者和社区公益慈善资源等要素,在基层社会治理中突显专业力量。

一、"五社联动"模式的背景

湖北省肿瘤医院医务社工部自 2018 年成立以来,积极探索出"医务社会工作者＋医务人员＋志愿者"三位一体联动的实践服务模式。该模式有机整合医疗服务与人文关怀,顾及服务对象生理、心理和社会层面上的需求,倡导在医务社会工作者、医务人员和志愿者三方主体通力合作下,推动社会资源、医疗资源和社区康复资源的整合优化,贯彻"以病人为中心"的服务理念,为患者及家属提供全方位、多层次的服务。湖北省肿瘤医院"三位一体"联动服务模式得到行业内众多专家们的高度肯定,并先后在省内 30 余家医院得到推广。2020 年初,"三位一体"医院社工服务模式被运用到方舱管理并受到了广泛的关注和认可。

2019年末，一场突如其来的新冠肺炎疫情给人类社会带来了前所未有的考验和挑战。我国结合本土实际情况，探索出以社区基层为治理单元抗击疫情的模式，有效应对了此次突发公共卫生事件。在此期间，为了更好地服务患者及其家属，湖北省肿瘤医院在"三位一体"的基础上创新形式，将"五社联动"模式运用到医院实际工作中，探索医务社会工作如何在"五社联动"治理模式下全方位、全周期地服务于患者及群众。

"五社联动"是以社区为平台、社会工作者为支撑、社区社会组织为载体、社区志愿者为辅助、社区公益慈善资源为补充的新型社区治理机制。"五社 联动"模式是以医院为主要工作场域，以社区为次要工作场域，以社区社会组织为抓手，以社区公益慈善资源为补充，以医务社会工作者为主，以社区志愿者为辅，让这些要素主体各司其职又相互配合，共同回应患者多层次需要的服务模式。

在倡导共建共享理念的社会背景下，"五社联动"模式充分体现了"共享发展"这个核心价值。在医疗卫生服务场域中，多元主体间的合作、制度体系的耦合以及环境与系统的协同，对提升患者的就医体验、改善医疗关系、满足患者的人文需求、推动共享理念的实现以及促进整个社会的发展和进步都具有重要意义。

二、"五社联动"模式的理论基础及模型建构

（一）社会生态系统理论

美国社会工作教授扎斯特罗将系统论、社会学和生态学整合在一起形成了社会生态系统理论，该理论强调人与环境的相互关系，并将社会环境划分为微观、中观和宏观三个系统，这三个系统相互作用，在不同层面影响着个人的发展。在医院场域，社会工作的任务主要是通过系统地介入，改变主体系统（社工和社工组织）、案主系统（救助者及与改变主体协同工作的个人、群体、家庭和社团）、目标系统（为达到目标，改变主体系统正试图去改变的人）和行动系统（改变主体系统与之合作以实现目标的人），以提升案主自身处理问题的能力，帮助案主建立与资源系统的新联系，修正案主与资源系统间的互动模式，促使案主与环境形成良好的互动，达到解决案主问题的目的。

（二）社会支持网络理论

将社会系统和社会支持整合在一起的社会支持网络理论把个人和社会

关系的交往看作一个关联的网络。这个网络为其中的个人提供社会支持的同时兼具向外输出能量的作用,使网络能够持续发展,使网络中的个人能够持续获得社会资源来解决问题。社会网络强调人与人的关系、关注案主自身的主动性、通过网络的建设提升案主的强弱关系网、构建完备的系统网络能够给予案主一定的支持、解决案主的问题。在医院场域,通过医护人员、医务社会工作者、案主家属等多重网络的完善和建设,搭建有效的社会支持网络能使案主在医院获取相应帮助。

(三)"五社联动"模型建构

根据社会生态系统理论和社会支持网络理论,湖北省肿瘤医院建构了"五社联动"模式模型,如图7-4所示。医务社会工作者是"五社联动"在社区应用的枢纽和核心,主要功能是分析评估患者真实、可实现的需求,统筹协调其他四方力量共同为患者及其家属提供力所能及的服务与支持;社区是为患者提供健康教育、康复休养、感情交流以及资源链接等服务的区域;社区志愿者的主要服务对象为医院和社区的患者、家属以及居民,可以有效地弥补专业医务社会工作者短缺的问题;社区社会组织是指医院可链接到的社区中已成立或者可通过号召成立的社会组织,这些组织能够积极配合医院为患者和居民开展各类服务和活动;社区公益慈善资源是指医院可获得、可支配的,用于回应医院需求、提供医院服务、解决医院问题、促进医院治理的一切物质、资金、技术、服务等社会资源。

三、"五社联动"模式的服务内容

"五社联动"模式在肿瘤医院场域的实践主要包括院前服务、院中服务、院后服务。院前主要是社区志愿者对社区居民的服务;院中主要是医务社会工作者依据患者面临的问题及需求,有针对性地开展个案工作服务、小组工作服务以及便民服务;院后主要是以社区志愿者为主导开展康复随访服务、以社区社会组织为主导组建患者康复俱乐部,以及对有转介需求的患者进行转介。

(一)院前服务内容

在院前服务阶段,服务对象主要为社区居民。服务内容主要包括两个方面:社区健教和院前救助。在社区健教方面,基于对社区居民健康需要的综合评估,医务社会工作者可以充分利用自身丰富的医疗知识和医院现有

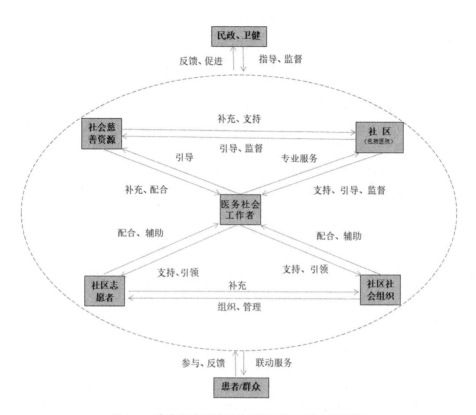

图 7-4 肿瘤医院场域下的"五社联动"模式模型图

的肿瘤防治健教平台,在社区内开展形式多样的健康教育和促进活动,如讲座培训、电话咨询、展板、义诊、肿瘤防治筛查等。在社区开展健康教育和健康促进活动可以提升社区群众的健康素养,提高居民的卫生知识水平,普及群众的健康意识和自我保健能力。

院前救助更多地体现在医务社会工作者对"三无"病人(无身份证明、无责任机构或人员、无支付能力的病人)的院前急救管理方面。长期以来,"三无"病人的救治、护理以及出院安置等问题,不仅是困扰医院的难题,也是亟待解决的社会问题。医务社会工作者在介入"三无"病人服务时可以通过专业方法,链接公安机关、新闻媒体、社会福利机构、社区组织和民政部门来帮助"三无"病人进行急救、转诊和社区安置服务。

(二)院中服务内容

院中服务的服务对象主要为患者及家属,服务内容包括病房探访及个案辅导、小组活动、门诊导医和便民服务三个方面。在门诊部,医务社会工作者依托医院社工服务站、欣然心理工作室、肿瘤健康教育馆三大阵地,以医务社会工作者为主导、医院志愿者为辅助开展门诊导医、政策宣讲等便民服务,协助工作人员共同维护医院门诊日常秩序,缓解排队人群的压力和焦虑,重点关注和帮助行动不便的老人、重症患者以及残疾人等。在住院部,医务社会工作者通过日常探访和查房,及时发现住院患者及家属的需求,进行情绪疏导、经济救助和危机干预等方面的工作,同时针对医护人员存在的不同程度的心理问题和职业倦怠开展针对性的团体心理辅导。

据不完全统计,湖北省肿瘤医院医务社工部自 2018 年成立以来,至今共开展社会救助、心理辅导、家庭支持、法律援助和安宁疗护等复杂个案 200 余例;针对不同科室患者的特点和服务需求,开展病患互助小组、情绪疏导小组、抗逆力提升小组、医学知识教育类小组等小组活动 3000 余人次。针对在医院中出现的需要经济援助的患者,医务社会工作者链接社会及社区公益慈善资源,针对患者的具体情况,对患者进行帮扶。近三年,医院社工部共救助患者 2000 余人,筹款 6300 多万元。

(三)院后服务内容

院后服务主要是指对出院的患者进行健康随访、组织筹建病友俱乐部以及对有转介需求的患者进行转介,是推行全周期一站式医疗服务模式(见图 7-5)必不可少的组成部分。院后服务在医务社会工作的倡导和社区志愿者的推动下,通过对接社区社会组织,为出院患者提供科学、专业、便捷的院外康复和继续治疗服务,从而使医疗卫生服务有效地延伸至院后与家庭。

由于肿瘤这类疾病的特殊性,患者治疗出院后仍要定期复查和接受跟踪随访,医务社会工作者可以利用院中形成的互助小组,发挥患者的主观能动性,建立长效的互助形式,在出院后搭建癌症康复俱乐部这个平台,有助于癌友一起交流,对疾病的康复具有重大的意义。目前,湖北省肿瘤医院的癌症康复俱乐部由医务社会工作者倡导、康复志愿者推动,对接武汉癌症康复会等社会组织,在多个社区成立病友俱乐部,让更多癌症患者在康复期间能够得到社会组织的持续关注和关爱。此外,对于有转介需求的患者,医务社会工作者还将依据患者的不同需求,将患者转介到社区医疗机构、综合性医院、武汉市精神卫生中心,让他们能够及时得到进一步的治疗。

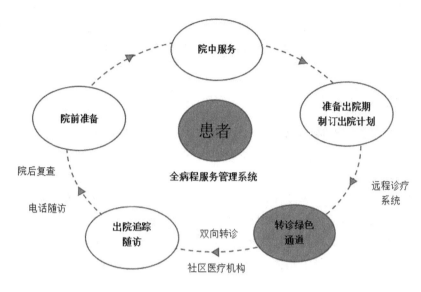

图 7-5　全周期一站式医疗服务模式

四、"五社联动"模式应用于医院场域的积极作用

"五社联动"模式为打通不同场域的行业壁垒、畅通患者的适时转介、实现全流程—全周期—全人关怀的跨界融合提供了有力的保障,发挥着积极的作用。本书以湖北省肿瘤医院社工部介入的个案为例进行介绍。

（一）服务对象的基本资料

胡某,60 岁,女,于 2020 年 12 月 20 日确诊鼻咽癌。胡某的丈夫为无业居民,年收入约 10 000 元;儿子为照顾母亲放弃工作,目前无经济来源。治疗疾病不仅耗尽了家庭存款,还使家庭负债累累,家庭入不敷出,患者家庭正在申请低保。住院以来,患者一直由儿子照顾。患者的负面情绪较严重:一方面,患者对疾病特别恐惧,不想被癌症夺去生命;另一方面,患者担忧高昂的治疗费用。患者经常以儿子为宣泄口,对儿子态度不是很好,导致母子关系有些疏离。患者的儿子长期照顾母亲,工作、生活均受到较大影响,支持系统薄弱,情绪低落,经常垂头丧气。

（二）需求分析

在心理需求方面,医务社会工作者要缓解患者的负面情绪,引导患者正确对待疾病,减少心理恐惧;在经济方面,癌症治疗产生的费用较高昂,医务社会工作者要帮助服务对象链接资源,缓解患者的经济压力;在家庭支持方面,医务社会工作者要对患者的亲子关系进行维系,给予儿子心理支持,舒缓儿子的不良情绪。

（三）服务内容

在院前服务阶段,胡某确诊鼻咽癌后整日情绪低落,认为自己得了"绝症",不仅无法治愈,还会拖累整个家庭。胡某哀叹为什么是自己生病,于是不愿意接受治疗,在家里郁郁寡欢。医务社会工作者了解到胡某的情况后到胡某家里进行了健康教育,向胡某解释了疾病的发展过程,疏导了胡某自怨自艾的不良情绪,同时指出鼻咽癌是可治愈的,鼓励胡某积极配合治疗。医务社会工作者又联系到社区慈善资源为胡某介绍相关医疗政策并提供了帮扶。在对胡某进行了相关介入后,胡某的自怨自艾情绪得到了一些缓解,同意去医院进行治疗。

在院中服务阶段,医务社会工作者依托欣然心理工作室对胡某进行心理疏导,帮助她缓解消极情绪,积极面对疾病,配合治疗。医务社会工作者链接社区公益慈善资源为胡某申请经济救助金,缓解她的经济压力。医务社会工作者了解到案主每天吃麦片,担心她的营养问题,联系院内营养科医生为她做营养评估,并且链接院内资源,为胡某提供营养粥。医务社会工作者依托医院社工站为患者的儿子提供情绪疏导,缓解母子之间的关系。

在院后服务阶段,医务社会工作者将患者转介给社区志愿者,对服务对象进行康复随访,为服务对象的康复提供一些护理指导。进行康复随访时,社区志愿者发现由于照顾母亲,儿子从深圳某单位辞职,儿子待业成为服务对象的心结。医务社会工作者对此进行跟进,联系社区与社区社会组织为患者儿子提供就业相关信息,解决他的就业问题。在社区与社区社会组织的帮助下,服务对象的儿子顺利找到工作。与此同时,医务社会工作者联络社区与社区社会组织,安排社区志愿者对案主进行日间照料。

五、"五社联动"模式评估与发展

（一）"五社联动"模式评估

"五社联动"模式为打通不同场域的行业壁垒,畅通患者的适时转介,实现全流程、全周期、全人关怀的跨界融合提供了有力的保障,发挥了积极作用。

该模式在湖北省肿瘤医院场域的运用,可以充分调动各方力量,使社会各层面资源利用率最大化,在病患层面、医院层面、社会层面均起到有效作用。

首先,在患者层面,"五社"的合作极大方便了患者的就诊,人文因素的加入也让患者更加舒心,提升了患者对医院的适应性和对诊疗的依从性。此外,多方联动也增强了患者的支持系统,能帮助患者应对院前、院中、院后出现的各种困难。医务社会工作者给患者提供的"身、心、社、灵"方面的照顾,极大地促进了患者的全人康复。

其次,在医院层面,患者的文娱生活得到丰富,肿瘤医院不再是冰冷和冷漠的治疗场所,而是可以治愈疾病与温暖心灵的地方,医院的人文气息得到增强。与此同时,依托"五社联动"模式,医务社会工作者帮助患者获得了更多社会资源,减轻了医护人员的工作负担和压力,提高了工作效率,提升了医疗服务质量,改善了患者的就医感受,减少了医患纠纷的发生,促进了医患关系的和谐发展。

最后,在社会层面,"五社联动"模式以全人康复为核心思想,将多方联动起来,为患者和家属提供多元化、全方位的服务,如情绪支持、心理减压、经济援助、政策咨询等,可以在完善医疗服务体系方面发挥有效作用。"五社联动"模式在医院场域中的探索和应用有助于整合医疗服务资源、优化服务流程、促进全人关怀和全周期健康管理目标的实现。

在民政厅和省社工联的指导和支持下,湖北省肿瘤医院将"五社联动"模式应用于医院场域,受到了社会的广泛关注,引起了良好的社会反响。2018年,湖北省肿瘤医院医务社会工作服务案例荣获2018年全国改善医疗服务最具示范案例,湖北省肿瘤医院医务社工部荣获国家卫生健康委改善医疗服务先进典型荣誉称号;2021年,湖北省肿瘤医院医务社工部被中宣部命名为第六批全国学雷锋活动示范点。这些荣誉为该模式的进一步探索和推广奠定了坚实的基础。

(二)"五社联动"模式发展建议

1. 制定行业标准

2021年,湖北省民政厅印发了《湖北省城乡社区"五社联动"工作指引》,对"五社联动"的基本内涵、要素功能、基本原则、工作目标、联动路径、工作分工及保障措施进行了明确阐述。但是"五社联动"模式应用于肿瘤医院场域还处于探索阶段,相关联动机制和制度流程还不够完善。单就医务社会工作而言,行业标准也尚未统一。民政部门需要考虑在总结社区"五社联动"模式的基础上倡导"五社联动"模式在医院场域的运用,出台相关指导性文件以及行业标准,规范行业行为,为"五社联动"在医院场域的应用提供政策支持。

2. 强化队伍建设

"五社联动"模式应用于湖北省肿瘤医院场域的核心人员是医务社会工作者和社区志愿者。该院的医务社会工作者的数量尚不能满足"五社联动"模式在医院场域的实际需求。就社区志愿者而言,现有的社区志愿者大多为社区中的闲散老年人,社区志愿者队伍也有待扩大。因此,医院可以考虑吸收临床的医务工作者学习医务社会工作相关知识,在科室内做兼职医务社工,弥补医务社会工作者的不足。对于社区志愿者队伍的扩充,医院可以与社区社会组织进行合作共同发力,鼓励社区周边单位的中青年党员积极下沉社区组建志愿者队伍,创建良好的志愿服务氛围。

3. 提升专业技能

由于医学技术和疾病本身的复杂性及特殊性,提供医务社工服务的主体除了具备基本的社会工作知识以外还必须具备一定的医学和心理学的专业知识,掌握一定的专业技巧。从当前湖北省肿瘤医院医务社会工作者人才队伍的建设状况来看,高素质专业人才还比较缺乏,社区志愿者也受专业能力的限制,社工服务效果会受到一定程度的影响。未来医务社会工作者的技能培训除了院内的实务技能培训以外还可以考虑建立院校合作,引入高校专业老师做督导,为医院医务社会工作的发展和社区志愿者的培训提供专业支持和人才保障。

4. 链接整合资源

疾病的治疗与护理、服务的开展与维持都离不开各种资源的支持。财政保障得力是"五社联动"模式在医院场域顺利践行的重要基础。从湖北省肿瘤医院当前的实践情况来看,能够链接的公益慈善资源非常有限。由于肿瘤治疗的长期性、特殊性,以及需要耗费大量资金,较多患者都面临经济方面的困难,有限的资源影响了工作的效果。我们认为医务社会工作在链接资源中要始终坚持"政府主导","民间运作"为辅,同时积极发动有关社会力量参与对贫困患者的救助,将民间慈善力量与医务社会工作专业力量有效结合,改变单一"输血式"政府供给,为该模式的可持续运行提供稳固的资源支持。

六、总结

在共建共享的理念下,探索"五社联动"模式在肿瘤医院场域的应用,有助于有效调节医患矛盾,促进医患关系和谐发展;有助于改善社区居民的就医体验,促进老百姓全人全周期健康管理目标的实现;有助于国家福利政策的落实落地,更好地践行社会主义的核心价值观。随着医务社会工作在医院发挥着越来越不可替代的作用,希望湖北省肿瘤医院的经验对其他肿瘤专科医疗机构的医务社会工作起到一定的指导和借鉴作用。

参 考 文 献

[1] 汤美玲.社会资本视角下医务社会工作资源链接的路径研究[D].华南理工大学,2020.DOI:10.27151/d.cnki.ghnlu.2020.005187.

[2] 彭欣.利益相关者视角下医务社会工作慈善资源发展模式探究[D].西南大学,2021.DOI:10.27684/d.cnki.gxndx.2021.000263.

[3] 詹燕玲.谈公立医院医疗慈善救助基金的建立和财务监督管理[J].合作经济与科技,2014(02):84-85.DOI:10.13665/j.cnki.hzjjykj.2014.02.047.

[4] 徐哲芳.公立医院慈善助医模式探讨[J].医院管理论坛,2013,30(08):6-8.

[5] 钮骏,李艳红,余婷."健康中国"背景下儿童友好型医院的初步探索——以上海市儿童医院为例[J].都市社会工作研究,2019(01):16-28.

[6] 李明朗.资源整合视角下医务社工在改善患者就医体验中的作用——以上海市浦东新区人民医院为例[J].现代医院,2020,20(05):654-657.

[7] 王雪飞.公立医院开展慈善工作的意义及建议[J].医院管理论坛,2012,29(06):8-10.

[8] 邹春妮.医务社会工作参与慈善医疗救助的实务过程研究[J].社会与公益,2020,11(10):46-49.

[9] 周月蓉.医疗救助项目助力医务社会工作嵌入医院体系[J].智库时代,2018(23):45-46.

[10] 文颖慧,费汝倩,孙宇宁,等.医务社会工作与慈善医疗救助协同发展路径研究[J].卫生经济研究,2018(09):35-38.DOI:10.14055/j.cnki.33-1056/f.2018.09.012.

［11］李玲玲.教育:慈善事业捐赠的最佳领域之一——读卡内基《财富的福音》［J］.煤炭高等教育,2013,31(02):23-26.DOI:10.16126/j.cnki.32-1365/g4.2013.02.015.

［12］王辉.慈善捐赠、政府支出与经济增长［D］.辽宁大学,2011.

［13］全国人大常委会办公厅.中华人民共和国慈善法［M］.北京:中国民主法制出版社,2016.

［14］国务院.基金会管理条例［Z］.2004.

［15］妮璐法尔·卡哈尔,克拉拉·克里木,岳莉.关于医院志愿者管理工作的实践探索［J］.中国卫生产业,2018,15(33):197-198.DOI:10.16659/j.cnki.1672-5654.2018.33.197.

［16］史心怡,刘光雯,李成碑.优势视角下医务社工对医院志愿者管理工作的研究——以上海市 S 医院为例［J］.中国社会工作,2017(36):61-64.

［17］丁心悦.医务社会工作部的志愿者管理问题与对策研究［D］.江西财经大学,2020.DOI:10.27175/d.cnki.gjxcu.2020.00164.

［18］谭建光.中国青年志愿服务项目大赛的创新路径［J］.青年学报,2022(03):86-94.

［19］杨敏,谭健成,司徒慧宜,等.广东省中医院志愿服务管理的实践探索［J］.现代医院,2022,22(03):342-345.

［20］王瑞环.医务社工主导的医院志愿服务管理研究［D］.湖南师范大学,2021.DOI:10.27137/d.cnki.ghusu.2021.000298.

［21］季庆英.医务社会工作手册［M］.北京:人民卫生出版社,2020.

［22］张斯特.中国青年志愿服务的发展历程及经验启示［J］.高校辅导员学刊,2022,14(04):25-29.DOI:10.13585/j.cnki.gxfdyxk.2022.04.05.

［23］张冬冬,刘毅鹏,孟祥宇.中国青年志愿服务项目的现状与发展研究［J］.陕西青年职业学院学报,2019(03):50-54.

［24］张燕.湖北推行"五社联动",化解"疫后综合征"［J］.中国社会工作,2020(28):34-35.

［25］任敏,胡鹏辉,郑先令."五社联动"的背景、内涵及优势探析［J］.中国社会工作,2021(03):15-17.

［26］付立华.社会生态系统理论视角下的社区矫正与和谐社区建设［J］.中国人口·资源与环境,2009,19(04):125-128.

［27］卓彩琴.生态系统理论在社会工作领域的发展脉络及展望［J］.江海学刊,2013(03):113-119.

［28］周湘斌,常英.社会支持网络理论在社会工作实践中的应用性探讨［J］.

中国农业大学学报(社会科学版),2005(02):80-85. DOI:10.13240/j. cnki.caujsse.2005.02.016.

[29] 刘航,刘朝国,陈会全,等.多方联动医务社会工作模式的 SWOT 分析——以四川省革命伤残军人医院为例[J].中国社会工作,2020(18):7-9＋16.

[30] 梁灼彪,张婉琪,龙杰辉.社区为本医务社会工作模式探索——以南海桂城"健康到家"医务社工服务项目为例[J].广东青年职业学院学报,2019,33(03):66-71.

[31] 靳元英,张长英,李培越."三无"病人护理中存在的问题与对策[J].护理管理杂志,2004(10):57-58.

[32] 黄旭阳.浅谈医务社工与志愿者的联动服务模式[J].今日财富,2019(23):213.

[33] 王轶群,丁茂婕.成都市医务社会工作服务"三方联动"模式的应用研究——以新都区 D 医院为例[J].国际公关,2020(10):15-16. DOI:10.16645/j.cnki.cn11-5281/c.2020.10.008.

[34] 本刊编辑部.医务社会工作联动志愿服务发展的必要性[J].中国社会工作,2020(27):1.

第八章 医务社会工作的展望

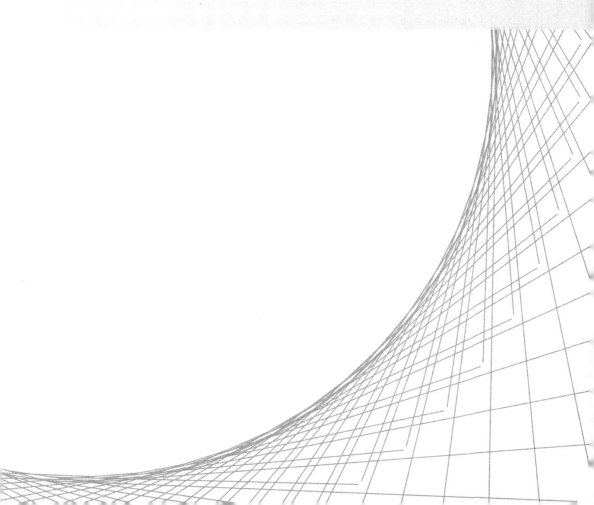

医务社会工作的发展主要体现在纵横两个维度。在纵向维度,医务社会工作目前正在不断融入社会科学的主流研究范式,通过循证实践的使用和推广,与其他多个领域开展跨学科深度互动,未来通过发展循证医务社会工作,以期提升其科学性和应用性。在横向维度,经历过医院社会工作发展阶段的医务社会工作的服务对象和服务领域不断拓展,通过采用多维联动服务模式,发展健康社会工作,畅通居民健康发展的渠道,实现全流程、全周期、全人关怀的跨界融合。

第一节　循证医务社会工作

医务社会工作实务需要建立在科学的证据的基础上,这是提升医务社会工作科学性的必要条件。推进本领域的循证实践研究,是未来发展医务社会工作的关键路径。事实上,循证实践研究体系在部分发达国家已经趋于成熟,可以为不同社会主体提供可靠的决策依据。[①] 然而,我国医务社会工作起步较晚,前期发展进程较慢,在参与公共卫生工作中存在经验不足的情况,因此在循证实践研究中会出现少证甚至无证可循的困境。与此同时,医务社会工作普遍缺乏证据观,导致实践效果与预期存在差异,甚至相反的情况。基于此,中国医务社会工作的循证实践研究工作在未来发展中有待重视和加强,循证医务社会工作也是未来医务社会工作发展的题中之义。

一、循证实践及其研究

循证实践(evidence based practice,EBP),顾名思义,是遵循证据进行实践,是实践者针对服务对象的具体问题,在服务对象的主动配合下,根据研

---

① 这些数据库包括 Campbell 合作网国际组(http://campbellcollaboration. org)、循环医学临时决策支持系统(UpToDate)(www. uptodate. cn/home)、循环医学数据库典范(DynaMed)(http://dynamed. ebscohost. com/)、牛津大学的 Cochrane 协作网(http://www. cochranelibrary. com/)、ACC政策协助促进库(www. cochrane. org. au/projects/policy. php)、循证信息支持平台(Medskills)(http://www. medskills. com)等。

究者提供的最佳证据及管理者制定的实践指南与标准等进行的实践。① 循证实践是 20 世纪 80 年代被引入医学的一种方法，可以追溯到循证医学（evidence based medicine，EBM），现已运用于许多专业领域，如教育、管理、公共政策等，成为人类服务的一般模式。在医务社会工作领域，社会工作干预相对于医学治疗需要更关注服务主体的需要，因此循证实践可以促进社会工作领域回应服务对象的需求，促进干预服务有效性的评价，进而促进社会工作的发展。循证社会工作的发展需要结合研究获得的证据、服务对象个性特点和社会工作者经验与专业知识的结合。②

循证实践研究是依照循证研究的做法、新的研究系统性确认目前已有的实践证据，确认其需求、设计以及做法，并将新的研究结果纳入类似前期研究的系统综述中，成为后续研究的基础。③ 已有循证实践的研究存在过程取向和干预措施两种主要取向：过程取向的循证实践研究强调将循证实践模式转变为实践决策模型，分析促使循证实践成功践行的关键因素，并检验其在各类实务场景中的可行性；干预措施取向的循证实践研究侧重于检验某项或某几项干预措施的效能和有效性。二者相互补充，都是"证据—实践"循环中不可缺少的组成部分。④

在医务社会工作领域，循证实践研究可以有效推进社会工作的实践。循证实践研究可以协助我们选择和评估临床干预措施和策略，促进对疾病的成因和预测的深入了解，也有助于我们评估相关的实践、项目和服务，推进医务社会工作的发展。

二、循证实践在医务社会工作实践中的运用

循证实践在医务社会工作实践中的运用，需要遵循以下步骤：①设定一项有需求的实践决策；②提出一个可以通过研究来回答的问题；③收集有效的最佳证据和信息来回答这个问题；④批判性评估证据；⑤评估结果并将其

---

① 杨文登.循证实践：一种新的实践形态？[J].自然辩证法研究，2010，26(04)：106-110. DOI：10.19484/j. cnki. 1000-8934. 2010.04.025.

② GAMBRILL E. Evidence-based clinical behavior analysis, evidence-based medicine and the Cochrane collaboration[J]. Journal of Behavior Therapy and Experimental Psychiatry，1999, 30(1).

③ LUND H, BRUNNHUBER K, JUHL C, et al. Towards evidence based research[J]. Kazan Medical Journal，2019，100(5).

④ 李筱，段文杰.循证社会工作的科学价值与学科价值——兼论开展循证社会工作的若干原则与方法[J].社会工作，2021(03)：2-9＋106.

应用于实践决策;⑥评估干预的有效性并寻求未来改进干预措施的方法。①

　　根据实际情况确定第一步和第二步之后,在第三步"收集有效的最佳证据和信息来回答这个问题"中,有必要对研究进行全面深入的分析,以确定哪些干预措施产生最理想或最佳的结果。最严谨的研究也存在一定的误差,因此即使在有证据支持的情况下,在使用已给定的治疗方法时仍需保持谨慎。事实上,根据第二步中提出的问题,医务社会工作者最常审查社会工作、护理和/或医学期刊中的文章。然而,在解决复杂问题时,推荐研究社会工作以外学科的文献,文献综述越广泛,影响越大,更有可能全面地了解当前的问题和干预措施。由于不同学科对患者护理方法因其独特的观点、方法和专业知识而有所变化,了解选择任何一种方法的影响因素都是很有价值的。因此,评估文献的一致性标准包括以下内容:①该文章是否是同行评审期刊上的学术出版物;②作者的专业背景和资历是否受到所在领域的认可;③文章是否通过摘要来总结基本内容、摘要是否有助于决定是否阅读这篇文章;④作者是否概述了研究问题、研究目的、方法、理论框架或假设;⑤文章是概念性的还是理论性的、是经验性的还是研究性的;⑥文章是否提供了最佳实践模型或程序的说明;⑦文章中引用的支持性或澄清性的内容;⑧如何选择参与者;⑨是否有对照组(比较组)参与对比或帮助解释研究结果变量是否可操作并适当测量;⑩变量是否可操作并得到适当衡量,数据收集工具的来源、数据收集工具的可靠性和有效性;⑪研究结果是否得到清楚的总结和概括;⑫是否讨论了研究的局限性、研究结果能否推广到其他人群;⑬文章的语言是否符合专业学术规范,是否有偏见。②

　　这些标准为第四步"批判性评估证据"奠定了基础。对于已经获取的证据,医务社会工作者可以根据国际证据分级与推荐系统原则,从证据质量、相似性、重要性和可及性四个层面进行评价,然后给出推荐强度,从而指导决策。③

　　第五步需要确定的"评估结果",可以通过定性或者定量的方法搜集数

① PROVOST S E. Bookreview: Straus, S. E. , Richardson, W. S. , Glasziou, P. , & Haynes, R. B. (2005). Evidence-Based Medicine: How to Practice and Teach EBM(3rd ed.). Edinburgh, UK: Elsevier Churchill Livingstone, ISBN: 0-443-07444-5[J]. Research on Social Work Practice, 2007, 17(4).

② ALLEN K N, SPITZER W J. Social work practice in health care: advanced approaches and emerging trends[M]. 2015.

③ 童峰,拜争刚.医务社会工作协同防控公共卫生事件的循证实践模式[J].社会建设,2022,9(03):53-63.

据,并衡量干预措施的影响。为了收集用于统计分析的数据,我们可以编制自己专属的调查问卷,或者从已经证实的标准化数据搜集和调查工具中进行选择。例如,Corcoran 和 Fisher(2007)为医务社会工作者和精神卫生保健提供者开发了常用评估工具汇编,兰德基金会在网站上提供了许多常用的调查工具。[1][2]需要注意的是,在将评估结果应用于实践决策时,医务社会工作者需要充分考虑实践所处的不同环境,根据不同服务对象的偏好、不同地区的实际情况确定评估结果实施的可行性。

在第六步中需要注意,虽然一些循证实践干预措施的有效性有文献支撑,但该措施可能会违反患者敏感的文化、宗教、社会或个人价值观。举例来说,虽然输血是一种合法且通常有效的医疗干预,但要求输血会违反宗教信仰。[3]医务社会工作者必须努力了解和尊重患者的意愿,当出现任何干预是否适当的问题时,应随时咨询同事和医院伦理委员。这些都是评估干预的有效性和未来改进干预措施的重要考虑因素。

三、以循证实践为基础的最优化实践

依据循证医学基本要素,童峰将循证实践(EBP)分为主体和客观要素,认为研究者、实践者、服务对象是循证实践的主体,实践证据、过程是循证实践的客观要素,三大主体需要各司其职、协同合作,客观要素必须遵循科学精神、科学价值观和方法论,在循证实践过程中,要充分判断服务对象的个体特性、实践者的专业技能和相关研究者的最佳证据,三者之间综合平衡,才能得到最优化实践决策。[4]

最优化实践的关键部分是持续质量改进(continuous quality improvement,CQI)和全面质量管理(total quality management,TQM)。全面质量管理旨在创造一种文化,在这种文化中,所有员工持续参与评估和提高患者满意度和服务质量的活动。系统持续地收集所提供服务的数据是至关重要的。这些统计数据反映了提供服务的效率和生产率,反映了专业服务的相对价值。在微观层次,它们可以确定医务社会工作者的贡献;在宏观

① CORCORAN K,FISHER J. Measures for clinical practice:a sourcebook [J]. Free Press.
② 可参考网址 http://www. RAND. org/health/surveys_tools. html/。
③ ALLEN K N,SPITZER W J. Social work practice in health care:Advanced approaches and emerging trends[M]. 2015.
④ 童峰,杨轶,喻成林.循证社会工作介入老人长期照护模式研究[J].社会工作与管理,2020,20(05):62-68.

层次,综合绩效统计数据可影响根据病人数量和需求的变化调整工作人员和服务的投入量。

　　全面质量管理立足长期的视角,基于过程改进的持续循环,需要确定我们现在的位置、我们想要达到的位置,以及达到目标需要采取哪些具体的行动步骤,然后对进展进行持续评估。在全面质量管理中,六项原则至关重要:①保证病人和家属作为客户的中心地位对所有的改善活动至关重要;②病人和家属的反馈对于改善服务至关重要;③质量是医疗机构的首要目标;④赋权员工对于建立质量文化至关重要,这体现在为员工提供足够的培训和支持;⑤团队合作对提高质量至关重要;⑥领导力是建立质量文化的关键。①

　　持续质量改进的关键是质量监测的持续性循环。我们要对重要的质量指标进行研究,并设置最低标准或基准。如果我们想检查病人对社会工作者提供的持续护理计划的满意度,患者对此计划的满意度可以作为一个指标。由于对护理计划的满意度是促进患者依从治疗的必要条件,患者满意度这个变量的重要性显而易见。因此,我们设定一个基准:百分之八十的受访患者将报告他们对社工服务非常满意或有点满意。当我们第一次做研究时,我们发现只有百分之六十的病人感到满意。由于我们没有达到期望的基准表现,我们依次开始以下步骤:①确定影响患者满意度的因素;②针对这些因素实施程序变更;③重复研究;④继续引入实践变更,直到我们确定患者对护理计划的满意度已经达到我们期望的基准表现水平。②

　　在审查医务社会工作服务时,我们不仅要确定服务是否有效地实现了既定目标、是否为客户所用、是否符合既定的计划和政策,而且要评估生产率和效率。生产率可以通过使用所提供服务的频数、在院的病人和解决的问题来衡量。医务社会工作者应该定期收集这些数据,有意识地选择患者的特征,包括年龄、收入、教育水平、居住地和保险类型等。合并这些数据可以为项目监督和服务规划提供更全面、更及时的客户配置文件,还可以帮助我们深入了解哪些因素可能会导致服务交付的不同结果。

　　根据实际情况,我们可以设立医务社会工作生产率指标的基本模板,主

　　①　KIRST-ASHMAN K, HULL G. Understanding generalist practice[M]. Chicago: Nelson-Hall,1993.

　　②　ALLEN K N, SPITZER W J. Social work practice in health care: advanced approaches and emerging trends[M]. 2015.

要内容包括患者姓名、患者入院日期、健康保险类型、入院诊断、问题清单（如家庭支持不足、药物滥用、健康保险不足和收入不足等）、医务社会工作者提供的服务（如高危筛查、心理社会评估、患者家庭教育、咨询和持续护理、出院计划等）、转诊来源或转诊跟踪、出院日期与社会工作干预相关的结果（问题是否得到解决或病人是否达成出院目标等）。我们还可以添加其他类别，如是否存在阻碍高效、有效提供服务的障碍，这些障碍的影响，服务需求的复杂性，病人的最终结果等，这些内容可以衡量服务强度和能力的潜在措施，衡量员工感知的有效性。我们还可以通过注意医院、社区、患者或家庭服务的障碍，洞察在未来情况下解决这些问题的可能性，强调社会工作在解决服务提供问题方面的作用，而不是助长问题。我们还可以在表格的底部记录患者的敏锐度水平。

效率与提供服务单位所需的时间和提供服务的成本有关。虽然确定提供服务的效率一直都很重要，但在资源有限的情况下尤其重要。为了最大限度地利用宝贵的资源（如人员、设备、场所等），我们必须负责任地确保以最有效率的方式提供服务。计算效率的一种方法是利用时间研究，其中工作人员记录开展特定活动所需的时间长度，如评估、咨询、转诊等。计算出来的平均用时可以预测在特有工作人员和客户数量情况下提供计划服务所需的时间。研究通常在一段特定的时间内进行（如日、周、月或年），然后在工作量或其他操作变化发生时根据需要重复进行。①

经过严谨设计和执行的评估对于确保患者和家属获得尽可能优质的医疗保健服务至关重要，提供服务的病人的数量和类型、处理的关键问题或护理问题，以及提供服务的质量等信息，对体现健康社会工作的价值和专业性有不可忽视的作用。因此，我们需要创造积极的评估文化，促进持续服务评估的工作环境。第一，健康社会工作者需要参与自我评估和协作审查，通过不断完善自己的干预措施和能力，使接受其服务的人受益。第二，健康社会工作者需要不断更新实践知识，通过参与不同的继续教育类型，实现定期的有建设性意义的工作监督。第三，避免过度评估。服务评估与业绩评价不可混为一谈，需要保持服务评估是有意义的。②

---

① ALLEN K N, SPITZER W J. Social work practice in health care：advanced approaches and emerging trends[M]. 2015.

② WADE K，NEUMAN K. Practice-based research：changing the professional culture and language of social work[J]. Social Work in Health Care，2007，44(4).

将研究、证据和经验数据整合到实践中的过程是有所交叉的,研究者通过阅读和评论文献探索现有的研究,根据目标或重点确定最好的研究成果和模型方法,设计一个项目或干预措施,把文献中的发现整合起来,评估计划的有效性,基于分析和汇总评估的数据,确定可以用于服务群体的最佳临床方法或最优化实践标准。

四、循证实践的价值与发展方向

医务社会工作循证实践的价值主要体现在两个方面。第一,循证实践有助于医学领域乃至健康领域服务经验的共享。在医务社会工作中,通过循证实践模式开展医务社会工作项目实务有助于归纳和总结大量的原始研究证据,进而推广到环境、文化和生活习性等方面具有同质性的地区,帮助实践者从海量的研究信息中找到自己真正需要的信息。[1]第二,循证实践有助于医务社会工作专业获得不同学科以及社会的认可。[2][3]社会科学的主流研究范式大都是建立在实证主义基础上的。循证实践在医务社会工作方面的使用和推广可以促进本学科与其他社会科学和自然科学的深度互动。在此基础上,循证实践的科学性有助于提高服务水平,能直观地展示服务的结果和成效,满足服务对象的期望,体现本学科的社会价值。

值得注意的是,循证实践有局限性,需要研究者和实践者在未来发展中趋利避害,不断调整方法策略。

第一,在循证社会工作中,社会工作者不仅发挥传递服务的作用,还承担收集研究证据和探索最佳服务模式的研究者责任。社会工作中的服务对象也具有研究对象的双重身份,可能会导致伦理困境。医务社会工作本质上是一项助人活动,不仅需要关心服务方法的选择与使用,而且需要关心服务过程中医务社会工作者对伦理价值体系的践行。由于研究力求消除偏见,并对所研究的变量实现严格的控制,在真正的研究中,那些为病人提供服务的人员不能同时担任研究人员,因为担任服务提供者和研究人员的双重角色可能会导致研究出现偏误。相比之下,基于实践的研究或评估往往

①　童峰,拜争刚.医务社会工作协同防控公共卫生事件的循证实践模式[J].社会建设,2022,9(03):53-63.

②　李迎生.中国特色社会工作体系建设初探[J].人文杂志,2019(09):35-42.DOI:10.15895/j.cnki.rwzz.2019.09.004

③　何雪松.证据为本的实践的兴起及其对中国社会工作发展的启示[J].华东理工大学学报(社会科学版),2004(01):13-18.

需要服务提供者直接评估自己的工作,尽管存在引入偏误的风险,但其目的是鼓励专业人员有意识地对自身做法展开匹配,从而更好地实现满足患者需求的服务变革。

第二,在循证医务社会工作中,证据的有效性和科学性并非完全一致。循证社会工作要求依据最佳研究证据做出决策,但是在医务社会工作领域,最佳研究证据的获得受多种因素影响,社会工作者获得的研究证据只是服务对象真实情况的不完全呈现,加之实践方法的有效性因人而异,实践方法的有效性与该方法的科学性并非完全一致,不能将传统的证据分级标准直接运用于实践。[1][2]因此,在实践中,医务社会工作者需要采用适度循证的策略,对服务对象需求的评估、服务目标的设定、干预的设计、证据的使用和对证据质量的评估做出相应调整。[3]

第三,循证医务社会工作实践可能导致社会资源分配不公平。一方面,研究者对研究对象选取的偏见可能会产生研究证据信度和效度存疑、最佳研究证据匮乏等问题,与此同时,受研究条件限制,研究者在研究实验中还可能为了降低操作难度,将不符合条件的样本剔除,降低某些弱势群体获得良好干预效果的可能性;另一方面,机构管理者和资源供给者可能会综合考虑资助来源、项目审批、研究成果发表等因素选取与自身利益密切相关的人群作为优先研究目标,促使资源分配者将资源投入更为有效的干预项目和人群中,受到忽视的群体因缺乏最佳研究证据导致干预效果不佳,最终形成研究对象间不公平资源分配的恶性循环。[4]因此,医务社会工作者要坚持以服务对象的需求为本,充分考虑服务对象的个体多样性及极端处境,不断追求服务对象利益最大化,促进社会资源的合理分配。

---

① FRASER M W, RICHMAN J M, GALINSKY M J, et al. Intervention research: developing social programs[M]. Oxford university press,2009.

② 参考循证医学的证据分级标准,将证据的级别和研究方法进行对应,从1级到14级分别为专业团队的建议、可靠的理论、专家的临床意见、叙事案例研究、相关研究、单一被试实验研究、单个前实验结局研究、可重复前实验结局研究、单个准实验研究、大规模多样本准实验研究、单个随机对照实验、大规模多样本随机对照实验、单一被试随机对照实验以及系统综述。

③ 郭伟和,徐明心,陈涛.社会工作实践模式:从"证据为本"到反思性对话实践——基于"青红社工"案例的行动研究[J].思想战线,2012,38(03):34-39.

④ 崔宝琛.循证社会工作伦理问题探析[J].社会福利(理论版),2017(06):15-19.

第二节　健康社会工作

在中国,医务社会工作的发展经历了起步萌芽、销声匿迹、重建发展、再度沉寂、再度复兴、快速发展、全面发展七个阶段。如今,医务社会工作在发达国家和地区已经发展成为健康社会工作。健康社会工作是对医院社会工作和医务社会工作的拓展,是专业社会工作在卫生保健领域中的应用,一般指在医院、家庭、社区、学校等为有需要的人群提供专业化的帮助与服务。健康社会工作的服务对象不局限于患者,也可以是亚健康或者健康的人群。作为社会福利服务的传递体系,健康社会工作者扮演着支持者、倡导者、资源链接者等多重角色。本节将对健康社会工作在一些发达国家的发展历程进行经验梳理,从而为我国健康社会工作的发展提供借鉴经验。

一、健康社会工作发展的国际经验

综观健康社会工作在国际,尤其是在发达国家的发展,可以看到随着社会经济的发展以及医疗卫生事业的改革,健康社会工作的实务体系、理论范式逐步被充实。现代健康社会工作的服务领域已扩大到与健康相关的所有社会领域。健康社会工作的发展大致经历了以慈善救济为主的医疗救助阶段、服务于患者本身的医院社会工作阶段、将服务对象扩展至社会组织与社会群体的医务社会工作阶段,如图 8-1 所示。在每个阶段,健康社会工作在原有的功能以及角色的基础之上被赋予了新的内容,并且在实践的过程中,这些角色和功能不断被合法化。如今,在个别化、尊重、案主自决等伦理原则以及价值观的指导下,健康社会工作在医疗卫生保健系统发挥着至关重要的作用。健康社会工作过去是、现在是、未来仍是促进人类健康发展和倡导社会正义的重要力量。[①]

(一)美国健康社会工作发展的历程

随着人口结构、人们的疾病观念和医学模式的变化,以及社会工作专

---

① PECUKONIS E V, CORNELIUS L, PARRISH M. The future of health social work[J]. Social Work in Health Care,2003, 37(3):1-15.

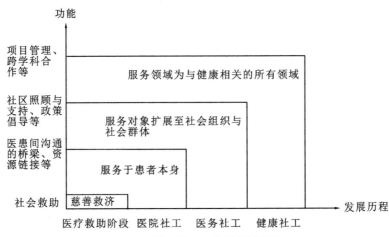

图 8-1　健康社会工作的发展历程

业、职业化及制度化的发展,医疗保健领域的社会工作随之兴起发展。1905年,美国马萨诸塞州总医院的卡博特医生将社会工作引入医院,并提出社会工作的主要任务是通过调查减轻患者的社会问题,加强医生对患者的治疗。作为一个新兴的行业,社会工作在医学界发挥着辅助性的功能,扮演着"翻译者"的角色,并在患者、家属和其他资源提供者之间架起沟通的桥梁。[①]

20 世纪 20 年代中期,美国医院协会(American Hospital Association)在卡博特定义的医务社会工作角色的基础上增加了两个角色:①资源联络者,即医生和患者之间的联络人,以及补充护理所需的社区资源之间的联络人;②教育者,作为医生的代理人,积极争取患者在医疗计划中的合作。[②]

第二次世界大战和 1935 年《社会保障法案》的通过使卫生保健领域的社会工作概念外延,开始在军人领域开展服务。[③] 然而,社会工作者仍主要集中精力发展临床和治疗干预模式,医疗保健领域的实践基本局限于医院内部。

20 世纪 60 年代,人们发现社会环境的某些因素对健康有不同程度的影响,越来越多的经验证据也表明,疾病和残疾是由社会和生物因素共同导致

①　MARAMALDI P, SOBRAN A, SCHECK L, et al. Interdisciplinary medical social work: a working taxonomy[J]. Social Work in Health Care,2014,53(6):532-551.

②　CAPUTI M A. Social work in health care: past and future[J]. Health & Social Work,1978, 3(1):8.

③　格勒特,布朗. 健康社会工作手册[M]. 季庆英译. 北京:北京大学医学出版社,2012:14.

的。希尔·伯顿和科尔·米尔斯法案的出台，刺激了社区医院的发展。1965年，医疗保险和医疗补助法案的通过极大地提高了医院的使用率，特别是在老年人和贫穷人群中的使用率。[①] 医疗保健领域社会工作教育者的角色也由最初被定义为直接针对患者提供健康教育，扩展至针对包括医务人员和其他专业人员的健康教育项目的实施。在此基础上，社会工作确定了促进和倡导两个功能，即帮助医院理解社会环境对疾病的影响以及促进患者及家属健康福祉的提升。[②]

　　20世纪70年代，人们越来越重视健康，公众对医疗的期望提高，为了满足人们对医疗的需要和弥补医疗本身的缺陷，美国分别于1972年、1973年和1974年出台了《社会保障修正案》《健康维护组织法案》和《国家卫生规划和资源发展法案》。这三项法案的出台，促进了美国医疗保健系统的完善进一步加强了医院社会工作的作用。1976年，美国社会工作者协会出台的《关于社会工作和初级保健的声明》，确定了医疗保健领域中社会工作者的四项基本职能：①直接为患者及家属提供服务；②在患者参与和教育领域发挥引领作用；③对医疗保健服务项目进行管理和评估；④参与跨学科合作。[③] 这个声明反映了在现代医疗中，不仅医生发挥着重要的作用，社会工作者也是重要的一员，扮演着组织管理者、评估者以及跨学科合作参与者等多重角色。

　　20世纪80年代，美国《赤字削减法案》中引入了诊断相关组（diagnosis related groups，DRGs），[④]使人们更加关注出院计划和病例管理，社会工作在患者的出院管理以及实施财政削减方面发挥着重要的作用。进入20世纪90年代，医院更加注重成本效益、私立医疗机构增多和社会问题日渐复杂

---

　　① JUDD R G，SHEFFIELD S. Hospital social work：contemporary roles and professional activities[J]. Social Work in Health Care，2010，49(9)：856-871.

　　② REISCH M. The challenges of health care reform for hospital social work in the United States[J]. Social Work in Health Care，2012，51(10)，873-893.

　　③ CAPUTI M A. Social work in health care：past and future[J]. Health & Social Work，1978，3(1)：8.

　　④ 诊断相关组群（diagnosis related groups，DRGs）是采用统计控制理论对住院病人进行分类的一种新方法，根据病人住院需要的医疗服务种类、数量和资源消耗等级制定的一整套病人分类方案，按照病人的疾病诊断、病症严重程度、治疗方式、并发症、合并症、年龄等众多因素，将不同的病人进行分类，并纳入相应的诊断组中进行统一管理，诞生于20世纪60年代末的美国。（参考文献：刘颜，彭伟彬，肖平，陈宝欣. 诊断相关组在我国医疗服务绩效评价中的应用现状[J]. 现代医院，2016，16(09)：1351-1353＋1356.）。

化,这对医疗保健领域的社会工作者的角色发展产生了重大的影响。①

21世纪以来,随着美国《患者保护与平价医疗法案》的出台,立法带来的卫生保健服务的变化为社会工作者提供了机会,患者住院时间缩短,跨社区护理连续体治疗延伸。通过跨学科的合作,社会工作成为新兴和已建立的社区护理系统的桥梁。同时,社会工作更加积极地参与初级和二级教育预防工作并建立跨学科的团队,最大限度地减少一系列慢性疾病的影响和成本。②

(二)加拿大健康社会工作发展的历程③

在城市化、工业化以及移民浪潮的推动下,加拿大健康社会工作已有百年的发展历程。卫生保健领域是加拿大健康社会工作最早参与的领域,加拿大的第一个医疗社会服务部在1910年成立于温尼伯医院。同美国一样,早期的健康社会工作者主要的服务领域在医院。1926年,加拿大社会工作者协会成立(Canadian Association of Social Workers ,CASW),在专业组织的推动以及美国社会工作发展强烈的影响下,加拿大健康社会工作朝着专业化、组织化以及制度化的方向进一步发展。20世纪60年代,加拿大社会工作教育协会成立(the Canadian Association for Social Work Education)。在这个时期,受政治文化的影响,宏观领域的社会结构与社会压迫、贫困、受压迫和剥削人群是加拿大健康社会工作的优先关注事项。进入20世纪90年代,随着医疗卫生体制的改革,健康社会工作在医疗保健领域中发挥着强有力的作用,领导能力得到增强。2010年,加拿大公共卫生局发表声明,认为人口的健康状况由许多因素决定,包括卫生保健系统、社会经济因素等,预防则是当务之急,这对加拿大的健康社会工作的发展有着重要意义。

在过去的100年中,加拿大健康社会工作利用专业优势为患者及其家属制订服务计划,积极参与跨学科的团队合作,传播健康社会工作的知识与干预措施,推动医学模式转变,并主动提高实践技能以适应现代社会的发展,

① BERGER C S,ROBBINS C,LEWIS M, et al. The impact of organizational change on social work staffing in a hospital setting:a national, longitudinal study of social work in hospitals[J]. Social Work in Health Care,2003,37(1).

② REISCH M. The challenges of health care reform for hospital social work in the United States[J]. Social Work in Health Care,2012,51(10):873-893.

③ BRYSON S A,BOSMA H. Health social work in Canada:five trends worth noting[J]. Social Work in Health Care,2018,57(8).

这在很大程度上提升了健康社会工作的知名度和认可度。在接下来的发展中，随着医疗卫生体制改革，人们对健康问题的认识提高、对健康的需要增加，在政府和多方力量的推动下，加拿大健康社会工作的定义和实践范围逐步扩大，并通过各种方法手段去预防和解决这些问题，以促进人类健康和福祉的提升

（三）日本健康社会工作发展的历程

日本医疗保健领域的社会工作始于 20 世纪 20 年代私立医院雇佣接受过正规教育的社会工作者。[①] 1947 年《保健所法》颁布之后，日本政府开始在医疗保健领域大力引入社会工作者，在此之后，日本医疗保健领域的社会工作迎来了新的发展，东京杉并区保健所最先设置了"医务社会事业系"，自此，各都道府县的试验保健所紧跟其后。1958 年，日本厚生省（现厚生劳动省）制定了《保健所医疗社会事业业务指针》，对保健所医务社会工作做了详细规定。在 20 世纪 60 年代到 70 年代，在日本医疗卫生服务体系进行改革的同时，医疗保健领域的社会工作在外部力量以及自身的努力下，取得了很大的发展成就。[②] 进入 20 世纪 80 年代，受人口老龄化以及政府财政的影响，医疗保健领域的社会工作进一步得到认可和强化，甚至私人小诊所为提高诊所的服务质量和社会知名认可度，也开始雇用社会工作者。2000 年以来，在日本医疗社会事业协会、日本社会工作协会以及日本精神医学社会工作协会三个团体的推动下，日本医疗保健领域的社会工作职业化、制度化的发展逐步完备，其服务的主要内容是对患者及家属进行直接性或者间接性的服务以及进行社区活动建设。[③]

值得注意的是，在日本医疗保健领域的社会工作发展过程中，精神健康社会工作的发展尤为突出，其实践历史在美国的社会工作者实践历史中曾被称为"小精神科医生"，在探索个体精神世界的同时，也注重环境对人的发展的影响。[④] 另外，日本在推行分级诊疗的过程中为健康社会工作的实践提

---

① 芦鸿雁.日本医务社会工作的特征及其对我国的启示[J].医学与社会,2009,22(08):54-55.

② 程瑜,胡新宇,方婵.医务社会工作的研究及启示——从美、日、英及中国香港的经验谈起[J].医学与哲学,2019,40(14):46-48+54.

③ 村上信,史宇晖,刘继同.日本医务社会工作实践的足迹[J].社会工作上半月（实务）,2008(08):23-25.

④ 荒川宽,史宇晖,刘继同.日本精神健康社会工作的足迹[J].社会工作上半月（实务）,2008(12):26-28.

供了广阔的空间,健康社会工作在特定机能型医院、社区医疗支援型医院、疗养型病床群以及精神科等领域发挥着双向转诊、社区资源的链接以及康复等多重工作,同时也在实践的过程中促进理论体系与研究的发展完善。[①]

二、中国健康社会工作的发展机遇

社会经济的发展、医疗卫生体制改革、人们思想观念的转变以及社会工作专业自身的演变等,对医疗卫生服务领域的社会工作提出了新的要求。2012 年是中国医务社会工作的元年,2015 年是"健康中国"与健康社会工作的时代。[②] 近年来,国家相关政策的出台、医疗服务模式的转变以及欧美等发达国家健康社会工作的发展,对我国健康社会工作的发展提供了丰富的借鉴经验以及广阔的发展前景,健康社会工作的发展恰逢其时。

第一,国家相关政策为健康社会工作的发展提供了制度保障。健康社会工作在我国的发展离不开"健康中国"战略的支持,我国"健康中国"战略的发展经历了从 2008 年首次被提出,到 2015 年中共十八届五中全会召开,中央明确提出"推进健康中国建设",再到 2017 年,十九大宣布"实施健康中国战略"三个阶段。[③] 2022 年,国家从医药卫生体制改革等多方面阐述了新时期应如何"推进健康中国建设"。随着相关政策的出台,我国健康社会工作的发展也逐步提上议程。为推动我国医疗体制的改革、加强医院的人文关怀,国家相继出台了《进一步改善医疗服务行动计划(2018—2020 年)》《国务院办公厅关于推动公立医院高质量发展的意见》《公立医院高质量发展促进行动(2021—2025 年)》等相关政策,明确提出医疗卫生机构要加强医务社会工作制度,以患者为中心,提升患者的就医体验。相关政策的出台,为健康社会工作在我国的发展提供了一系列的制度保障,从根本上推动了健康社会工作在中国的扎根,形成体系化的发展并与国际健康社会工作的发展接轨。

第二,医疗卫生服务模式的转变为健康社会工作提供了广阔的空间。20 世纪 70 年代中期,Balint 博士等人提出的"以患者为中心"的医疗服务模

---

① 顾亚明.日本分级诊疗制度及其对我国的启示[J].卫生经济研究,2015(03):8-12.DOI:10.14055/j.cnki.33-1056/f.2015.03.003.

② 刘继同.中国健康社会工作实务体系范围与现代医生人文关怀型社会工作角色[J].人文杂志,2016(04):94-101.DOI:10.15895/j.cnki.rwzz.2016.04.013.

③ 姚力.新时代十年健康中国战略的部署、推进与成就[J].当代中国史研究,2022,29(05):36-51+157.

式在全球蔓延,在一定程度上弥补了医学发展的局限性。① 在我国,人民健康问题越来越得到党和国家的高度重视,我国健康理念发生了从注重"治已病"向注重"治未病"的转变。② 医疗卫生服务是现代福利的重要组成部分,国家在医疗健康照顾方面承担着主要的职责,这是医学人文制度的前提。卫生保健服务的灵魂是医学人文关怀,健康社会工作是提供医学人文关怀的使者,是现代社会福利服务、卫生保健服务的整合者,在宏观制度化人文关怀、中观组织性人文关怀和微观医师个人化人文关怀三个层面扮演着重要的角色。③ 健康社会工作的发展符合以人民健康为中心、以病人为中心的发展理念。

第三,欧美等国健康社会工作的发展为我国健康社会工作的发展提供了大量的经验。健康社会工作在欧美国家的发展已经相对成熟,且健康社会工作被应用于不同的领域,尤其是在精神心理疾病领域的运用更为成熟。如今,基本上美国所有的医院和社区都有健康社会工作的身影,澳洲、日本等健康社会工作在借鉴欧美社会工作发展的基础上紧跟其后,这为我国健康社会工作理论、实务、价值观体系的建构和发展提供了大量可值得借鉴的经验。与此同时,我国改革开放四十多年来,随着国家对精神健康问题的重视,我国精神健康社会工作的实务体系、服务框架及内容等取得了一定的发展,这为我国今后健康社会工作的发展积累了一定的经验教训。④ 我们要吸收和借鉴经验,促进我国健康社会工作的发展。但吸收和借鉴并不是照抄照搬,要结合中国的实际情况,进行改造和创新,赋予它们新的内涵和形式。

三、中国健康社会工作的发展

健康社会工作的服务对象不局限于患者,可以是健康的居民,服务的场域更多是在社区。健康社会工作者采用多维联动服务模式,以社区为主要的工作场域、医院为次要的工作场域,联动社区志愿者、社区社会组织以及社区社会公益慈善资源等要素,通过政府力量的推动、不同要素主体间的多

---

① 张青峰,韩莹."以病人为中心"为病人提供优质的医疗服务[J].医院管理论坛,2007(07):47-49.

② 毛群安.实施健康中国战略 推进健康中国行动[J].健康中国观察,2022(08):36-39.

③ 刘继同,严俊,孔灵芝.中国医学人文内涵结构与医务社会工作制度建设[J].医学与社会,2010,23(07):11-13.

④ 刘继同.中国精神健康社会工作时代来临与实务性研究议题[J].浙江工商大学学报,2017(04):100-108.DOI:10.14134/j.cnki.cn33-1337/c.2017.04.011.

元良性互动、跨学科团队合作以及人才队伍的建设,以促进我国健康社会工作服务框架的建构、支持网络的建立以及服务品质的提升,并为本土健康社会工作的发展做出积极探索,①如图 8-2 所示。

第一,健康社会工作者在为居民提供健康服务中发挥着主导作用,他们扮演着服务提供者、资源链接者等多重角色。在为居民提供健康服务活动的过程中,健康社会工作者通过联动不同的要素主体,结合现有的医疗卫生政策,在社区中构建发展、预防、补救三级医疗服务体系,通过整合社区资源,为社区居民搭建社区医疗支持网络。②

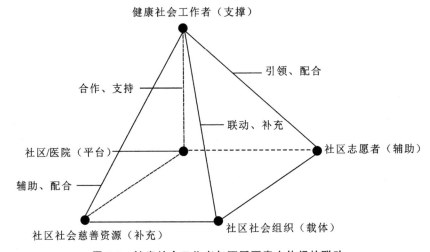

图 8-2　健康社会工作者与不同要素主体间的联动

第二,社区作为社会的基本单元,为居民享受高效优质的社区服务提供了重要的保障,是健康社会工作者开展服务的主要工作场域。在党委领导、政府负责、社会协同、公众参与、法治保障的社会治理体制下,健康社会工作者联动多方主体,利用社区平台开展形式多样的健康教育和促进活动,以满足社区居民多层次的需要。

第三,志愿者的主要服务对象为医院和社区的患者及家属,以及社区中所有居民,包括健康、亚健康的群体。健康社会工作者通过链接与联动志愿者,积极构建"双工联动"模式与平台,可以有效地弥补专业健康社会工作人员短缺的问题。

第四,社区社会组织是指健康社会工作可链接到的社区中已成立或者可通过号召成立的社会组织,这些组织能够积极配合健康社会工作为居民开展各类服务和活动。通过依托社区社会组织开展健康教育与健康促进活动,有助于提升资源的利用率,推动健康社区的建设,促进健康社会工作的良性发展。

第五,社区公益慈善资源是指健康社会工作可获得、可支配,用于回应居民需求、促进社区居民健康发展的一切物质、资金、技术、服务等社会资源。健康社会工作通过链接社区公益慈善资源,可以改变政府单一的"输血式"供给,从而有效地减少政府资金问题带来的制约。

第六,医院是最后一道防线,作为服务的次要工作场域,与其他要素主体一起,为居民健康问题把关。在健康社会工作的倡导和社区志愿者的推动下,通过对接社区社会组织,医院为出院患者以及社区居民提供科学、专业、便捷的院外康复、继续治疗和义诊、健康指导等服务,从而使医疗卫生服务有效地延伸至院后与家庭。

在抗击新冠肺炎疫情时,家庭、社区是防疫的关键与主战场,家庭、社区健康社会工作议题也由此引发,在欧美社区发展、社区计划、社会行动与社区照顾实务模式之后,中国首创了"个人家庭与社区健康社会工作实务"范式。[①] 健康社会工作的主要任务是建构医院—社区—家庭一体化的发展模式:一方面有助于提升居民的健康意识,促进居民的健康发展;另一方面可以有效地推动社区治理的创新以及促进整个社会的发展和进步。在健康社会化和社会健康化的时代,健康社会工作紧扣社区居民的需要,打造以社区作为初级预防阵地、社区卫生中心作为二级维护阵地、医院作为三级治疗阵地的社区健康三级服务体系,并发展符合本土特色的服务模式,实现"预防在家庭、小病在社区、大病到医院"的目标。[②]

随着社会问题复杂化、慢性病数量增加、老龄化日趋严重等问题的出现,健康社会工作正面临着人才队伍建设等多方面的巨大挑战。互联网技术的突飞猛进、信息时代的到来,使计算机和网络日益成为人们生活和工作

---

① 刘继同.中国家庭、社区健康社会工作战略地位与健康中国、福利中国制度目标[J].湖北社会科学,2022(05):45-56.DOI:10.13660/j.cnki.42-1112/c.015879.

② 朱帅.医务社工社区服务站:社区健康服务新模式的探索[J].中国社会工作,2022(09):26-28.

中不可缺少的部分。① 新冠肺炎疫情突发以来,社会工作传统的服务方式受到了挑战,社会工作者不得不探索新的服务方式来适应社会的变迁和发展,如将远程医疗应用于对抑郁症的治疗。② 尽管信息通信技术日渐成熟并在医疗卫生领域得到大力的倡导和发展,但健康社会工作对这种技术的使用仍然处于初级阶段。作为一种维护社会公平与正义、提高人类社会的发展福祉的职业,社会工作者必须主动适应与利用现代化的数字平台,否则就会面临落后发展的风险,从而对整个行业以及社会弱势群体产生不利的影响。③

总之,在宏观的社会建设、中观的医药卫生体制改革以及微观的促进人全面发展中,健康社会工作发挥着重要的作用。首先,在宏观层面,健康社会工作积极参与疫情防控,扶贫等工作,利用专业优势践行"健康中国"理念,推动社会福利服务的均等化发展。其次,在中观层面,健康社会工作弘扬医学人文精神,构建和谐的医患关系,适应我国医疗卫生体制的改革。最后,在微观层面,健康社会工作通过提供直接或间接的服务,不断满足人们身、心、社、灵发展的需要。新时代健康社会工作的开展,有利于提升人民的健康生活幸福感,促进健康中国战略的实施和中华民族伟大复兴奋斗目标的实现,它的发展正当其时。④

四、数字化技术在中国健康社会工作中的作用

数字化技术的应用为健康社会工作带来积极影响,社会工作者可以利用互联网以及人工智能为更多需要帮助的人提供服务,扩大服务面。20世纪90年代起,数字化技术不断成为教育、社区、社会工作临床服务的工具。其中,人工智能在社会工作领域有广泛的应用空间,如在社区矫正、戒毒、戒网瘾、老年人社区照顾、家政服务、医务社会工作等方面发挥优势。人工智能可以对各类社会工作实务、社会工作行政、社会工作研究等起到技术支持和工具支持作用,大大降低社会工作者在提供服务、调查、数据整理分析等

① 陈晓型.互联网在社会工作服务中的应用探析[J].社会工作与管理,2018,18(03):43-50.

② LIN B,YUE S. The use of telehealth in depression treatment during the crisis caused by COVID-19[J]. Social Work in Public Health,2022,37(6).

③ CRAIG S L,CALLEJA L M V. Can information and communication technologies support patient engagement? A review of opportunities and challenges in health social work[J]. Social Work in Health Care,2014,53(9).

④ 王志中,王霁雪.新时代健康社会工作的前景展望[J].中国社会工作,2017(34):31.

方面的工作量,助力社会工作实务高效开展。同样,数字化技术在健康社会工作中也有广阔的运用前景。

数字化技术的服务性与社会工作的利他主义具有一定契合性,将该技术运用到社会工作服务中,以更高效、更便捷的方式去评估服务对象的需求,帮助服务对象解决所面临的问题,协助服务对象走出困境,不仅能够拓展数字化技术的应用领域,而且能促进社会工作发展方式的创新。[①] 目前,数字化技术已被尝试性地运用到老年社会工作、青少年社会工作、智慧社区矫正建设等社会工作领域,不断推动社会工作服务提质增效。

数字化技术促使老年社会工作的理论与实务发生重大改变。数字化技术促进老年人正向老龄化。利用数字化技术可以建立"智能化"养老服务模式,把政府、社会、市场等社会资源信息作为前端,整合老年人、养老服务机构等服务需求信息,以技术手段帮助老年人独立自主地生活,提升老年人自我照顾的能力,帮助老年人实现自我增能与发展、有尊严地安度晚年。[②] 数字化设备拓展了老年社会工作的服务范围。各种智能产品和服务的开发与应用,如智能传感器、智能家居设备、智能服务机器人、智能穿戴设备等,为老年社会工作的开展提供了工具支持,并且能够缓解我国严重的人口老龄化带来的劳动力短缺压力,解决社会养老负担过重的问题。

数字化技术促进青少年社会工作的理论与服务模式更新。传统的青少年社会工作服务不足以解决青少年群体面临的各种困境,数字化技术的介入为社会工作者解决问题提供了新的思路和方法,如人工智能可以拓展"人在情境中"的内涵。[③] 传统的青少年社会工作其实很难对青少年之外的群体进行干预,所以难以全面地评估和分析他们的问题和需求;人工智能能够模拟青少年的行为、认知,模拟其所处的环境系统。青少年是网络空间的主要使用群体,把青少年的行为、需求和问题放置在网络空间这种虚拟环境下进行分析可以更好地实现对青少年的干预。青少年群体是一个由不同节点构成的特殊的社会网,通过数字化的社会网络分析方法,可以找到青少年群体之间的强关系和弱关系,为解决青少年面临的问题提供现实依据,促进青少年社会工作模式的创新。

———————————

① 彭振,曲笑笑.人工智能与社会工作的融合探究[J].中国社会工作,2020(01):29-30.

② 潘旦.正向老龄化理论下老年社会工作智能化发展研究[J].华东理工大学学报(社会科学版),2020,35(05):64-73.

③ 徐选国.面向人工智能驱动的青少年社会工作模式探索[J].中国社会工作,2021(28):44-46.

数字化技术助力智慧社区矫正。2017年7月，国务院印发《新一代人工智能发展规划的通知》，提出促进人工智能与法律体系的交叉结合，智慧社区矫正在此背景下应运而生。[①] 智慧社区矫正的建设与完善正跟随时代步伐，走上信息化发展的快速通道。社区矫正大数据信息化系统包括各个子系统的设计开发，如矫正人员定位、矫正信息管理、矫正教育、矫正效果评估等，是数字化技术助力智慧社区矫正的核心。运用数字化技术辅助社区矫正能促进社区矫正更加合理化、人性化、智能化、现代化，是符合时代发展要求的必然选择。[②]

随着疾病谱系的改变和医疗模式转型，医务社会工作的服务内容已经延伸到与疾病预防、生理心理、社会健康等相关的领域，健康社会工作的发展已是大势所趋，成为我国社会工作中的前沿领域。数字化技术与社会工作的结合日益紧密，也必将在健康社会工作领域发挥重要价值。

第一，数字化技术在医院场域的运用：利用大数据、互联网、云计算等先进的技术，经专业医院和基层社区医院合作，从惠医、惠民、惠业三个角度打造智慧"治未病"云平台，构建信息共享平台和服务体系。该平台联通医生端、居民端、社区端，加入健康社会工作者、志愿者和社会慈善资源的力量，为患者诊疗提供全过程的医疗服务。在诊前，医院"治未病"中心会与专业医生签约，负责开展医疗评估和健康方案的首诊，居民进行身份认证并登录"治未病"智慧平台，根据自身情况和需求与医院"治未病"中心的专业医生签约。部分老年群体在身份认证和登录平台过程中可能存在困难，健康社会工作者可以链接社区志愿者为老年人提供云平台使用指导，帮助老年人顺利完成注册、登录。在诊中，居民到相关医院进行"治未病"健康管理首诊，生成电子档案，签约医生根据门诊评估提出个性化健康管理干预方案，生成处方，平台将健康方案下发给社区端和居民端。在诊后，社区接到平台的处方后，针对个人形成健康日历，从"治未病"角度进行健康管理。平台会监控日历执行情况并进行智能提醒。[③] 在诊后，健康社会工作者可以链接运动、情绪、饮食、养生等方面的社会慈善资源，为居民提供更全面的服务。

2020年初，新冠肺炎疫情暴发后，我国互联网医疗进入快速发展阶段，

① 刘鸿宇.社会工作视角下智慧社区矫正在农村地区发展的路径分析[J].现代商贸工业，2021,42(13):63-64. DOI:10.19311/j.cnki.1672-3198.2021.13.031.

② 王淑华.大数据在社区矫正中的运用思考[J].犯罪与改造研究，2017(09):71-74.

③ 高翔,甘昕艳,杨瑞春，等."互联网＋"中医治未病云平台在社区健康管理中的示范应用[J].中国数字医学，2021,16(06):104-109.

各地医疗机构开始建立互联网医院。互联网医院以实体医院医疗资源为基础，以数字化技术为支撑，为患者提供一系列从线上到线下的"闭环式"服务，包括线上问诊、智能问药、药品快递到家、随访及患者全病程管理等互联网诊疗服务，使患者有轻微病症时无须亲自到医院，最大限度地方便患者诊疗。

目前，我国互联网医院的建设主要包括三种模式。第一种是实体医疗机构利用数字化技术，自行建立互联网医院，由机构自行申请获得资质，开展线上诊疗业务，向社会公众提供互联网诊疗服务。第二种是实体医疗机构通过第三方互联网服务平台开展线上医疗服务，与本机构线下实体服务相结合。第三种是由互联网企业牵头，链接各地医生资源，医生在互联网企业医疗平台进行注册，为全国各地的患者提供线上诊疗、智能问药等服务。从目前已建立的互联网医院的数量来看，实体医疗机构自行建立的互联网医院已经超过了另外两种模式建立的互联网医院，成为目前互联网医院的主流形式。[①]

互联网医院的服务设计覆盖患者诊疗全过程，主要经营患者服务、患者诊疗、患者管理三大业务。医务工作人员可以随时随地接入智慧医院，开展远程诊疗服务；患者登录互联网医院平台可以享受医院覆盖院前、院中、院后的个性化全过程医疗健康服务；医院管理者可以借助数字化技术开展精细化的经营管理和进行科学的决策。

互联网医院是一个开放共享的平台，是集问诊、随访、全病程管理等多种功能于一体的网络在线平台，与传统线下医疗相比，具有三大显著优势。首先，互联网平台的服务覆盖患者就诊全过程，利用数字化技术将分段式医疗服务转变成连续性医疗服务，优化了医疗服务流程，弥补了传统医疗烦琐、复杂的缺陷，显著改善了患者的就医体验。其次，互联网医院平台可以链接优质医疗资源，缓解、解决医疗资源分配不均衡的问题。尤其是在新冠疫情时代，人们外出线下受到较大的影响，互联网医院可显著提升医疗可及性。[②] 最后，互联网医院的实质是利用大数据、网络通信等数字化技术实现信息化，对数字技术应用、数据利用、信息共享程度的要求很高，能够最大限

---

① 姚刚,张晓祥.互联网医院建设推动医院数字化转型实践[J].中国数字医学,2022,17(10):13-18.

② 辜晓惠,马丽,林波,等.互联网医院平台的建设与实施[J].北京生物医学工程,2022,41(05):526-530.

度地进行数据存档,防止数据丢失。

互联网医院的建设和发展,创新了医疗服务模式,与传统的线下诊疗互为补充:一方面,患者不需要来医院也可以享受诊疗服务;另一方面,医院借助数字化技术,重塑医院运行模式、服务模式。互联网医院推动我国医疗事业向更深层次变革,具有广阔的应用前景。

第二,数字化技术在社区场域的运用。目前,我国的社区康复系统还未发展成熟,数字化技术能够助力社区康复模式的完善和创新。社区康复模式的基础是构建智慧康复服务平台,利用大数据、云计算、物联网等互联网技术,将健康社会工作者、社区社会组织、志愿者、社区、医院以及服务对象进行有效链接,实现线上和线下联通。① 其中,健康社会工作者通过链接社会慈善资源为社区医院或者社区康复活动室引入智能康复设备,为进行康复提供设施基础,寻求社区相关组织合作,建立智慧康复服务平台;志愿者辅助残疾人、出院患者等服务对象使用设备进行康复活动,为行动不便的服务对象提供上门讲解和指导,为服务对象顺利使用智能设备提供保障;社区负责服务对象信息的采集和录入、平台的日常维护和管理、信息发布和共享等;医院提供透明的医疗资源,将社区线下康复与远程线上复诊相结合,根据服务对象康复状况及时调整康复计划。人工智能智慧康复设备能够对患者的康复姿态进行实时捕捉,及时纠正训练不到位的动作,跟服务对象完成肢体动作的交互,能有效避免传统康复设备出现的训练完成度不够、训练动作不到位的问题,使服务对象拥有更好的康复效果。

第三,数字化技术在学校场域的运用。抑郁情绪逐渐成为青少年常见的心理健康问题之一,近年来,我国针对青少年抑郁情绪的测出率不断上升。② 青少年是人生发展的一个特殊阶段,往往会因为各种原因导致心理上出现轻度抑郁、沮丧、消沉等负面情绪,往往不愿与人面对面袒露自己的内心想法。数字化技术辅助开展青少年心理疾病的筛查,有利于健康社会工作者开展情绪疏导工作。数字化技术可以深度学习和识别不同年龄段青少年的典型特征,通过不同的模型与算法来预测青少年问题产生的潜在因素,进而为健康社会工作者设计服务方案、开展社会工作等提供数据支撑。通

---

① 张洪峰,焦永亮,李博,等.人工智能在康复辅助技术中的应用研究进展与趋势[J].科学技术与工程,2022,22(27):11751-11760.
② 李志娟,钱红丹,周伟杰,等.学校和家庭因素与青少年抑郁的关联性分析[J].医学动物防制,2022,38(1):1072-1075.

过使用线上人工智能语音监测程序,青少年只需要对着手机、电脑上的小程序或者 APP 说话,再通过人工智能捕捉内心最真实的情绪,健康社会工作者就可以对青少年的问题和需求开展评估,在保护隐私的情况下为其量身定制个性化服务方案,[1]进而提供更契合的服务。

除医院、社区、学校等典型场域外,数字化技术还能在家庭等场域发挥作用。数字化技术凭借运算高效性和应用广泛性等特点,在介入健康社会工作时具有显著优势。

第一,促进工作模式创新。随着数字化技术运用领域的不断扩展,健康社会工作者开始广泛地接受并利用数字化技术寻求工作的创新突破。数字化技术具有计算速度快、存储容量大等特点,可以进行高效的信息交流与互换、大数据分析、实时持续跟踪检测等。相比于传统的线下工作方式,数字化技术通过构建虚拟线上平台,拓宽了健康社会工作的工作场域,使服务提供更便捷。比如,在疫情期间,健康社会工作者依赖线上平台开展实务:组建微信聊天群疏导居民居家隔离时的压抑情绪,帮助慢性病患者在线上购买药品,利用大数据跟踪分析技术帮助排查密接、次密接人员,协助开展流调工作等。

第二,优化参与主体管理。随着社会大众对于"健康"内涵的理解不断深化,健康社会工作服务范围越来越广,各参与主体的联系越来越紧密,医院、社区、社区社会组织、社会慈善机构、健康社会工作者、志愿者、服务对象的关系越来越复杂。利用数字化技术打造虚拟线上平台,有利于厘清各主体之间的关系结构,进行统一有效的动态式的管理,大大提高了工作效率。与此同时,利用数字化技术打造虚拟线上平台能够减少健康社会工作对于人力资源的大量需求,还能以线上网络教学的方式对工作人员展开专业知识培训,优化人才队伍结构。

第三,补充提供相关服务。数字化技术在健康社会工作领域的充分利用,能够与社会工作的现实服务手段互补,弥补其存在的缺陷,为服务对象提供更完整适切的服务。[2] 例如,浙江彭埠街道某社区运用精密智控手段助力疫情防控工作,在社区内引入智能 AI 社工"小禾"。AI 社工可以提供全天

---

[1]　徐选国.面向人工智能驱动的青少年社会工作模式探索[J].中国社会工作,2021(28):44-46.

[2]　李奇."互联网＋"与人工智能给社会工作的发展带来的机遇与挑战[J].电脑知识与技术,2021,17(20):182-183.DOI:10.14004/j.cnki.ckt.2021.2018.

候服务,实现语音连线多部电话,以智能语音的形式与居民互动交流,为居民讲解疫情防控政策,了解管控人员需求,疏导情绪。此外,AI社工还能做好疫情防控监督工作,在人流过往密集处设置AI智能屏,以语音播报的形式提醒居民提高个人防护等级,使防控工作更精准、更有效。

尽管数字化技术介入健康社会工作具有明显的优势,但是也会催生出新的问题,制约着二者的结合发展。这些问题主要体现在以下三个方面。

第一,伦理问题。社会工作中的最基本的专业价值就是要对服务对象的一切隐私保密,而数字化技术无法像现实的健康社会工作者一样严格遵守价值原则。相反,当今数据泄露问题已严重影响到公众生活,家庭住址、姓名、年龄、亲属关系等隐私信息不断被窃取,造成社会公众对基于数据支撑的数字化技术反应敏感、缺乏信任。如何保障服务对象的数据隐私与安全成为首要伦理问题。除此之外,数字化技术基于学习数据做出判断,可能存在算法歧视问题,如数据以穷富为依据进行服务对象心理行为的判断,会加剧对低收入群体的尊严侵犯,与社会工作的初衷背道而驰。[①]

第二,情感问题。数字化技术的理性与人的感性存在冲突。人是充满情感的,数字化无法代替现实健康社会工作者提供情感价值。对于困难群体、弱势群体来说,情感需求比物质需求更强烈,他们希望获得更多的陪伴、温暖和关爱。[②] 尽管数字化技术努力做到拟人化,但在与服务对象建立关系、制订服务计划、进行心理疏导时,让服务对象面对虚拟平台或者机器,无法与其进行情感上的交流,服务对象的深层次需求得不到满足。

第三,安全问题。数字化技术运用于健康社会工作有一定风险,因其本身还存在技术不成熟的问题,无法保证提供服务的安全性。健康社会工作中的特殊人群,如残疾人、精神病患者、吸毒人群等,对智能医疗设备的安全性能要求很高。当前,数字化技术无法给人们带来完全的安全感,它需要逐步完善,给健康社会工作服务带来更高的安全性,这样才能提高服务对象的信任感,提升服务效果。

---

① 杨千腾,周沐融."互联网+"与人工智能给社会工作的发展带来的机遇与挑战[J].黑龙江科学,2020,11(22):134-135.

② 王敏.嵌入视角下人工智能与社会工作的机遇与挑战——基于智慧养老服务[J].广西质量监督导报,2020(09):64-65.

五、案例

数字化技术介入健康社会工作的案例——湖北省肿瘤医院健教馆

2019年12月5日,湖北省肿瘤医院建立的肿瘤防治健康教育基地正式对外开放,成为国内首家以肿瘤防治为主题的智能化展览馆。健教馆全方位展示了湖北省肿瘤病情形势、防治措施及肿瘤防治知识,是以介绍肿瘤预防、筛查、诊断和治疗过程为核心任务的健康教育基地。

对肿瘤防治的健康教育科普知识进行展示时,健教馆采用了展示模型、电子化大屏幕等智慧设备。这种智能化的方式对参观者来说更有吸引力,全方位展示也让参观者对肿瘤的认识更加准确、科学,能够纠正参观者的认知误区,达到科学预防和规范治疗肿瘤的效果。健教馆内还设置了一个健康驿站,驿站内有大量的电子科普资源,内容涵盖与肿瘤相关的各个方面,包括动画、语音和图片等各种形式,供参观者浏览查阅。在驿站内还安排有健康管理师和参观者远程视频对答,帮助参观者解决健康管理相关问题。

健教馆开放当天,智能机器人"小康"首次现身,担任讲解志愿者,它带领参观者浏览展馆各个区域,每到一个展区,它便停下来用柔和的声音为参观者讲解肿瘤筛查、防治的知识。不少患者和家属受它吸引,纷纷走进健教馆。它的胸前装有一块电子屏,参观者可以根据需要自行查询相关信息。"小康"能让普通居民快速了解并掌握肿瘤的预防、筛查、治疗等核心知识,同时提升了馆内的趣味性和科技感。

健教馆是数字化技术与健康社会工作相结合的产物,它从人们的健康需求出发,为人们提供精细化健康管理服务。智能社工服务系统的研发、AI智能社工机器人的运用能为健康社会工作服务系统注入活力,提升人们的就医体验,助力公立医院高质量发展,在健康社会工作领域将大有作为。

参 考 文 献

[1] 格勒特,布朗.健康社会工作手册[M].季庆英译.北京:北京大学医学出版社,2012:14.

[2] 杨文登.循证实践:一种新的实践形态?[J].自然辩证法研究,2010,26(04):106-110.DOI:10.19484/j.cnki.1000-8934.2010.04.025.

[3] 李筱,段文杰.循证社会工作的科学价值与学科价值 ——兼论开展循证社会工作的若干原则与方法[J].社会工作,2021(03):2-9+106.

[4] 童峰,拜争刚.医务社会工作协同防控公共卫生事件的循证实践模式[J].社会建设,2022,9(03):53-63.

[5] 童峰,杨轶,喻成林.循证社会工作介入老人长期照护模式研究.社会工作与管理,2020,20(05):62-68.

[6] 李迎生.中国特色社会工作体系建设初探[J].人文杂志,2019(09):35-42.DOI:10.15895/j.cnki.rwzz.2019.09.004.

[7] 何雪松.证据为本的实践的兴起及其对中国社会工作发展的启示[J].华东理工大学学报(社会科学版),2004(01):13-18.

[8] 郭伟和,徐明心,陈涛.社会工作实践模式:从"证据为本"到反思性对话实践——基于"青红社工"案例的行动研究[J].思想战线,2012,38(03):34-39.

[9] 崔宝琛.循证社会工作伦理问题探析[J].社会福利(理论版),2017(06):15-19.

[10] 芦鸿雁.日本医务社会工作的特征及其对我国的启示[J].医学与社会,2009,22(08):54-55.

[11] 程瑜,胡新宇,方婵.医务社会工作的研究及启示——从美、日、英及中国香港的经验谈起[J].医学与哲学,2019,40(14):46-48+54.

[12] 村上信,史宇晖,刘继同.日本医务社会工作实践的足迹[J].社会工作上半月(实务),2008(08):23-25.

[13] 荒川宽,史宇晖,刘继同.日本精神健康社会工作的足迹[J].社会工作上半月(实务),2008(12):26-28.

[14] 顾亚明.日本分级诊疗制度及其对我国的启示[J].卫生经济研究,2015(03):8-12.DOI:10.14055/j.cnki.33-1056/f.2015.03.003.

[15] 刘继同.中国健康社会工作实务体系范围与现代医生人文关怀型社会工作角色[J].人文杂志,2016(04):94-101.DOI:10.15895/j.cnki.rwzz.2016.04.013.

[16] 姚力.新时代十年健康中国战略的部署、推进与成就[J].当代中国史研究,2022,29(05):36-51+157.

[17] 张青峰,韩莹."以病人为中心"为病人提供优质的医疗服务[J].医院管理论坛,2007(07):47-49.

[18] 毛群安.实施健康中国战略推进健康中国行动[J].健康中国观察,2022

(08):36-39.

[19]刘继同,严俊,孔灵芝.中国医学人文内涵结构与医务社会工作制度建
设[J].医学与社会,2010,23(07):11-13.

[20]刘继同.中国精神健康社会工作时代来临与实务性研究议题[J].浙江
工商大学学报,2017(04):100-108.DOI:10.14134/j.cnki.cn33-1337/
c.2017.04.011.

[21]季庆英,曹庆.我国医务社会工作的探索与发展[J].社会建设,2019,6
(05):13-21.

[22]梁灼彪,张婉琪,龙杰辉.社区为本医务社会工作模式探索——以南海
桂城"健康到家"医务社工服务项目为例[J].广东青年职业学院学报,
2019,33(03):66-71.

[23]刘继同.中国家庭、社区健康社会工作战略地位与健康中国、福利中国
制度目标[J].湖北社会科学,2022(05):45-56.DOI:10.13660/j.cnki.
42-1112/c.015879.

[24]朱帅.医务社工社区服务站:社区健康服务新模式的探索[J].中国社会
工作,2022(09):26-28.

[25]陈晓型.互联网在社会工作服务中的应用探析[J].社会工作与管理,
2018,18(03):43-50.

[26]王志中,王霁雪.新时代健康社会工作的前景展望[J].中国社会工作,
2017(34):31.

[27]彭振,曲笑笑.人工智能与社会工作的融合探究[J].中国社会工作,
2020(01):29-30.

[28]潘旦.正向老龄化理论下老年社会工作智能化发展研究[J].华东理工
大学学报(社会科学版),2020,35(05):64-73.

[29]徐选国.面向人工智能驱动的青少年社会工作模式探索[J].中国社会
工作,2021(28):44-46.

[30]刘鸿宇.社会工作视角下智慧社区矫正在农村地区发展的路径分析
[J].现代商贸工业,2021,42(13):63-64.DOI:10.19311/j.cnki.1672-
3198.2021.13.031.

[31]王淑华.大数据在社区矫正中的运用思考[J].犯罪与改造研究,2017
(09):71-74.

[32]高翔,甘昕艳,杨瑞春,等."互联网+"中医治未病云平台在社区健康管
理中的示范应用[J].中国数字医学,2021,16(06):104-109.

[33] 姚刚,张晓祥.互联网医院建设推动医院数字化转型实践[J].中国数字医学,2022,17(10):13-18.

[34] 辜晓惠,马丽,林波,等.互联网医院平台的建设与实施[J].北京生物医学工程,2022,41(05):526-530.

[35] 张洪峰,焦永亮,李博,等.人工智能在康复辅助技术中的应用研究进展与趋势[J].科学技术与工程,2022,22(27):11751-11760.

[36] 李志娟,钱红丹,周伟杰,等.学校和家庭因素与青少年抑郁的关联性分析[J].医学动物防制,2022,38(1):1072-1075.

[37] 李奇."互联网＋"与人工智能给社会工作的发展带来的机遇与挑战[J].电脑知识与技术,2021,17(20):182-183. DOI:10. 14004/j. cnki. ckt. 2021. 2018.

[38] 杨千腾,周沐融."互联网＋"与人工智能给社会工作的发展带来的机遇与挑战[J].黑龙江科学,2020,11(22):134-135.

[39] 王敏.嵌入视角下人工智能与社会工作的机遇与挑战——基于智慧养老服务[J].广西质量监督导报,2020(09):64-65.

[40] ALLEN K M, SPITZER W J. Social work practice in health care: advanced approaches and emerging trends[M]. 2015.

[41] BERGER C S,ROBBINS C,LEWIS M, et al. The impact of organizational change on social work staffing in a hospital setting: a national, longitudinal study of social work in hospitals[J]. Social Work in Health Care, 2003,37 (1).

[42] BRYSON S A, BOSMA H. Health social work in Canada: five trends worth noting[J]. Social Work in Health Care, 2018,57(8).

[43] CAPUTI M A. Social work in health care: past and future[J]. Health & Social Work,1978,3(1):8.

[44] CRAIG S L, CALLEJA L M V. Can information and communication technologies support patient engagement? A review of opportunities and challenges in health social work[J]. Social Work in Health Care, 2014,53(9).

[45] FRASER M W, RICHMAN J M, GALINSKY M J, et al. Intervention research: developing social programs[M]. Oxford university press,2009.

[46] GAMBRILL E. Evidence-based clinical behavior analysis, evidence-based medicine and the Cochrane collaboration[J]. Journal of Behavior

Therapy and Experimental Psychiatry,1999，30(1).

[47] JUDD R G，SHEFFIELD S. Hospital social work：contemporary roles and professional activities[J]. Social Work in Health Care，2010,49 (9)：856-871.

[48] KIRST-ASHMAN K，HULL G. Understanding generalist practice [M]. Chicago：Nelson-Hall,1993.

[49] LIN B，YUE S. The use of telehealth in depression treatment during the crisis caused by COVID-19[J]. Social Work in Public Health，2022,37(6).

[50] LUND H，BRUNNHUBER K，JUHL C，et al. Towards evidence based research[J]. Kazan Medical Journal,2019,100(5).

[51] MARAMALDI P，SOBRAN A，SCHECK L，et al. Interdisciplinary medical social work：a working taxonomy[J]. Social Work in Health Care，2014,53(6)：532-551.

[52] PECUKONIS E V，CORNELIUS L，PARRISH M. The future of health social work[J]. Social Work in Health Care，2003,37(3)：1-15.

[53] PROVOST S E. Bookreview：Straus，S. E.，Richardson，W. S.，Glasziou，P.，& Haynes，R. B.（2005）. Evidence-Based Medicine：How to Practice and Teach EBM（3rd ed）. Edinburgh，UK：Elsevier Churchill Livingstone，ISBN：0-443-07444-5[J]. Research on Social Work Practice,2007，17(4).

[54] WADE K，NEUMAN K. Practice-based research：changing the professional culture and language of social work[J]. Social Work in Health Care,2007，44(4).

[55] REISCH M. The challenges of health care reform for hospital social work in the United States[J]. Social Work in Health Care,2012，51 (10)：873-893.

跋

近年来,医务社会工作事业在全国各地如雨后春笋般蓬勃发展。尤其是2018年国家卫生健康委员会发布《进一步改善医疗服务行动计划(2018—2020)》后,我们欣喜地看到全国各地的医疗机构相继成立医务社工部门,医务社会工作者人才队伍也在不断壮大。同时,医务社会工作在社会公众间也产生了积极且显著的影响,在倡导人文关怀、改善患者就医感受、提升医疗机构服务质量、和谐医患关系等层面发挥着越来越重要的作用。2021年6月,国务院办公厅印发了《国务院办公厅关于推动公立医院高质量发展的意见》,指出医疗机构要广泛开展医务社会工作和志愿服务。同时,我们也感受到了一线医务社会工作者和医院管理者关于进一步提高服务质量的期待,他们希望在临床工作中进一步夯实专业基础、扩充实务经验、强化组织管理水平。这样精益求精的内驱力着实令我感动。在这样的背景下,《医务社会工作实务与管理》顺势出版,可喜可贺。纵观全书,不论是选题还是章节内容都非常贴合当下医务社会工作行业对于更高服务水准的需求,是一本非常实用的医务社会工作者培训教材。

医务社会工作是一项专业的、有组织的助人行为。有助人之心本身是一件弥足珍贵的事情,但是不同于非专业的助人行为,社会工作者以证据为本,基于专业价值和理论,谨遵伦理规范开展相关实务工作,可以避免对困境群体的二次伤害,更有助于保障服务的成效。将这些思潮、价值、理论和技术运用到实务的场景离不开基于经验主义和艺术化调整的实操。因此,思考如何将理论运用到实务,对每个医务社会工作者来说都具有重要的意义。医务社会工作者队伍的不断壮大到达到理想中的规模离不开科学的管理。在医务社会工作本土化的过程中,医务社会工作的项目管理、人力资源管理都面临着融入中国本土文化背景、融入医疗特定场景的挑战。当下,医务社会工作的管理型人才十分匮乏,也十分必要。如何实现医务社会工作的高效、长远和本土化的管理工作,是这个阶段亟须探讨的话题。基于此,本书从"实务"和"管理"两个维度展开,具有很高的可读性。

首先,本书具有较高的专业性。难能可贵的是,本书是高校社会工作领域的专家学者和在临床一线从事医务社会工作的同仁共同协作的成果。他们发挥各自的特长，一方面保障了本书的选题广度、理论深度和科学严谨，另一方面也选取了临床当中具有典型性的工作过程，更加具体地阐述了这些专业性是如何运用到实务场景的。

其次，本书具有相当的实用性。一方面，以人为对象开展的工作充满着个性化、艺术性和灵活操作的空间，这需要一些实用的策略，帮助医务社会工作者将理论运用到实务；另一方面，我们也必须承认，很多地区的医务社会工作刚刚起步，从业者继续可操作性强、推广借鉴价值高的理论和经验分享。本书以临床医务社会工作者真实的工作经历、被证实可行的实操案例为基础，有助于初学者在实务中参考和运用。

最后，本书具有一定的前瞻性。我非常欣喜地看到，本书传递了国际前沿的学术成果，还具备较为广阔的研究视野。在此基础上，作者在很多议题下都探讨了当下的发展现状、困境和对未来的建议、展望。这对我国医务社会工作的临床工作、组织管理和发展战略都有积极的贡献。

如果广大医务社会工作者有机会阅读本书，希望本书可以给各位的实务工作带来启发。我期待这本书像一级级台阶，协助大家抵达专业领域的更高层。如果社会大众有兴趣阅读本书，也希望本书能给大家带来一些收获。我同样期待这本书像一把钥匙，帮助大家打开一个全新的世界，让大家更了解医务社会工作，更关注自己的心理和社会层面的健康发展，和医务社工们一起进步和成长。

湖北省医院协会秘书长　胡仁崇